ハヤカワ文庫NF
〈NF575〉

新薬という奇跡
成功率0.1%の探求

ドナルド・R・キルシュ&オギ・オーガス
寺町朋子訳

早川書房
8682

THE DRUG HUNTERS

The Improbable Quest to Discover New Medicines

by

Donald R. Kirsch and Ogi Ogas

Translated by
Tomoko Teramachi
Published 2021 in Japan by
HAYAKAWA PUBLISHING, INC.
This book is published in Japan by
arrangement with
SKYHORSE PUBLISHING
c/o BIAGI LITERARY MANAGEMENT, INC.
through JAPAN UNI AGENCY, INC., TOKYO.

目次

＊訳者による注は小さめの〔　〕で示した。

新薬という奇跡

成功率0.1%の探求

イントロダクション

バベルの図書館を探索する

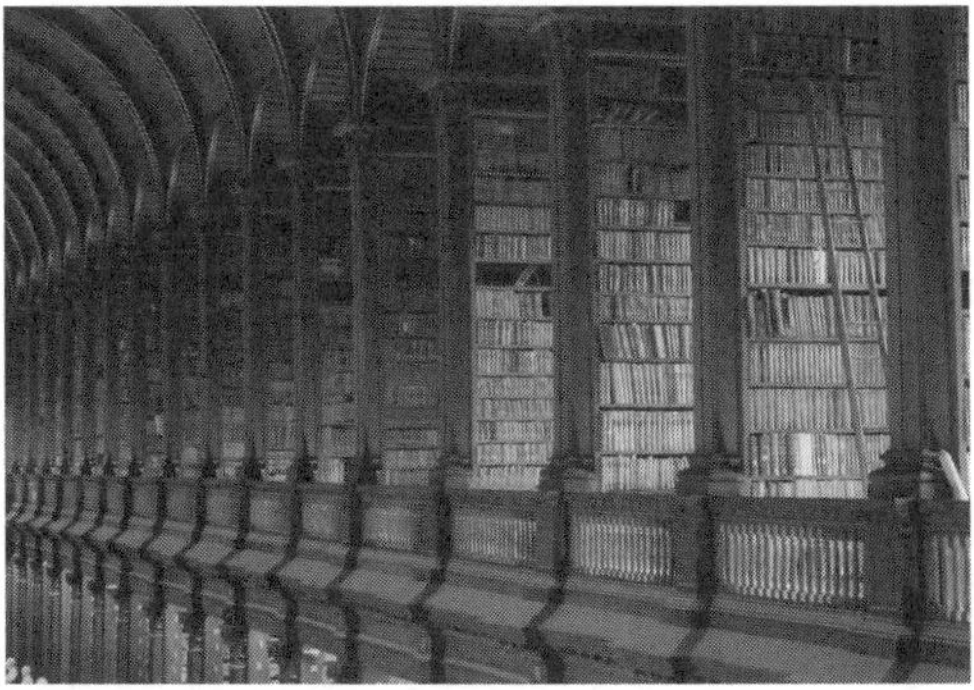

バベルの図書館

「この技法によって、あなたは二三文字の組み合わせの種類についてじっくり考えることができるかもしれない……」

――ホルヘ・ルイス・ボルヘス「バベルの図書館」

〔邦訳は『伝奇集』(鼓直訳、岩波書店)に所収の「バベルの図書館」など〕

先史時代の深い霧《きり》のなかでは、だれもが新薬の狩人《ドラッグハンター》だった。寄生虫に侵《おか》され、病気に苦しめられた私たちの祖先は、見たことのない木の根や葉を片っ端から嚙《か》んでみた。苦痛を和《やわ》らげてくれる効果が運よく引き出されることを願いながら──それに、やみくもな実験で命を落とさないことを祈りながら。純然たるまぐれ当たりによって、一部の幸運な新石器時代人は、薬効成分を含む物質を発見した。たとえば、アヘン、アルコール、ヘビクサ、ネズ、乳香《にゅうこう》、クミンなどだ。そして、どうやらカバノキ類に生えるカンバタケもそうだったらしい。

紀元前三三〇〇年ごろ、体が冷え、具合が悪いうえに致命傷を負っていた男性が、イタリア・アルプスにあるエッツ渓谷の峰《みね》を悪戦苦闘しながら独り歩んでいたときに、クレバスに落ちて死んだ。男性はそのまま凍り漬けの状態で五〇〇〇年以上横たわっており、一九九一年、ハイカーたちが彼の冷凍ミイラを見つけた。彼らはその男性を「エッツィ」と名づけた。アイスマン《アイスマン》オーストリアの科学者たちが、この氷河時代の狩猟者を解凍して調べたところ、腸に鞭虫《ベンチュウ》が寄生していたことがわかった。当初、科学者たちは、エッツィや同時代の人びとが、この容赦ない寄生虫に、回復の見込みもなく苦しめられていた可能性が高いと述べた。だが、次に発見されたものによって、この見解は改められることになる。

エッツィが着用していたクマ皮のゲートルには革製の紐《ひも》が二本ついており、それぞれは弾力性のある白い塊《かたまり》に巻いてあった。これらの奇妙な球状の物体は、抗菌性や抗出血作用をもつカンバタケの子実体《しじつたい》（キノコ）だと判明した。カンバタケは鞭虫にとって有毒な油脂類も含んでいる。エッツィの革紐にくくりつけられたキノコは、おそらくこれまでに発見されたなかで最古の応急処置薬だ。アイスマンが携行していたその薬は、効力が強かったわけではないが、効き目は一応あった。五〇〇〇年前の虫下し薬（薬理学者は「駆虫薬」と呼ぶだろう）が存在している事実は、私が博士課程で指導を受けた教官がよく語っていた言葉を思い出させる。「イヌが後ろ脚で歩いているのを見たら、イヌの身のこなしや敏捷《びんしょう》さではなく、ともかくイヌがそうやって歩けていることに感心させられる」

エッツィが身につけていた注目すべきカンバタケは、人間がおこなってきた新薬探索に関する一つの単純な真実を示している。それは、この新石器時代の治療薬が、巧妙なイノベーションや合理的な研究から生まれたのではなかったということだ。石器時代のスティーブ・ジョブズが、先見的な発想によってこの駆虫薬を設計したのではない。むしろ、エッツィの薬は、まったくの偶然による幸運の賜物《たまもの》だった。近代科学が誕生する前の新薬探索はすべて、単純な試行錯誤によって進んできたのだ。

それで現在はどうか？　ファイザー社、ノバルティス社、メルク社などの大手製薬コングロマリットが最先端技術を駆使した新薬探索研究所に何十億ドルも投入しているので、「ブロックバスター」と呼ばれる大型新薬のほとんどは、綿密に計画された新薬設計プロジェクトの成果であり、試行錯誤のもつ役割は、確かな知識に基づく科学研究の遂行に取って代わられたのではないかと思うかもしれない。だがちがう。大手製薬企業が最大限の努力をしているにもかかわらず、二一世紀の新薬探索で最も重要な手法は五〇〇〇年前と変わっていない。要するに、気が遠くなるほどのさまざまな化合物を丹念に試し、そのなかでどれかが、たった一つでいいからうまく薬になることを願うのだ。

私はドラッグハンターとして四〇年近くのキャリアを積んできた。その間《かん》に、新薬が往々にして、ひどい遠回りやまったくの偶然、さらにはその両方によって発見されることをこの身で学んだ。プロのドラッグハンターはプロのポーカープレイヤーに似ている。つまり、ここぞというときに勝負を自分の有利な方向に傾けられる知識や技術を備えているものの、トランプのシャッフルにいつも翻弄される。

では、ラパマイシンという薬を見てみよう。一九七〇年代、スレン・セーガルという生物学者が、カンジダ膣《ちつ》炎や水虫などのありふれた真菌感染症の新しい治療薬を探索しているエアスト・ファーマシューティカルズ社で働いていた。何万種類もの化合物を試したのち、セーガルは、イースター島の土壌微生物に由来する新しい抗真菌性化合物を発見した。そして、先住民がこの遠く離れた太平洋上の島を「ラパ・ヌイ」と呼ぶことにちなんで、その化合物を「ラパマイシン」と名づけた。

セーガルがラパマイシンを動物で試したところ、有害な真菌をことごとく死滅させることがわかった。だが残念ながら、ラパマイシンは動物の免疫系をも抑制した。感染、特に真菌感染を除去しようとするのなら、免疫系が抗真菌薬と協力する形で効果的に機能する必要がある。結局、免疫系の抑制というまずい副作用は克服できないことがわかり、エアスト社の重役たちは、ラパマイシンを見限って方向を切り換えることにした。

しかし、セーガルはあきらめたくなかった。別の抗真菌性化合物であるシクロスポリンが、真菌感染症とはまったくちがう用途に向けて開発されていたのだ。その用途とは、臓器移植治療だった。イースター島由来のラパマイシンと同じく、シクロスポリンも免疫を抑制したが、それは移植後に使う薬には望ましい特性だった。なぜなら、それによって体が新しい臓器を拒絶するのを防げるからだ。セーガルは、ラパマイシンも拒絶反応抑制薬として価値があるかもしれないと見当をつけた。

残念ながら、セーガルの企業（そのころには別の企業と合併していた――製薬業界では腹立たしいほどしょっちゅう起こる）には免疫抑制薬の研究プログラムがなく、新しい経営陣は臓器移植に関心がなかったので、セーガルの提案をすぐに却下した。しかし、熟練のドラッグハンターだったセーガルは、大手製薬企業でほぼ確実に起こる出来事を百も承知だった。それは、幹部がころころ変わることだ。彼はチャンスを待った。そして、新しい経営陣が製薬研究の支配権を握るたびに、ラパマイシンを臓器移植後に用いる薬として試したいという提案を改めて持ち出した。

そんな機会が三度か四度あったあとのことだ。セーガルの上司は、セーガルが無駄なプロジェクトを大事に温めていると感じており、その遂行をしょっちゅうせがまれることに閉口した。そこでセーガルに、培養しているイースター島の細菌をオートクレーブ（高圧蒸気滅菌器）に放りこんで滅菌ボタンを押せと命じた。そうすれば、セーガルが抱いた臓器移植用の薬という夢もろとも、細菌はそれを限りに死滅するはずだった。というか、少なくともセーガルの上司はそう望んだ。セーガルは上司の要求に従いはした……ただし、ラパマイシンをつくる培養細菌を家に持ち帰って冷凍庫で保管したあとに。たぶん、仔牛のカツレツと冷凍エンドウ豆のあいだにでも押しこんだのだろう。

セーガルの賭けは報われた。まさに望んだとおり、彼の上司はほどなく異動し、また新たな経営陣が権力を握った。そして今一度、セーガルはラパマイシンを拒絶反応抑制薬として売りこんでみた。このときは、その提案が取り上げられた。新しい役員たちは、長らく棚上げされていたセーガルのプロジェクトにゴーサインを出した。セーガルは培養細菌をキッチンの冷凍庫から取り出してふたたびラパマイシンをつくり出し、動物の臓器移植で試した……効いた！　最終的に、ラパマイシンは実際の臓器移植患者で試験された……成功だ！　そしてセーガルの発見から約二〇年が過ぎた一九九九年、イースター島由来の抗真菌薬は、ついにアメリカ食品医薬品局（ＦＤＡ）から免疫抑制薬として承認された。今日、ラパマイシンは一般的な拒絶反応抑制薬の一つだ。それに、冠動脈ステントの寿命を延ばすコーティング剤としても使われている。もともと水虫やイースト菌感染症（カンジダ膣炎）の治療薬を目指していた薬としては、驚くべき結末だ。

いや、そのような成り行きは、なんら驚きでもないかもしれない。キャリアのすべてを新薬の探索に費やしてきて、私は次のことを学んだ。薬が、探索を始めたときと同じ薬で終わることはまずない。それが、新薬探索において唯一確かなことだ。同業者の圧倒的多数は、みな研究者の養成を主とするトップレベルの大学で教育を受け、ハイテク機器をそろえた一流の研究所で働いているが、生物活性分子の迷路を手探りで進むことに全キャリアを捧げてきても、人間の健康を安全かつ効果的に改善する新しい化合物を一つとして見出せていない。

私に薬理学を教えてくれた教授は、医師でもあった。教授からこんな話を聞いたことがある。患者が医師を受診する機会の九五パーセントで、患者は実際には医師に助けてもらうわけではない。ほとんどの場合は、医師が介入する必要もなく患者の体がひとりでに治るか、病気が治療不可能で医師にはなすすべもないかのどちらかだというのだ。教授の見方では、医師は患者の訪問を受けた機会のわずか五パーセントでしか、有意義な変化をもたらせない。この数値は低いように思われるが、ドラッグハンターが直面する数値に比べれば夢のように高い。

まず、科学者が立案する創薬プロジェクト構想のうち、経営陣から資金を提供されるのは約五パーセントしかない。そのなかで、ＦＤＡに承認される医薬品につながるのはわずか二パーセント。つまり、ドラッグハンターがなんらかの変化をもたらせる見込みは、〇・一パーセントほどの確率しかない。新薬を見つけるのは非常に難しく、現にそれが製薬業界を危機に導いている。新薬の開発費は平均で一五億ドルにのぼり、ＦＤＡの承認を得るまでに一品目あたり一四年かかる。それで大手製薬企業は、新薬を見つけ出すために巨額の研究費が必要なことや、ほとんどの努力が空振りになって有用な薬が生み出されないという歯がゆい事実に苛立ちを募らせている。最近、ファイザー社の役員たちから、創薬事業から完全に手を引くことを考えていると聞いた。代わりに彼らは、導入事業を手がけたがっている。いいかえれば、他社がつくり出した薬を単に買いたいわけだ。ちょっと考えてみてほしい。新薬の探索はとてつもなく困難だという理由で、優秀な科学者のそろった特に裕福な老舗《しにせ》製薬企業の一つ――はっきりいえば世界最大手――が、創薬の問題を他社に任せたほうがよいと考えているのだ。

では、なぜ新薬の探索は、たとえば有人月面着陸や原子爆弾の設計よりもはるかに「難易度」が高いのだろう？ アポロ計画やマンハッタン計画では、すでに確立した科学方程式や工学原理や数式が利用された。もちろん、どちらの計画も大変で厳しい挑戦だったが、少なくとも研究者たちのもとには、指針となる明確な科学的ロードマップや数学的コンパスがあった。アポロ計画に携わった技術者たちは、地球から月までの距離や、月に到着するのに必要な燃料の量をはっきりと知っていた。マンハッタン計画の科学者たちは、アインシュタインの公式「$E=mc^2$」に基づいて、物質を、都市を壊滅させるエネルギーに変換できることを知っていた。

それとは対照的に、新薬設計の核心的な試練——膨大な数の候補化合物の試行錯誤によるスクリーニング——は、既知の方程式や公式による手引きがないなかで取り組む仕事だ。技術者は、橋桁《はしげた》を設置する前に橋脚がその重みに耐えられるかどうかを知っているが、ドラッグハンターには、お目当ての薬がどのように作用するかについて、人間の臨床試験参加者が実際にそれを摂取するまでよくわからない。

一九世紀なかばに、チバガイギー社（現在は合併によりノバルティス社となっている）の化学者たちが、この宇宙のなかで薬になるかもしれない化合物の総数を計算した。その数なんと、3×10^{62}種類。数の大きさを表現するときには、大きな数、膨大な数、そして理解不能な信じられないほど大きな数、つまり無限ともいえるほどの数といった三段階くらいに分けられる。3×10^{62}という数は、三番めのカテゴリーに入る。仮に、なにかの病気——たとえば乳ガン——に対する有効な治療薬としての可能性を探るために毎秒一〇〇〇個の化合物を試せるとした場合、太陽が燃え尽きるまで作業しても、乳ガン治療候補化合物の総数のほとんどが片づいていないことになる。

こうした新薬探索の核心をなす試練を見事にとらえていると、私が思っている物語がある。アルゼンチンの盲目の作家ホルヘ・ルイス・ボルヘスが書いた「バベルの図書館」だ。ボルヘスはその物語で宇宙を図書館に見立て、無数の六角形の部屋があらゆる方向に無限に連なっていると想像する。各部屋の本棚には本がぎっしりと詰めこまれている。各本の中身はランダムな文字の並びで、二冊として同じものはない。たまに、単なる偶然で、たとえば「その山には金がある」のように、文として読める一文が本に書かれていることがある。だがボルヘスが語るように、「筋の通った行や率直な表現が一つ出てきたかと思えば、文字の無意味な羅列、意味をなさない言葉、支離滅裂な言葉がずらずらと並んでいる」

それでもその図書館には、まったくの偶然で、判読できて人生を変える叡智に満ちた本が所蔵されているにちがいない。そのような本は『弁明の書』と呼ばれる。ボルヘスの幻想物語では、「司書」として知られる孤独な調査官たちが、このような『弁明の書』が見つかることを願いながら図書館じゅうを延々とさまよい歩く。ほとんどの司書は果てしない六角形の連なりをむなしくさすらい、ナンセンスな本に出会うのみで一生を過ごす。しかしボルヘスは、運のよさか不屈の意志力によって『弁明の書』をうまく発見できた司書がいると記している。

バベルの図書館《ライブラリー》と同じく、考えられる限りの薬はすべて、広大な理論上の化合物ライブラリーのどこかに含まれている。人体に害を与えずに卵巣ガンを破壊する分子構造や、アルツハイマー病のじわじわとした進行を食い止める分子構造、エイズを治す分子構造は存在する——いや、そんなものはまったく存在しない可能性もある。いずれにせよ、それを確実に知る手立てはない。現代のドラッグハンターは、ボルヘスが描いたバベルの図書館の司書たちと同類だ。人生を変えるような化合物を永遠に探し求める一方で、『弁明の書』に相当する薬など決して見つからないのではないかという内心の恐怖をつねに押し殺している。

問題は、突きつめれば人間の体にある。私たちの生理的活動は、ロケットの推進や核分裂のような境界の明確な閉鎖系ではない。生理的活動は開放系だ。それは深遠かつ不可解な分子系で、人体の構成要素が境界のあいまいな形で無数の関係をつくっているうえ、体の構造や動態が人によって固有であるため難解きわまりない。私たちはこうした生理学的関係のごく一部しか理解しておらず、体の基本的な分子成分のほとんどについて、実際の機能をまだ解明できていない。事をより複雑にするのは、一人一人の遺伝的・生理学的構造が特異的で、各人の体の機能がわずかに（あるいはおおいに）異なることだ。さらに厄介なことに、細胞や組織や器官についての理解が飛躍的に進んだにもかかわらず、特定の化合物が生体中の特定の分子とどう相互作用するのかを、あらかじめ正確に予測することはまったくできない。結局のところ、特定の病気に対して、薬理学者が「創薬可能《ドラッガブル》なタンパク質」や「創薬可能《ドラッガブル》な標的」と呼ぶもの——病変と関係がある特定のタンパク質で、化学物質が作用を及ぼせるもの――があるかどうかを確実に知ることはできないのだ。

有効な薬を設計するためには、適切な化合物（薬）と適切な標的（ドラッガブルなタンパク質）の二つが必要だ。薬は、タンパク質の錠を開けて生理学的エンジンを始動させる鍵のようなものだ。人間の健康に特定の方法で意図的に影響を与えたい場合、つまり、うつ病の症状を軽くしたり、かゆみを和らげたり、食中毒を治したりするなど、なんらかの健康効果を生み出したければ、まず、問題とされる人体の生理的プロセスに影響を及ぼす標的タンパク質、あるいは逆に、病原体の生理的プロセスを妨げる標的タンパク質を特定しなくてはならない。

たとえば、アトルバスタチンという薬はＨＭＧ‐ＣｏＡ還元酵素に作用する。ＨＭＧ‐ＣｏＡ還元酵素は、体がコレステロールを合成する速度を調節するタンパク質だ。一方、ペニシリンはペプチドグリカントランスペプチダーゼという酵素を阻害する。ペプチドグリカントランスペプチダーゼは、細菌の（不可欠な）細胞壁を合成するのに必要なタンパク質だ。しかし、タンパク質の錠を開ける薬の鍵を見出すのは……。ハムレットならこう嘆息するだろう。「ああ、それが障害なのだ！」。新薬の探索は、ドラッグハンターをひるませる難題だ。だが可能性は乏しいものの、スレン・セーガルのような一部のドラッグハンターは、揺るぎない決意やありえないほどの幸運によって、そして個人の才能や広範な協力によって、彼らの『弁明の書』にめぐり合った。

　化合物ライブラリーを系統的に探索するプロセスは、「スクリーニング」と呼ばれる。先史時代のスクリーニング手法は、ふと見つけた未知の果実をなんでももぎ取って、鼻で吸ったり体に塗りつけたり飲みこんだりすることだった。そうやって祖先たちが、自然界で目に入るものを手当たり次第に試しながら計り知れないほどの長い年月が流れたのち、一八四七年になって、ある程度科学的なスクリーニング法を用いた初めての薬が発見された。当時、医師たちは手術用麻酔薬としてエーテルを用いていたが、その経験から、エーテルに似た別の化合物でもっとよいものがあるかもしれないと考えるようになった。エーテルには明らかな欠点がいくつかあった。たとえば、患者の肺を刺激したし、爆発しやすいという困った性質もあった。それで医師たちには、こうした問題のない新しい麻酔薬には大きな臨床的価値があるだろうとわかっていたのだ。

　エーテルは揮発《きはつ》しやすい有機液体だったので、スコットランドのジェームズ・ヤング・シンプソンという医師が[*1]二人の同僚とともに、手に入る揮発性の有機液体を一つ残らず試してみることにした。彼らのスクリーニングプロセスは単純だった。試験したい液体の瓶の蓋《ふた》を開け、立ち昇る蒸気を吸いこんだのだ。それで何事もなければ、彼らはそのサンプルを「無効」と分類した。一方、気がついたら床に転がっていた場合には、「有効」と分類した。

いうまでもなく、このスクリーニング手順は、現在なら実験室の安全基準を絶対に満たさない。たとえばベンゼンは、当時は広く入手できた揮発性の有機液体だったので、シンプソンのスクリーニング化合物に入っていたのはほぼ確かだ。しかし、ベンゼンには発ガン性があることが今では知られており、その蒸気を吸いこむと、卵巣や精巣に長期的な損傷が生じる恐れがある。

ということで、シンプソンたちのスクリーニング法は無謀なものではあったが、一八四七年一一月四日、彼らはクロロホルムを試した。三人の男性はクロロホルムを吸いこむと、快活で上機嫌になり、そのあと床に崩れ落ちて気を失った。数時間後に目覚めたとき、シンプソンは有効なサンプルを特定できたことがわかった。

シンプソンはこの発見を確かめたいと思い、姪《めい》のピートリー嬢に、目の前でクロロホルムを吸ってほしいとしつこく頼んだ。そのとおりにした少女は失神した。彼女がふたたび目を覚ましたのは幸いだ。なぜなら、クロロホルムは心臓血管系を強く抑制し、手術用麻酔薬として用いると死亡事故が高確率で発生することが今ではわかっているからだ。こうした数々の危険はあったが、シンプソンは居間で次から次へと化学物質を吸いこむことによって、一九世紀の大型新薬《ブロックバスター》の一つを発見した。こうした薬の発見話が、今日《こんにち》繰り返されることはありそうにもない。いや、それはどうだろうか。一九八〇年代、私はフォルクスワーゲンのマイクロバスの後部で新薬を見つけようとした。

私がめくるめく幻覚の世界にトリップするような実験にふけっていたにちがいないとあなたが思っているならば――結局、ほかにどんな理由でライムグリーンのVWバスの後部にこもって未知の薬を楽しむというのか？――はずれだ。私がドラッグハンターとして初めて給料をもらった仕事の一つが、抗菌薬（抗生物質）発見グループで働くことだった。新しい抗菌薬を探索する一般的な方法は、土壌に生息する微生物をスクリーニングすることだ。私はいつも、薬という成果につながるもの――ひいては商業的な成果につながるもの――が潜んでいそうな見慣れない土壌に目を光らせていた。文字どおり掘り出し物を探していたのだ。

ある週末、私は自発的にデルマーバ半島へと出向いた。半島のチェサピーク湾側から土壌サンプルを得てスクリーニングするためだ。このときは、自分たちの「モバイル実験室」に乗っていった――例のマイクロバスで、流しとブンゼンバーナーが備えつけてあった。私のグループは少し前に「モノバクタム系」といわれる新しい種類の抗菌薬を発見していたので、モバイル実験室に「モノバクバン」というあだ名をつけていた。

私は、「ビーチでの日光浴」という餌をぶら下げてなんとか妻を誘い出したが、それから妻をモノバクバンの運転要員にして田舎の海岸線に連なる急カーブを回らせた。私は後部にもぐりこんで、ときおり唐突に車を停めてくれと命じ、車を飛び出していっては泥を袋に詰めてきた。そして、車を走らせたり、湿っぽくて悪臭を放つチェサピーク湾の土をすくったりしていないときは、土壌サンプルを薄めてシャーレに塗りつけていた。妻はおかんむりだった。その週末は、二人のどちらにとってもさんざんなものになった。というのは、月曜日に研究室に戻ってから採取サンプルを試験してみると、ことごとく無効だったからだ。妻からは、もし結婚に「無効」のレッテルを貼りたくなければ、次に車で遠出するときには、日光浴がもっとできなくてはならないしスクリーニングは絶対にごめんだと申し渡された。

さて、私がドラッグハンターだということを知った人は、たいてい、以下にあげる三つの質問の少なくとも一つを私に投げかける――それらは、それなりに根拠のある皮肉を込めて表現されることが多い。

なぜ、私の薬はこんなに高いのか？

なぜ、私の薬にはこんなに不快な副作用があるのか？

なぜ、私や私の愛する人を苦しめる病気を治す薬がないのか？

本書を執筆した理由の一つは、これらの疑問に答えるためだ。そしてじつのところ、これら三つすべての答えは、新薬探索が——少なくともこれまでは——気が滅入るほど困難だという事実に結びついている。なぜ困難なのかといえば、現代の新薬開発方法はどれも、なんらかの重大な岐路において試行錯誤のスクリーニングに頼っているからだ。その点は、ネアンデルタール人が荒野を歩き回っていたころとなんら変わっていない。人間の生物学的仕組みに関する現在の知識はまだ不十分であり、私たちが心身のためになる分子を切に求めても、私たちを論理的に導いてくれる理論や原理は得られていない。

だが、本書の執筆に取りかかってみると、人間の健康や科学の限界、勇気や創造性や直観的なリスクテイクの大切さに関して、ぜひお伝えしたいと思える、より深い教訓がいろいろあることに気づいた。以下の章では、新薬を求めて私たち人間が乗り出した大胆な旅を石器時代の祖先たちから今日の巨大製薬企業までたどり、ほぼ広大無辺な化学ライブラリーのどこかに隠されたわかりにくい手がかりを人類が追い求めてきた旅路を年代順に見ていこう。本書の執筆では、科学者でない方にもわかりやすいように平易な言葉で書こうと努め、より専門的な情報は巻末の注にまとめた。そちらには、本文の全般的な流れには収まりきらない興味深い詳細やエピソードも載せている。本書では、直観やイノベーション、粘り強さ、そして驚くべき運のよさによって各自の『弁明の書』へと導かれた非凡な人びとの物語を伝えることで、新薬探索の壮大な冒険を綴《つづ》っていく。また物語の折々で、私たちの将来的な幸福に生かせそうな教訓を見つけようと思う。歴史上で大成功したドラッグハンターたちが、世界を変える薬を見出せた要因はなんだったのか？　そして、なによりも必要とされている薬を見出す確率を上げるために、個人として、あるいは社会として私たちにできることはあるだろうか？

こうした遠大な目標のほか、私が本書に対して、より個人的で控えめな使命を抱いていることも打ち明けておく。腰を据えて本書を執筆する気になったのは、そもそもそれがきっかけだった。要するに、私はプロのドラッグハンターの実態について、ありのままを伝えたいのだ。

1 たやすいので原始人でもできる
新薬探索の嘘みたいな起源

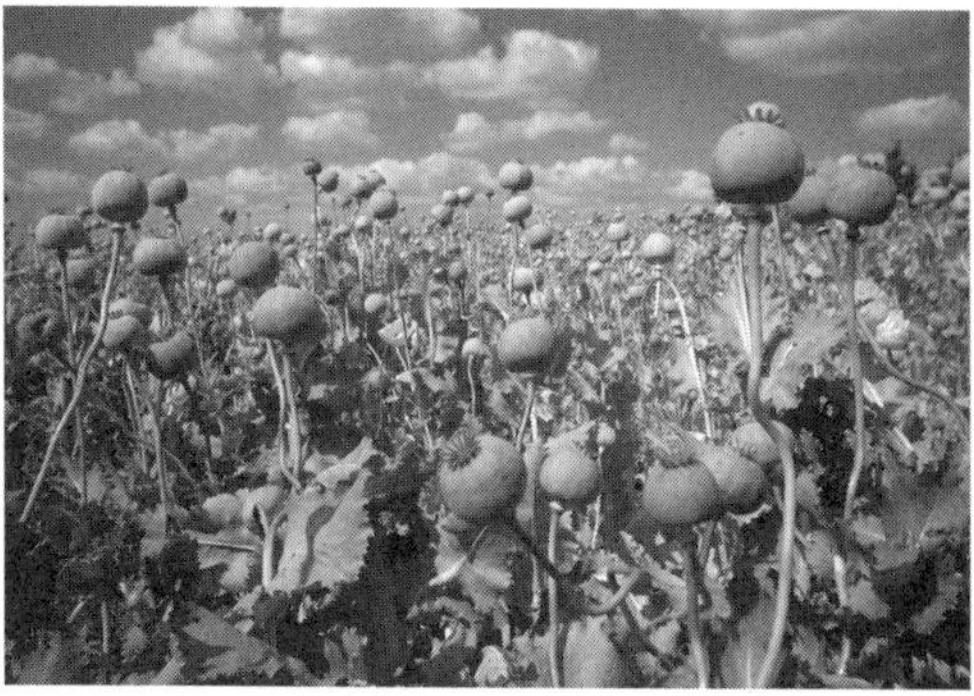

ケシ畑

「全能の神が人間の苦しみを和らげるため、人間に与えて満足された治療薬のなかで、アヘンほど万能で効き目のあるものはない」

——トマス・シデナム、一七世紀のイギリス人医師先史時代の祖先たちには、超自然的な信念をもつ突飛な人びとがいた。彼らは、敵の槍《やり》から身を隠してくれる妙薬を花からつくれると信じていた。砕いた小枝の粉末を吸いこめば、隣人の考えを聞き取れる力が与えられると考えていた。また、同じくらいの奇跡的な確率で、植物のもつれた根を煎《せん》じてつくった臭い飲料を飲めば病気が治ると思っていた。

今日、私たちは、ある化学物質によって透明人間になる力やテレパシーが得られるかもしれないといった話を聞いたら、そんなことは論外だと思う。一方で、治療効果のあるものが自然界で見つかりそうだと聞いても驚かない。それどころか、母なる自然が薬物類を惜しみなく与えてくれるのを当然のように受け止めている。だが、なぜ植物由来の治療薬という概念が、植物由来のテレパシーという概念より少しも奇抜でないのか？　ちょっと考えてみてほしい。いったいどうして、泥だらけの湿地で見つかった鼻をつく匂いの樹皮の抽出《ちゅうしゅつ》液に、ホモ・サピエンスの関節リウマチを和らげたり消化を促したり血圧を下げたりする力があるのだろう？

むろん、この世界はすべて、神が人間の利益のためにわざわざ創造されたものであり、地球上の動植物はすべて、気前のよい神が、その御業《みわざ》によって造った人間という種を養うべく設計されたと想像するならば、ヤナギの樹液が頭痛を和らげたりジギタリスの葉が心臓の働きを助けたりするのは、神のご意志であると信じられるかもしれない。だが、進化生物学の原理を信じるならば、人間以外の種がつくり出す化合物に、人間の健康によい効果があるものがそれほど多くあるというのは、驚きをはるかに超えているし不可解ですらある。

新しい薬を求めて、母なる自然の緑豊かな陳列棚を探し回るように最初期の人類を駆り立てた衝動が、透明人間になる粉末や千里眼《せんりがん》を得る魔法の薬を見出すように彼らを駆り立てた衝動と同じだったかについては、正確なことはわからない。だが、最も原始的な人類でも、エッツィが携帯していた寄生生物駆除キノコのように、効果的な薬をどうにかして取り出したということは確かにわかっている。

植物性物質に、寄生生物、そして細菌すらも殺す作用がありうることは想像にかたくない。なにしろ多くの生物が、感染から身を守るために毒素を産生する。だが、人間の痛みを和らげたり、にきびを治したりする植物が存在することはどうだろう？ あるいは、もっと不思議な例をあげれば、人間の気分を改善したり意識を広げたりする植物があるというのはいかがだろうか？ ウォルグリーンをはじめ近所のチェーン薬局に行けば、カラフルな錠剤やシロップ剤が通路からあふれるほど並んでいる。そんな光景に慣れた現代人の頭には、生物に由来する薬があるということが、どれほど思いもよらない奇妙なことか、なかなか理解できない。しかし、私が、どこかの茂みに生えているベリー類を食べたら水中で呼吸できると話したらどうだろう？ そんな茂みなどないに決まっている。動物である人間の体に有益な化合物が植物界でつくり出され、その化合物が、植物の体内で機能するのとはなんの関係もない形で効果を発揮することに対しても、私たちは同等の疑念と驚きを感じるべきなのだ。

ともかく、さまざまな自然療法が先史時代の祖先たちによって見出され、利用された。彼らの理解には神話や呪術が混ざっていたにせよ。注目すべきことに、こうした石器時代の薬の一部は時の試練に耐え、今日でも広く使われている。その一つがアヘンだ。アヘンは人間が用いた最古の薬の部類に入り、その歴史をたどれば、自然界で生じた薬が存在するという事実がいかに不思議かということがわかるうえ、その歴史は、人間が挑んできた尊ぶべき薬の探索への入門としても役に立つ。

アルコールを薬ではなく飲料に格下げするなら、[*1] 知られている最古の薬は、私や西洋文明に暮らすほとんどの人が、人生のある時点で飲んだことがあるアヘンチンキである。パーコセット、モルヒネ、コデイン、オキシコドン、そして（もちろん）ヘロインはみな、ケシに由来する。ケシ（学名はパパベル・ソムニフェルム *Papaver somniferum*）は小アジアに多い野生植物で、きれいな色の花が咲く。アヘンはケシの活性成分で、[*2] この薬がはるか昔から使われてきた理由の一つは、調合がとても簡単だからだ。ケシの未熟果をひっかき、にじみ出た液汁を集めて乾燥させ、ひいて粉にすると、ほら、純粋なアヘンのできあがりだ。

アヘンは、シュメール人によって早くも紀元前三四〇〇年に使われた。彼らはアヘンを、「歓喜の植物」を意味する「ハルジル」と呼んだ。シュメール人はケシの歓喜をもたらす作用に関する知識をアッシリア人に伝え、それがバビロニア人、次いでエジプト人に伝わった。知られる限り、ケシの液汁についての最初の記述は、ギリシャの哲学者テオフラストスが紀元前三世紀に記した文書に認められる。アヘンを意味する英語の opium は、古代ギリシャで「汁」を意味する opion に由来する。その後、アヘンはアラビアの商人によってアジアにもちこまれ、赤痢《せきり》の治療に用いられた。赤痢は、激しい下痢を特徴とし、命取りになることもある病気だ。アヘンは、麻薬作用のほかに便秘をもたらす作用も強い。

アヘンを含む薬をつくる場合に大きな制約となるのが、アヘンが水に溶けにくいことだ。アヘン製剤の調合では、水に溶かすだけという方法が四〇〇〇年にわたって変わらずに繰り返されてきたのち、中世の多くの医師が、より効果的な調合薬を開発しようとした。これらが、ドラッグハンターの最初期のタイプである「調合師」、つまり既知の薬の新しいこしらえ方を見つけようとした人びとだ。これらの調合師が当てにしたのは、近代科学以前の化学の未熟な知識や「錬金術」という偽科学、そして新しい混合薬をつくるためのやみくもな実験だった。そうしてできあがった混合薬には、効果のある物質と同じくらい、効果のない物質も入っていることがよくあった。

一六世紀に活躍した植物学者にして医師のパラケルススは、調合師タイプのドラッグハンターのなかでも特に才能豊かな一人だった。パラケルススはアヘンをアルコールに溶かして新しい調合薬を考案した。この調合薬がアヘンチンキとして知られるようになった。パラケルスス自身はその効力にほれこみ、それを「不死の石」と呼んだ。ちなみに、パラケルススによるアヘンのアルコール抽出バージョンは二〇世紀まで使われていたので、薬の存在という意味では不死に迫るものとなった。

アルコールベースでアヘンを含む混合薬には、「パレゴリック」として知られるものもある。それは、ライデン大学化学教授のル・モールによって一八世紀に初めて調合された。パレゴリックは、ビクトリア朝を舞台にした小説を読む人にはおなじみの薬だ。というのは、小説のヒロインたちは、ハンサムな若い男爵から拒絶されるといった社交上の事件が起きると、すり減った神経を落ち着かせるためにパレゴリックをよく与えられたからだ。実際の話、「パレゴリック（paregoric）」という言葉は、ギリシャ語で「鎮《しず》める」を意味する言葉に由来する。

ドーフル散（ドーバー散）も[*3]一八世紀のアヘン入り調合薬で、一七三二年にトマス・ドーバーによって発明された。ドーバーは、科学者のあいだでは初期薬理学者として知られているが、大衆のあいだでは別の意外な出来事で有名になった。彼はケンブリッジ大学で医学を学んだのち、イギリスの港湾都市ブリストルに落ち着いたが、五〇歳のときに私掠《しりゃく》船《せん》に加わって南太平洋に乗り出した。一七〇九年、この海賊遠征隊はチリ沿岸の無人島に到着した。ただし、ドーバーと一行は、結局のところその島が無人島でないことを知った。アレクサンダー・セルカークという人物が住み着いていたのだ。セルカークは、その四年前に起きた難破事故の唯一の生き残りだった。セルカークはイギリスに戻ると有名人になり、その波瀾に満ちた体験談にインスピレーションを受けたダニエル・デフォーが『ロビンソン・クルーソー』を書いた。一方、ドーバーはイギリスに戻ると、ドーフル散を発明した。それは等量のアヘンとトコンを含んだ粗くて白っぽい顆粒《かりゅう》である。トコンは、かつては咳止めシロップに配合されていた薬草だ。ドーバーがセルカークの救出者として新たに獲得した名声が、新しい治療薬を販売するさいの邪魔にならなかったのはまちがいない。

アヘンそのものは、実際にはさまざまな活性化合物の複雑な混合物で、フェナントレン類（モルヒネやコデインなどのよく知られた鎮痛薬が含まれる）やベンジルイソキノリン類（血管痙攣《けいれん》の治療薬として使われるパパベリンなど）などからなる。たとえば、水に溶かす古来の方法で調合されたアヘン製剤には、モルヒネが約一〇パーセント、コデインが五パーセント、テバイン（それ自身は臨床的に有用ではないアヘンの成分だが、オピオイド鎮痛薬（医療用麻薬）のオキシコドンなどを合成する出発点となる）が二パーセント含まれる。一八二六年、フリードリヒ・ゼルチュルナーという若いドイツ人薬剤師が、アヘンから純粋な活性成分の一つを初めて単離した。ゼルチュルナーはその化合物を、ギリシャ神話に登場する眠りの神モルペウスにちなんで「モルヒネ」と名づけた。これがアヘン製剤の新時代の到来を告げるとともに、アヘン製剤乱用、つまりいわゆる麻薬乱用の新時代をもたらした。

ゼルチュルナーが単離したモルヒネの商業生産は、ドイツのダルムシュタットにある「天使薬局《エンゲル・アポテーケ》」で一八二七年に始まった。エンゲル・アポテーケの店主はエマニュエル・

メルクだ。エマニュエルは、一六六八年にその薬局を創業したフリードリヒ・ヤコブ・メルクの子孫にあたる。エンゲル・アポテーケは事業を急速に拡大し、最終的には製薬企業のメルク社になった。急成長を牽引《けんいん》したのが、モルヒネの好調な売り上げだ。メルク社は当初、モルヒネをアヘンの優れた代替薬として一般大衆に販売した。やがてモルヒネ依存症がアヘン依存症以上に広がった。

一八九七年、ドイツの製薬企業バイエル社に所属する研究者たちが、科学の新規分野である合成化学の技術を用いてモルヒネの新しい誘導体をつくり出し、「ヘロイン（heroin）」と名づけた。病気を治す英雄的な《ヘロイッシュ》（heroisch）効果があることが期待されたからだ。今では、ヘロインが効く病気がないこと、ましてやそれが英雄的な効き目を発揮する病気などないことがわかっているが、バイエル社は当初、ヘロインを咳止め薬として、さらにはあきれたことに「モルヒネ依存症に対する常習性のない治療薬」として大衆向けに直接販売した。一九世紀に百貨店のシアーズ・ローバック社が出したあるカタログでは、すぐに使えるヘロインキットが次のように宣伝されている。注射器が一本、注射針が二本、バイエル社のヘロインが二瓶、携帯用ケース——すべてまとめて特価の一ドル五〇セント。

やがて最終的に、ヘロインは体内で代謝されてモルヒネなどのいくつかの小さな化合物になることが見出され、モルヒネ依存症の治療薬ではないことが明らかになった——それどころか、ヘロインはそのままモルヒネの代替物となったのだ。ただし、ヘロインが分解されてモルヒネになるとしても、両者には重要なちがいがある。ヘロインのほうがモルヒネより強い心理的刺激やはるかに強い多幸感を生じるので、結果的に依存性がずっと強い。モルヒネ常用者は、離脱症状が現れるのを防ぐためにモルヒネを摂取する。それにひきかえヘロイン常用者は、悪いことをすべて消し去ってくれる歓喜に満ちた至福のハイを得るためヘロインを摂取する。もっとも、それは少なくとも効果が切れるまでの話で、切れたら、悪いことがすべて、さらに悪い形でどっとよみがえってくる。バイエル社が実際には麻薬依存症を悪化させていたことが明らかになると、同社はメディアにさんざんたたかれ、現代の製薬業界における広報活動の大失敗第一号ともいえる事態になった。

モルヒネやコデインなどのケシに由来する天然の麻薬性物質類（オピエート）がどのようにして鎮痛効果を生み出すのかというのは、何世紀ものあいだ科学上の大きな難問だった。いうまでもなく、ケシが、人間の咳を抑えたり人間の依存症を引き起こしたりするべく進化に導かれたわけではなかった。神経科学研究が発展し始めた一九七〇年代になっても、なぜ中央アジア原産の草本植物《そうほん》に、人間の脳にそれほどの陶酔感を引き起こす力があるのかというのは不可解なままだった。だがついに一九七五年、スコットランドのアバディーン大学とボルティモアのジョンズ・ホプキンス大学で別々に研究する二つの科学者グループが、その神経化学的な謎を解いた。

彼らは、オピエートが神経細胞にある特異的な受容体に作用することを発見した。そして受容体を発見した一人であるエリック・サイモンが、「エンドルフィン」という用語をつくり出した。「エンドジェナス・モルフィン」を短縮したもので、「体内で自然に産生されるモルヒネ」という意味だ。エンドルフィンは自然に存在するホルモンで、下垂体や視床下部で産生され、幸福感を生じたり痛みを和らげたりする。エンドルフィンは、エンドルフィン受容体に結合することで作用を現す。人間には九種類のエンドルフィン受容体があり、それぞれのオピエート化合物は九種類の受容体に対して特有の結合パターンを示す。受容体を活性化するこうした独特のパターンによって、それぞれの化合物がもたらす生理学的影響の特徴――多幸感、鎮痛、鎮静、便秘など――が決まる。オピエート化合物が特定のエンドルフィン受容体に結合すると、受容体は神経細胞に信号を送ってほかの分子化合物を産生するように命じ、今度はそれらの化合物が脳内の回路のスイッチを入れることで、多幸感や鎮痛効果が生じる。

ただし、人間の神経系に対するオピエートの働きがようやく解明されても、昔からの問題は残っていた。いったいなぜ、脳を操るこれらの化合物が花でつくられるのか？　今では、かなりよい答えが得られている。長い年月をかけて、ほとんどの植物は、昆虫や動物から食べられないようにするため、さまざまな毒素をつくるように進化してきた。それに対抗して、動物や昆虫は植物の毒素から身を守る方法を進化させてきた。肝臓の酵素で毒素を分解したり、毒素が中枢神経系に入らないようにする血液脳関門をつくりあげたりしたのは、その例だ。植物性化合物は、植物界と動物界のあいだで絶えず繰り広げられている軍拡競争の産物であり、生物学的な死闘は今も続いている。科学者の推測によれば、ケシ類がオピエートを産生する生化学的経路は、もともと昆虫の攻撃を防ぐ神経毒をつくるために進化したという。

しかし、これらの植物性オピエートは、毒素としてはつねに二流だった。それらは確かに、カブトムシ類や地虫などの行動を変化させる。だが、ほかの植物は、ストリキニーネのようなはるかに効果の強い毒素をつくり出す。ストリキニーネは筋肉痙攣を引き起こし、最終的には窒息に至らせる。それでもオピエート「毒素」には、植物を噛んだりかじったりする虫からケシを守れるほどの力があったので、ケシ類は二一世紀まで生きながらえてきた。

一方、ケシが毒素に弱い敵の昆虫を傷つける手段としてオピエートを進化させていたのと同時に、哺乳類もまったく別の進化経路により、痛みを遮断する受容体を神経細胞で進化させていた。そのような受容体が、偶然にもオピエート化合物に反応したのだ。というわけで、ケシの体内でオピエートを産生する植物的・化学的システムは、哺乳類のオピエートに反応するシステムとまったく接点がない。純粋に統計的確率から見た場合、未熟な虫よけとして植物で進化した分子構造が、痛みの緩和物質として哺乳類の高度な脳でやはり進化することはまずありえない。それでも、どういうわけか母なる自然は、バベルの薬学図書館から同じ化学書を二回取り出して、二つの異なる使命を果たした。

楽しいことが好きな新石器時代の祖先たちは、ケシの乳汁がもたらす心地よい効果をたまたま見つけると、最も幸せな陶酔感を生み出す種子をケシ属植物から選択し始めた。そして、数千年にわたり品種改良が重ねられた結果、今や現代のケシの品種は、祖先たちが中央アジアの大草原《ステップ》で見つけた原種と比べれば、いわばターボチャージャーつきのオピエート生産工場だ。選抜育種を数世代にわたっておこなうだけで、植物に含まれる医薬活性化合物の効力を大幅に向上させられることが、研究から示されている。その一例がマリファナ（大麻）だ。現代のアサ（大麻草）類の精神活性効果を、一九六九年に開催されたロックの祭典「ウッドストック・フェスティバル」で吸われたマリファナと比較すると、活性成分のテトラヒドロカンナビノール（ＴＨＣ）の濃度は七倍に上がっている。

アヘンが人間の脳に作用をもたらすことの偶然性は、植物で見つかるほぼすべての化合物には、人間が摂取した場合にまったく有益な効果がないという事実によって際立つ。むしろ、適当に選んだ葉や根や果実を口にすれば、ほとんどの場合、体の具合が悪くなるだろう。三〇万種にのぼる既知の植物のうち、食べられるものは約五パーセントしかない。世界で消費される食物の七五パーセントは、一二種の植物と五種の動物からもたらされている。それでも、先史時代のドラッグハンターが幻覚性の植物性麻薬という形で発見した『弁明の書』は、人類の歴史で史上最高の売り上げを誇る薬になった。たとえば、コデインに由来するオピオイド鎮痛薬のバイコディンそれだけに対して、二〇一一年には一億三〇〇〇万枚以上の処方箋が書かれた。その枚数は、同年に出されたどんな薬に対する処方箋よりも多かった。

　オピエートは商業的に大成功したが、母なる自然が生んだオピエートの合成改良法をドラッグハンターが見出せば、さらに大きな利益を手にする可能性がある。理想的な鎮痛薬の条件は次のようなものだ。（1）依存性がない、（2）鎮静作用がない、（3）耐えがたい痛みも和らげる。オピエートは既存の鎮痛薬のなかで最も効果が強いが、精神依存と身体依存の両方を生じたり、眠気や便秘を引き起こしたりするし、特に高い用量でなくとも呼吸を抑制して死をもたらす恐れがある。それに対して、アスピリンやイブプロフェンなどの非ステロイド性抗炎症薬（ＮＳＡＩＤ《エヌセイド》）は、依存も鎮静作用も引き起こさず、死をもたらす危険性もほぼない。そうした点はオピエートより改善されたといえるが、エヌセイドはひどい痛みや耐えがたい痛みには効かない。

私はかつて製薬企業のワイス社に勤めていたが、当時はよりよい鎮痛薬の開発を目指す研究グループがあり、どの大手製薬企業も同様の目標を追求していた。この手の鎮痛薬開発プロジェクトでは、多くの場合、神経細胞に存在して痛み刺激の伝達に関与するイオンチャネルのどれかのタイプを遮断することを狙う。ワイス社で特に興味深い方向の研究の一つは、きわめてまれな病気に苦しむ、非常に興味深くも不幸な患者グループの協力を得て始まった。それは先天性無痛症として知られる病気で、Nav1.7という神経細胞中の電位依存性ナトリウムチャネルをコードする遺伝子の突然変異によって引き起こされる。このイオンチャネルがない人は、痛みを感じることができない。痛みを感じないのは結構なことだと思われるかもしれないが、痛みの感覚がないと、日常の活動中に怪我をしてしまうことがある。たとえば、沸騰している湯に手をつけたり、レンガを足に落としたりというように。こうした行為でも、枕に頭を乗せて休んでいるときと、感じ方がほとんど変わらないのだ。発展途上国では、先天性無痛症の患者はあまり長く生きられないことが多いが、欧米では、怪我をしないように毎日二四時間助けてくれる人手があれば、大人になるまで生き延びられることがある。

ワイス社で私たちは、Nav1.7イオンチャネルの突然変異による影響をなんとかして模倣できれば、体を衰弱させるようなどれほど強い痛みでも抑えられる薬を設計できる可能性があると気づいた。ただし、新薬探索における何事とも同じく、これは口でいうほど簡単ではない。ワイス社の鎮痛薬研究グループは、このプロジェクトに何千人時《マンアワー》、何百万ドルも費やした。それで数十年が過ぎたが、Nav1.7イオンチャネルプロジェクトからは、ＦＤＡの承認薬は一つも生まれていない。そして、依存性も鎮静作用もなくて強い痛みも和らげる薬をつくり出すという夢は夢のままで、見果てぬ夢でしかない。本書を執筆している時点では、最良の鎮痛薬はいまだに最古の鎮痛薬、すなわちケシの実から生成される物質だ。

優れた鎮痛物質がケシに存在するのは、まさに単なる偶然である。しかし根っから科学志向の人でさえ、人間の苦痛を和らげる効果の最も強い物質が、天真爛漫《てんしんらんまん》に咲く小ぶりな花の柔らかい花びらの下に見つかるという事実には、天の配剤めいたものを感じずにはいられまい。

2　キンコン伯爵夫人の治療薬
植物性医薬品ライブラリー

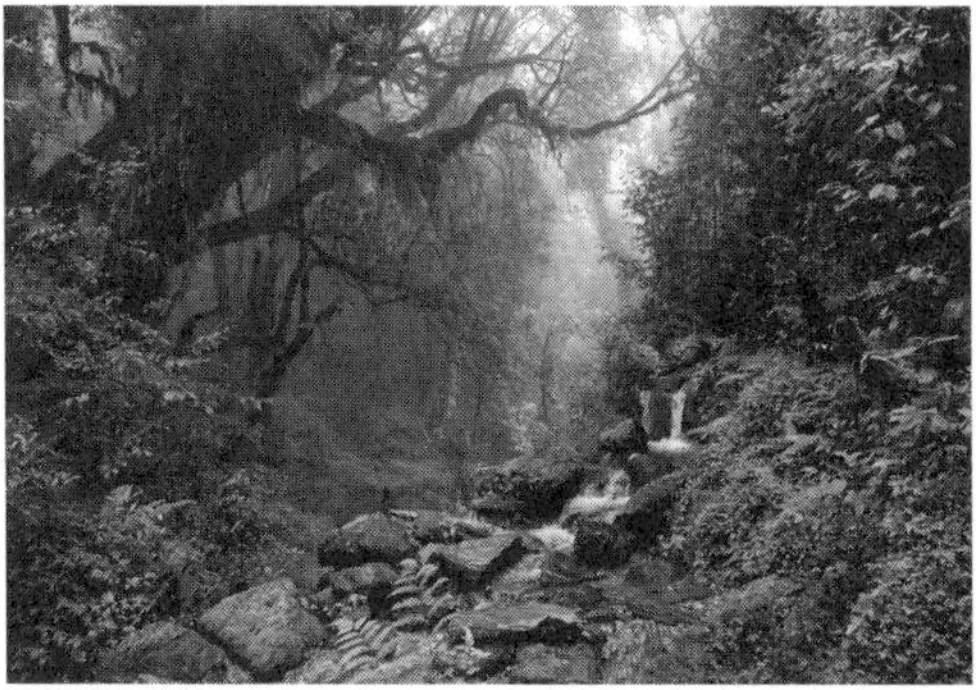

植物ライブラリー

「その植物は熱く、病気を治す癒しの力がきわめて強い……植物から絞ったばかりの液汁にハチミツとワインを混ぜてつくった飲み物は、憂うつを振り払い、視力をよくし、心臓や肺を強くし、腹を温め、腸をきれいにし、大腸の動きを整える」

——ニガヨモギについてヒルデガルト・フォン・ビンゲンが『自然学』で述べた言葉、一一二五年ごろ医師には昔から二種類いる。一方は「開業医」で、かかりつけ医や脳外科医のように、自分の患者に効果的な治療を施すことに専念する。そしてもう一方の「研究者」は、多くの人に益する可能性がある新たな医学上の発見を探し求める。今日、医学研究者で最も多いのは医師でも分子生物学者でもあるタイプで、たいていは医師の資格と博士号を取得しており、ゲノム科学の領域内で新たな治療法を探し回っている。だが、ルネサンス時代から太古の暗闇へとさかのぼれば、医学研究者の最も一般的なタイプは医師兼植物学者だった。なぜか？　その理由は、ほぼすべての新薬が緑豊かな植物世界で見つかったからだ。

生体に対する薬の作用を研究する薬理学は、人類の文明が誕生してからの一万年間は基本的に植物学の特定領域だった。新薬探索におけるこの時代は、「植物時代」とでも呼べるだろう。植物界から得られる花や根、種子、樹皮、樹液、コケ、海草などの多様なサンプルはみな神が所有する薬物類で、採取して殻をむいて粉砕してから煮つめれば有益な薬にすることができると思われていた（実際の話、英語のdrug〔薬〕という言葉は、乾燥ハーブを指す古いフランス語のdrogueに由来する）。新しい植物薬を発見するには、人間の病気と植物にまつわる言い伝えの両方に精通している必要があったので、歴史の夜明けから一八世紀までの薬学的な新発見は、ほぼすべて医師兼植物学者によってなされた。おそらく、こうした初期の植物薬ドラッグハンターで最も尊敬されているのが、ヴァレリウス・コルドゥスという非凡なドイツ人だろう。

コルドゥスは一五一五年にドイツのヘッセンで生まれた。父は医師で叔父は薬屋を営んでいた。叔父は若いコルドゥスを連れて新薬探索の旅に出かけ、ドイツ北部の荒野で薬草を集めたのち、植物の恵みを抽出して飲み薬や軟膏《なんこう》にする秘伝の方法をコルドゥスに見せてやった。コルドゥスが大人になったころの時代には、当時「調剤師」という名称だった薬剤師の大半が錬金術に片足を突っこんでおり、人を惚れさせる妙薬が股《また》の湿疹を治す粉薬と同じくらいよく出回っていた。だがコルドゥスは、学術都市ヴィッテンベルクの大学に入学したその日から、迷信やどうとでも解釈できる占いにはまったく興味を示さなかった。そして代わりに、薬剤師の技能は注意深い観察と検証可能な実験結果のみによって形成されるべきだと主張した。

コルドゥスは教授資格である博士号をまだ取っていないころに、古代ギリシャの著名な薬剤師だったディオスコリデスについての高度な講義を始めた。ディオスコリデスは紀元五〇年ごろに活躍した医師兼植物学者で、植物薬に関する全五巻の百科事典を著した。それは『薬物誌（マテリア・メディカ）』という名で知られている。この分厚い事典では、薬物について古代世界で知られていたあらゆる知識が詳細に説明されており、一〇〇〇種類近い薬が取り上げられていた。『薬物誌』は一五〇〇年以上にわたり、現代の医師が手元に置いている『米国医師用卓上参考書』のヨーロッパ版としての役割を果たしていた。それは驚くべきロングセラーといえるが、そうなったのは記述が正確だったり明確だったりしたからではなく、改良しようという真剣な努力がなされなかったからにすぎない。

ディオスコリデスに関するコルドゥスの講義はとても高く評価され、教授たちさえ出席するほどだった。当時、そのようなことは珍しかったし、コルドゥスが一〇代を過ぎたばかりの若者だったことを考えると、なおさらたいしたものだ。コルドゥスは『薬物誌』を称賛したが、そろそろヨーロッパ人が時代遅れの古めかしい参考書から脱却して時代に合った医薬品マニュアルをつくる時期がきているということも指摘した。この新たな使命を達成するため、コルドゥスは大学を出たあと、二つの仕事に打ちこんだ。新しい薬の原料になりそうな未知の植物を求めて世界を探し回ることと、伝統ではなく根拠《エビデンス》に基づいた新しい薬物事典を執筆することだ。

一五四三年、コルドゥスは二八歳の若さで『薬法書』を出版した。この画期的な著作は、超自然現象や神秘的な物事への言及をいっさい排除し、植物の特性や処理に関する経験的知識のみに焦点を当てた初めての主要な薬理学的書物だった。『薬法書』には、以下にあげるものを含めて二二五種以上の薬草や樹脂などが収載されていた。ミルラ、クロッカス、シナモン、コショウ、ニガヨモギ、アラビアゴム、ショウブ、ショウノウ、カルダモン、キュウリ、スイカ、ヒナギク、バラ、アニス、バルサム。『薬法書』には多種多様な植物に関する入念な観察結果が書かれていたので、この事典は科学的薬理学に重要な貢献をしたのと同じくらい科学的植物学にも大きく貢献した。コルドゥスの抜本的な新しい薬物事典は、それから一〇〇年にわたり最も広く利用される調剤マニュアルとなった。

だが、コルドゥスは薬に関する既知の情報をすべて記録するだけでは満足しなかった。新薬の発見にもこだわっていたのだ。コルドゥスは子どものころに叔父と出かけた調査旅行に影響を受けており、未知の植物を発見して増えつつある自分の医薬品リストに加えたいと思い、異郷の僻地《へきち》へと旅に出た。また、芽生えたばかりの「化学」という分野も試し始めた。当時の化学はまだ神秘的な錬金術に近く、検証可能な科学ではなかった。コルドゥスは綿密な観察をおこなって、再現できた観察結果のみを記録することで、またしても目覚ましい功績をあげた。

ドラッグハンターとしてのコルドゥスは、自分の『弁明の書』を求めて植物ライブラリーをほぼ探し尽くした。だが彼は薬の調合師でもあったので、新興分野である科学的化学の技術を用いて薬の新バージョンを考案しようとした。コルドゥスによる最大の成果は、今でもいくつかの発展途上国で使われている薬、エーテルだ。コルドゥスはエーテルの第一発見者ではなかったが、硫酸とエチルアルコールから確かな量のエーテルを初めて合成した人物である点は疑いない。彼はエーテルを「硫黄」や「礬《ばん》」と呼び、「酸っぱい礬油」と「甘い礬油」（後者がやがて現代のエーテルとなった）の両方の化学的特性について系統的に記述した。エーテルについては、揮発性が高いことや膨張して激しい爆発を起こしやすいといった残念な傾向もあげている。とはいえ、エーテルの研究も彼にとって例外ではなく、最終的に治療用とすることを目指しておこなわれた。コルドゥスは「甘い礬油」の薬としての用途について詳細な報告書を書いた。それには、エーテルが粘液の分泌を促進する効果や空咳を和らげる効果も書かれている。エーテルの話題は、次章でまた取り上げたい。そのときには、エーテルがほぼ単独で現代の製薬業界の確立に寄与した経緯がわかるだろう。

では、ルネサンス時代のドラッグハンターの人生は、どのようなものだったのか？　痛ましくも、それは悲劇的で短く終わることもあった。コルドゥスは一五四四年の夏、フィレンツェとピサの蚊がはびこる湿地に赴《おもむ》いた。大胆にも、新しい植物の変種を求めて沼地を探索したのだ。しかし、採取した植物をローマに持ち帰ったのちにマラリアに倒れ、帰らぬ人となった。新薬探索という自らが追い求めた夢の犠牲になったのだ。まだ二九歳だった。コルドゥスは死亡した時点で、すでに少なくとも三つの科学分野——植物学、化学、薬理学——に直接貢献していた。彼の墓碑にはこう刻まれている。「ヴァレリウス・コルドゥス、まだ若くして、自然と植物の力の働きについて世の中の人びとに説明した」

コロンブスの探検航海を受けてヨーロッパ人が新世界を植民地化し始めたころ、植物のドラッグハンターは珍しい植物のチンキ剤を得るため、世界の反対側にある未踏査の地域へと探索の場を広げた。その時代になされた特に重要な発見の一つが、ボリビア西部やペルー西部のジャングルで見つかる、ある木の樹皮だ。その木は現在、「キナノキ」と呼ばれる。先住民のケチュア族は、キナノキの樹皮（キナ皮）を煎じて土臭い匂いのする苦いお茶にし、マラリアを予防するために飲んでいた。スペインの征服者《コンキスタドール》たちは、そのすばらしい樹皮をわがものとしてすぐに使い始めた。たとえば、アウグスティノ会のカランチャという修道士は、一六三三年にこう記している。「彼らが『熱の木』と呼ぶ木がロクサの国に生えている。シナモン色の樹皮を粉末にして、小さな銀貨二枚ぶんの重さの量を飲料として服用すると、高熱や三日熱が治る。それはリマで奇跡的な成果を生んできた」

一五世紀、「三日熱」という言葉は、上がったり下がったりする断続的な発熱を表現するために用いられた。それは、マラリア患者で最も多く見られたタイプの熱だった。熱が出たり引いたりする理由は、原因の寄生虫が宿主の赤血球細胞のなかで同調して周期的に増殖するからだ。増殖の一サイクルが終わると赤血球細胞が破裂し、すべての寄生虫がいっせいに飛び出して新たな赤血球細胞に侵入する。このプロセスでは、破裂した赤血球の化学的断片（ヘモグロビンの分解によって生じる有毒な物質）が血流に入るときに発熱を引き起こす。いったん寄生虫が新しい赤血球の集団にまんまと侵入すると熱が収まり、感染の新たなサイクルが始まる。

ある言い伝えによれば、一六三八年、ペルー総督の妻であるキンコン伯爵夫人アンナの治療にキナ皮が使われたという（キニーネを生成するキナノキ属の学名「キンコナ」は、「現代分類学の父」と呼ばれるカール・リンネがキンコン伯爵夫人に敬意を表して命名した。キナ皮がいち早く救ったヨーロッパ人の一人が彼女であると信じていたからだ）。キンコン伯爵夫人が奇跡的に回復したとされたことがきっかけとなり、キナノキは一六三九年にマラリアの治療薬としてスペインに伝えられ、キナ皮は長年にわたり「伯爵夫人《ロス・ポルボス・デ・》の「粉《アル・コンデサ》」と呼ばれた。総督が大量のキナノキをスペインに持ち帰ったのは事実だが、彼の妻が本当に「伯爵夫人の粉」によって治療されたのか、それともその謳《うた》い文句が、在庫の豊富なキナ皮の販売を促進する目的で総督が思いついた単なるマーケティング戦略だったのかは定かではない。

南米のイエズス会宣教師たちが、ヨーロッパにおけるキナノキの主要な輸入・卸売業者としての地位を早々《はやばや》と築いたので、キナ皮はヨーロッパではしばしば「イエズス会の樹皮」と呼ばれた。キナ皮はほどなく、ペルーから旧世界に輸送される商品のなかで特に貴重なものとなった。しかし、この新世界発の薬が物議を醸《かも》さないわけではなかった。「教条主義者」として知られた当時の因習的な医師たちは、キナ皮に治療効果があるとは考えなかった。なぜなら、古代の医師ガレノスの教えや彼が唱えた四体液説〔人間の体液は血液、粘液、黄胆汁、黒胆汁からなり、そのバランスが崩れると病気になるとする説〕に合わなかったからだ。四体液説によれば、マラリアは浄化（一般には強制的な排便）によって治るはずだった。だが、教条主義者は「経験主義者」の反対に遭った。経験主義者は初期の合理主義者であり、医学的治療法は観察や実験を通じて見出されるべきだと考えていた。教条主義者と経験主義者の激しい論争はヨーロッパ中で何十年も続き、南米のキナ皮をめぐる賛否両論が百出した。大勢の偽医者や詐欺師が、この薬学的に不透明な状況に乗じた。そのなかで最も有名なのが、ロバート・タルボーというイギリス人薬剤師だ。
タルボーは独自のマラリア治療薬を売りこんだ。一六七二年、彼は『熱病論、マラリア熱の原因と治療に関する合理的説明』を出版した。それは一見すると科学的な小冊子だったが、基本的には自分の熱病治療薬をほめそやす販促用パンフレットだった。その冊子で彼は、その薬を「投与する」方法を事細かに説明していたが、薬の組成については「四種類の草木から調合。そのうち二種類は外国産でもう二種類は国産」と述べるにとどめていた。そして、自分の薬を宣伝する一方で、キナ皮の使用についてはこう声高に警告した。

それで、みなさまに助言させていただきたいのは、あらゆる一時しのぎの「治療法」、とりわけ「イエズス会の粉」なる名で知られている薬には注意すべしということです。なぜなら、それを提供しているのは未熟者であり、その薬とやらを飲んだあとに打ち消せない予期せぬ危険な影響が生じるのを、私は何例も見たことがあるからです。

タルボーの動機は金儲けだった。タルボーは医師たちから、その神秘的な薬についてもっと完全に説明してほしいとせがまれると、原料を明かす前に自分は労力に見合う報酬をもらってしかるべきだと述べた。

いずれ、この特別な治療法および薬について、よりくわしい十分な説明書を出版したいと思っております。これほどすばらしく聞いたこともない秘密の探求と研究にかかった費用の元が取れて苦労が報われたあかつきには、これほどまでに役立つ治療法をそれ以上秘密にしておくつもりはありません。

のちにタルボーは、ルイ一四世の王子を自分の熱病治療薬で治したことにより、求めていた報酬をとうとう手に入れた。フランスの太陽王ことルイ一四世はタルボーに、「三〇〇〇クラウン金貨および終身年金」を褒美として与えた。だが、タルボーはその後も薬の原料を公表するように再三求められたにもかかわらず、秘密の処方を断固として明かさなかった。そしてタルボーの死から一年後[*1]、ついに数人の薬剤師が彼の熱病治療薬の主成分を特定した。キナ皮だった。

キナノキの有効化学物質がようやく特定されたのは、それから二〇〇年以上が過ぎたころだ。一八二〇年、二人のフランス人薬剤師がその物質を単離し、「キニーネ」と名づけた。キニーネは、人類の文明を一変させるような影響を及ぼした。南米や北米やアフリカ、インド亜大陸の広大な地域は、それまではあまりに危険で住めなかったが、マラリアが蔓延していた世界の各地が西洋人の植民地として開拓されるようになったのだ。また、ヨーロッパ人入植者がキニーネをさかんに消費したことから、新しいカクテルが誕生した。今日でも人気のジン・トニックだ。一九世紀の典型的な大英帝国の役人が、大英帝国辺境の植民地で蚊帳《かや》を吊したベランダに横たわりながら、地元民の召使いにジン・トニックを用意するように命じ、沈みゆく夕陽を堪能しながらちびりちびりやった。トニックウォーターにはキニーネが含まれていたが、キニーネが苦くて飲みにくいため、苦味を抑えるためにジンが加えられた（強いエタノールをたっぷり加えることが味の改良と見なされたということから、キニーネ自体がいかにまずいか想像できるだろう）。さらに、キニーネは水溶性が低く、アルコールと混ぜたほうが溶けやすい。

キニーネは、「植物時代」の終盤に発見されたすばらしい薬の一つだった。スペインの医師兼植物学者のニコラス・モナルデスは、一五七四年に出版した『新たに発見された世界からの喜ばしい知らせに関する三巻の書』というタイトルの長大な専門書で、新世界に生息するキナノキ以外の植物で薬になるものを一〇〇種以上記述している。それに含まれている植物や植物性物質の一部を以下にあげよう。クラーレ、コカ（コカイン、先住民が血腫の治療に用い、やがてヨーロッパの医師がさまざまな不調に対して処方した）、カカオ（チョコレートのこと、抑うつや疲労の治療）、サッサフラス（梅毒を含めてさまざまな発熱の治療に用いられたが、効果はほとんどなかった）、クロベ（「生命の木」ともいわれ、壊血病の治療に使われた）、タバコ（さまざまな不調の治療）、ヘビクサ、サルトリイバラ、アジアンタム属のシダ類、ハイビスカス、ユソウボク（梅毒の治療）、下剤作用のある各種のナッツ、ひまし油（下剤）、トコン（これも下剤）、ナンバンサイカチ、エゴノキ科の樹脂、（アメリカの）バルサム（さまざまな不調の治療）、ヤラッパ根。こうしたリストのなかで科学的医薬品として今日も使われているのは、キニーネ、クラーレ（ある種の外科手術における麻痺薬として）、トコン（催吐《さいと》薬）だけだ。もちろん、チョコレートは性欲促進薬と見なされることもあり、抑うつの自己治療用として使われることもあるが、もはや薬局の棚には並んでいない。

ヴァレリウス・コルドゥスの短い生涯は多くの点で、薬の探索におけるきわめて重大な転換点を表していた。というのは、新薬探索の場が植物ライブラリーから次の主要な薬学ライブラリーである合成化学ライブラリーに移行するのを彼のキャリアが象徴していたからだ。コルドゥスが泥の深い未開地での熱心すぎる探索によって非業の最期を遂げたことは、新薬探索で最も長続きした時代の終焉を告げた。

今日では、新薬が植物から見出されることはごくまれにしかない。なぜなら、世界の植物の恵みは徹底的に採取され、殻《から》をむかれ、丹念に調べられてきたからだ。たとえば、一九九〇年代に私が製薬企業のサイアナミッド社（アメリカン・サイアナミッド社）で働いていたとき、私たちの新薬開発チームは、新しい植物性薬が見つかることを期待して世界中で珍しい草木を探し回ることにした。そのためには専門の植物学者と協力する必要があったのだが、二〇世紀後半には、植物学はマイナーな科学分野になってしまっており、アメリカの大学はもはや植物学にあまり精力を注いでいなかった。それで結局、そのプロジェクトを援助してくれる知識と興味をもつ植物学者は見つからなかった（ある分野の科学的専門知識が、そんなにあっさりと失われる可能性があるというのは不思議に思えるかもしれないが、以前は活気のあった分野が衰退することはよくある。私がプリンストン大学の大学院生だったころ、ある科学者がプリンストンの生物学科を訪れ、二枚貝——ハマグリやカキなど二枚の貝殻をもつ軟体動物——のコレクションを利用したいと要請した。ところが、だれもそんなコレクションの存在を知らなかった。生物学科長が職員たちに問い合わせて情報を得たところでは、一〇年前の改築作業時に作業員の一人が貝殻の山を見つけて処分したという話だった。当時は、特に反対の声はあがらなかった。軟体動物に対する専門的な関心がもはやなかったからだ。だがじつは、プリンストン大学の二枚貝コレクションは、北米で最高レベルと見なされていたのだった）。

アメリカでは適当な植物学者が見つからなかったので、私たちはウクライナのキエフにある細胞生物学遺伝子工学研究所と手を組むことにした。そこでは、植物学研究プログラムがまだ活発におこなわれていたからだ。同研究所は私たちのために、植物の調査団を世界中の辺境に派遣してくれた。たとえば、旧ソ連の国々（ウクライナ、ロシア、カザフスタン、アゼルバイジャン、キルギスタン、ウズベキスタン）、南米、アフリカ（ナミビア、南アフリカ共和国、ガーナ）、それに中国、パプアニューギニアなどだ。キエフの植物学者たちは、一万五〇〇〇種あまりの植物を採取した。しかし、よく知られていない草や低木、花をこれほど大量に集めたにもかかわらず、サイアナミッド社の新薬開発チームは新しい有益な化合物を一つも見つけられなかった。人類が数千年にわたって植物ライブラリーを利用してきた結果、『弁明の書』はすべて取り出されたのかもしれない。

3 スタンダード・オイルとスタンダード・エーテル
工業化医薬品ライブラリー

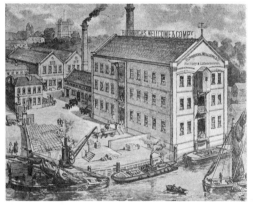

初期の医薬品工場

「私は今日、世界中に広まることになるものを見ている」

――ヘンリー・J・ビゲロー博士、一八四六年

「植物時代」は新薬探索で最も長く続き最も実りの多い時代だったが、ルネサンス期に入ると植物学は錬金術の台頭によって影が薄れていった。もっとも、錬金術の台頭は、むしろ近代科学以前の化学の台頭と表現したほうが正しいかもしれないが。中世のどんな錬金術者もあこがれた、最も崇高で、さらには最も儲けにつながる可能性を秘めた夢が「賢者の石」だ。賢者の石とは、鉛《なまり》のような基本的な元素を黄金のような貴金属に変換する方法を指す言葉だ。一つの典型的な製法が、カイロのオールド・カイロと呼ばれる地区に一二世紀から建つユダヤ教の礼拝堂《シナゴーグ》で発見された錬金術の文書に認められる。「水銀と馬糞、真珠、白いミョウバン、硫黄、毛髪を混ぜた粘土と数個の卵を組み合わせれば、良質の銀が得られる。神のおぼしめしがあれば」。今日では、貴金属をつくる最も肝心な段階――

「神のおぼしめし」――には核分裂ないし核融合が必要だとわかっているが、そのような技術は、原子の概念がなかった時代の文化では利用できなかった。一方、馬糞は今でも迷信のなかによく登場する。

糞の塊や神の介入に頼るどんな分野からも有益なイノベーションが創出されるはずはなく、一一〇〇年代から一六〇〇年代の特筆すべきこともない数世紀にわたって、錬金術にいそしんだドラッグハンターは薬理学の具体的な進展にはまったくといっていいほど貢献しなかった。彼らはたくさんの製剤を新しくつくった。ただし、それらはしょせん、かろうじて役に立つといったところで、最悪の場合には死をもたらすこともあった。その後、ヴァレリウス・コルドゥスが科学的観察を選択してついに神秘学のおぼろげな束縛を振り払った。コルドゥスによる「甘い礬《ばん》油」ことエーテルの確実な合成法は、賢者の石の無価値な探索よりはるかに世の中を変えるものとなった。

コルドゥスと同時代に活躍した錬金術師兼調合師でドイツ系スイス人のパラケルススは、ニワトリにエーテルを与えればニワトリを傷つけることなく「ほどほどの時間」にわたって眠らせると記述している。だがパラケルススには、人間を眠らせるためにエーテルを使うという発想はなかった。またコルドゥスも、自分でおこなった慎重な実験に基づきエーテルのいくつかの医薬用途について丹念に書き留めたが、麻酔薬としてのエーテルの効果を記録したものは見当たらない。コルドゥスのエーテル製剤はその後三〇〇年にわたり、脇役とはいえ医師が手元に置いておく標準的な薬の一つであり続け、化学溶剤として使われたほか、（おそらく効果はほとんどないが）頭痛、めまい、てんかん、軽度の麻痺、ヒステリー、リウマチ、それにほかのさまざまな病気の治療薬として用いられた。だが、一九世紀初期の特に進歩的な医師たちでさえ、この「甘い礬油」に関して中世の薬剤師以上の想像力を示さなかった。

一八一二年、エーテルの推奨される一つの用途が、医学雑誌『ニューイングランド・ジャーナル・オブ・メディシン』創刊号の最初のページにお目見えした。ハーバード大学医学大学院の創立に関わり、当時、非常に名の知られていた医師のジョン・ウォーレン博士が[*1]、狭心症の治療に関する論文を書いたのだ。狭心症は、胸が締めつけられるような痛みを伴う病気である。今日では、狭心症は心臓に供給される酸素の不足によって引き起こされることがわかっているが、ウォーレンは狭心症に関する知識に欠けていたので、次のようないかにも怪しげな治療法らしきものを提示した。温かい湯を用いる足浴、瀉血《しゃけつ》、硝酸銀、強烈な臭いのゴム樹脂類、タバコ、アヘン、そして最後にエーテルである。

エーテルは狭心症の治療用として推奨されただけでなく、一八三〇年には、「エーテル浮かれ騒ぎ」と呼ばれた陽気にはしゃぐパーティーで使われる、人を酔わせる娯楽用の薬物として世間に最も知られていた。パーティーではビクトリア朝の裕福で厳格な人びとが、甘い馨油から立ち昇る蒸気を吸いこんで、ドタバタと歩き回ったり家具につまずいたり、あるいは意識を失ってそのままあの世行きとなったりした。エーテルは当時、消毒薬や洗浄溶剤、去痰《きょたん》薬、駆風薬（つまり胃腸内のガスを排出させる薬）として、さらにはかなり信じがたいが、失神した人の気つけ薬としても処方されていた。気つけ薬として使う場合には、はるかに有効な芳香アンモニア精剤〔アンモニアのアルコール溶液にレモンやラベンダーで香りをつけたもの〕と組み合わされることもあった。しかし、エーテルが存在していた間《かん》に一度も処方されたことのない医療用途が一つあった。

外科手術は、一九世紀なかばまではあまりおこなわれなかった。理由の一つは、非常に危険だったからだ。どんな手術でも、手術後に感染が起こることはまず避けられず、感染症が命取りになることも多かった。一九世紀後半に病気の細菌論が確立するまで、医療現場で無菌操作はまったくおこなわれていなかった。さらに悪いことに、病気の発症経路に関する知識は初歩的なものにすぎないかまったくないかだったので、外科処置の効果に対する一貫した科学的根拠はなかった。おまけに手術は麻酔なしでおこなわれたので、患者は拷問にも等しいほどの耐えがたい激痛に襲われた。

麻酔が使われる前の手術がどのようなものだったかは、今の私たちにはなかなか想像できないが、一八四三年に足の切断手術を受けた著名な医学教授のジョージ・ウィルソンの記述から多少はわかる。ウィルソンは、言語に絶するすさまじい苦痛を次のように描写している。

大きな暗闇への恐怖、神からも人間からも見捨てられた感覚、ほとんど絶望に近い感情。それらが私の頭を駆けめぐり、心を圧倒した。それはどんなに忘れたくても決して忘れられない。手術中は、手術がもたらす痛みにもかかわらず、私の感覚は異常なほど鋭く研ぎすまされた。同様の状況に置かれた患者はたいていそうだと聞いていたが、そのとおりだった。手術の一部始終は次のとおりであり、いまだにありがたくない鮮明さで思い出せる。手術器具が並べられる。止血帯が締めあげられる。最初の切開。切られた骨が指で触れられる。皮片に海綿が押しつけられる。血管が縛られる。皮膚の縫合。床に横たわる血まみれの切断された足。

一九世紀前半には、手術は緊急の処置としておこなわれた。たとえば、致死的な壊疽《えそ》を防ぐための四肢の切断や、感染性膿瘍《のうよう》の排出（ドレナージ）、激痛が起こる膀胱《ぼうこう》結石（手術そのものより痛みが激しいと見なされた数少ない病気の一つ）を取り除くための膀胱切開などがそうだ。患者が外科医のメスの下で痛みに体をよじったりひねったりするので、精密な切開や丁寧な処置などはまずありえなかった。手術を成功させる最善の戦略はスピードだ。さっさと終わるほど激烈な痛みが少なく、患者が身もだえすることも少なかった。

一九世紀初期には、手術がおこなわれる階段教室に見学者たちが陣取り、懐中時計を取り出して外科処置の速さを測定した。たとえば、ロンドンのユニバーシティ・カレッジ病院で執刀したスコットランド人外科医のロバート・リストン博士は、迅速な手さばきでよく知られていた。あるときなど、リストンは脚を手早く切断するさいに患者の睾丸《こうがん》も切除してしまった。また、やはり脚をテキパキと切断した別のケースでは、患者の睾丸はなんとか無事に残せたものの、誤って若い助手の指を二本切り落としてしまった。結局、患者も助手も壊疽《えそ》で死んでしまい、この手術を間近から眺めていた見学者の一人は、リストンのメスで自分の外套《がいとう》が切り裂かれたのを見て、刺されて致命傷を負ったと思いこんでショック死した。というわけで、麻酔薬が登場する前の手術はかくも危険だった。

手術に伴う痛みの軽減が急務とされたことから、医師たちは麻酔薬になりそうな薬をいろいろと実験してみた。アルコール、ハシシ、そしてアヘンはすべて試されたが、期待された効果はなかった。それらは感覚をある程度鈍《にぶ》らせたが、メスで筋肉の奥深くまで切り開くことによって生じる激痛を抑える力はなかった。四肢を氷につけたり止血帯で麻痺させたりするなどの物理的な方法も、手術の痛みを抑えるには不十分だった。どうしても焼けるような痛みが患者の全身を貫いた。一部の大胆な外科医は、患者を窒息させたり頭に一撃を加えたりすることまでして意識を失わせたが、ほとんどの医師は、こうした手荒な方法のメリットがデメリットを上回るのかという疑念を口にした。一九世紀の外科医は、手術は流血沙汰であり患者はのたうち回って絶叫するものだということを教えこまれた。したがって、手術はなるべく急いで終わらせるべき仕事だった。もしかしたらそのような事情のおかげで、外科医でないある人物が、痛みのない手術の可能性について思いをめぐらせたのかもしれない。それがウィリアム・T・G・モートンというボストンの歯科医である。

モートンは二四歳だった一八四三年、元連邦議会議員の姪であるエリザベス・ホイットマンと結婚した。有数の名門の出だったエリザベスの両親は、モートンの職業に難色を示した。当時、歯科医は床屋と変わらないくらいの地位と見なされていたからだ。ホイットマン家は、モートンが、はるかに立派な職業である医師になるために医学を学ぶと約束した場合に限って娘をモートンと結婚させてもよいという条件をつけた。

一八四四年の秋、モートンは義理堅くハーバード大学医学大学院に入学し、チャールズ・T・ジャクソン博士による化学の講義に出席した。ジャクソンはエーテルの薬理学的特性に通じており、感覚を麻痺させる性質もよく知っていた。だが、聡明な現役の医師だったにもかかわらず、エーテルを手術時に使える可能性については本気で考えたことがなかったようだ。ジャクソンの講義でエーテルについて学んだモートンは、人間を眠らせるという点でエーテルがずば抜けた効力をもっていることに興味をそそられ、飼いイヌでエーテルを試してみた。その様子を次のように書き留めている。

一八四六年の春、私はウォータースパニエルで実験をしてみた。底に硫酸エーテルが入っている瓶にイヌの頭を入れた……。イヌはしばらく蒸気を吸ったあと、私の腕のなかで完全にぐったりとなった。私はそれから瓶を取り除いた。三分ほどが過ぎたころ、イヌは目を覚まし、大声でほえ、一〇フィートばかり飛び跳ねて池に飛びこんだ。

モートンは、メンドリや金魚でもエーテルを試した。やはりエーテルを吸うと穏やかに横たわった。モートンは動物での試みが成功したことに自信をもち、甘い匂いのする蒸気を自分でも吸いこんだ。すると気を失い、しばらくしてから目覚めたが、それとわかるような悪影響はまったくなかった。モートンは、実際の患者でエーテルを試す時がついに来たと感じた。そして、ボストンにある自分の歯科医院で、世界で初めて痛みのない抜歯をおこなった。記録によれば、エベン・フロストという名の商人が虫歯を抜いてもらい、フロスト氏は感謝したという。

夕暮れどきに一人の男性が……やって来た。ひどい痛みに苦しんでおり、抜歯を希望していた。患者は手術を怖がっており、催眠術をかけてもらえないかと訊いてきた。そこで、もっとよいものがあると告げ、エーテルを染みこませたハンカチを手渡して、吸いこむように指示した。患者はほとんど一瞬で意識を失った。暗かったので、ヘイデン博士がランプを掲げるなか、私は歯茎にしっかりとくいこんでいる小臼歯《きゅうし》を抜いた。患者の脈にほとんど変化はなく、筋肉の弛緩もなかった。患者は少ししてから目を覚ましたが、自分がなにをされたのかまったく知らなかった。

一八四六年一〇月一日、『ボストン・デイリー・ジャーナル』紙がモートンの風変わりな実験手順を記事にした。その話が、ハーバード大学医学大学院で下級外科医として仕事をしていたヘンリー・ビゲローの耳に入った。興味をかき立てられたビゲローは、モートンがおこなったと噂される麻酔処置を公《おおやけ》の場で試す機会を設けてほしいと、マサチューセッツ総合病院の高名な外科医長を説得した。これはすごいことだった。いうなれば、オーディション番組『アメリカン・アイドル』への出演機会を獲得することを一九世紀の医学界でやってのけたようなものだ。マサチューセッツ総合病院はアメリカでも特に評判の高い病院であり、六八歳の外科医長ジョン・コリンズ・ウォーレンは全米で名声を得ていた。ウォーレンは、父親が創立に尽力したハーバード大学医学大学院の元医学部長で、『ニューイングランド・ジャーナル・オブ・メディシン』誌の創刊に寄与していた。

事態は急に大一番の様相を呈し、モートンは自分が莫大なリスクを負うことになるのを意識した。個人の歯科医院という、あまり世に知られていない場でエーテルをいじくり回すのであれば、ただそれだけの話だった。なにしろ、専門分野を装った野暮で秩序もない歯科学には、だれもたいして期待しなかったからだ。しかし、医学界の錚々《そうそう》たる顔ぶれを前にして、命のかかる手術中にエーテルの効果を試すとなると、別次元の話だった。一八四六年一〇月一六日、アメリカの一流外科医の多くを含む疑い深い五〇〇人以上の観客が、マサチューセッツ総合病院の公開手術室に集まった。一部の者はエーテルの効果を純粋に知りたいと思ってやって来たが、大多数は、はったり屋が公衆の目にさらされるのを見てやろうという魂胆だった。

手術を受けることになっていたのはエドワード・ギルバート・アボットという患者で、

首に大きく膨らんだ腫瘤《しゅりゅう》があった。それを取り除く手術は、ぞっとするほど激しい痛みをもたらすだろう。少なくとも、いつもの手術ではそうなった。そばには二人の屈強な雑役夫が待機しており、もがいて悲鳴をあげる患者を押さえつけるという毎度の役割をいつでもこなせるように構えていた。はたして今回はちがう展開になるのか？

観客が高い階段席から見つめるなか、台に乗せられた患者が手術室に運びこまれた。ウォーレンが傍らに立ち、待った。手術の予定開始時刻が過ぎた。しかしモートンは現れない。ウォーレンは観客のほうを向いた。「モートン博士が到着していませんので、ほかの用事があるのではないかと思います」。患者は歯を食いしばった。ウォーレンは外科用メスを持ち上げた。

不意に、モートンが手術室に大股で入ってきた。遅れたのには、もっともな理由があった。それまではだれも手術中にエーテルを投与したことがなかったので、管理されたやり方でエーテルの蒸気を運ぶ手立てがなかった。それでモートンは、独創的な吸入器の組み立てに励んでいたのだ。吸入器は底の丸い化学フラスコで、エーテルに浸した海綿が入れてあった。フラスコには真鍮の部品がついた二つの口があり、革製の弁を用いた巧妙な仕組みにより、エーテルに浸した海綿の上にある一つの口から空気が入り、もう一方の吸入口から蒸気を吸いこむようになっていた。

ウォーレンは一歩下がって声をかけた。「ああ先生、あなたの患者さんがお待ちかねですぞ」。静まりかえった、そして大多数は冷ややかな観客に囲まれ、モートンは新しく考案したガラス器具からエーテルを投与する作業に取りかかった。患者がエーテルの蒸気を何度かゆっくりと吸いこむと、両目が静かに閉じた。モートンは外科医のほうに向き直った。「ウォーレン博士、あなたの患者さんがお待ちかねです」

手術が始まった。メスが患者の首に深く入っていったが、患者はぴくりともしなかった。それでも胸がゆっくりと上下していたので、患者が生きて呼吸をしているのは明らかだった。観客は圧倒され、茫然と見とれた。今日では、麻酔があるのは当然のことと見なされている。だが、これが当時の医師にとって、どれほど驚異的だったかを想像してみてほしい。精神をどういう方法でか意識から完全に遮断するのに、体の生理的な働きはそのままにしておく魔法のような物質が実在したのだ。それは医学にとって、戦争における火薬の発見や、交通における動力飛行の発明に匹敵する画期的な瞬間だった。手術が終わると、ウォーレン博士は観客のほうを向いて宣言した。「みなさん、これはいかさまではありません」

大発見の話題が広まると、エーテルはあらゆるおもな手術に欠かせないものとしてどんどん採用されていき、エーテルの需要はうなぎ登りとなった。しかし、高まる需要を満たすには大きな障害が一つあった。エーテルをつくるのがことのほか難しかったことだ。エーテルの合成には高度な化学技術が必要とされたが、それは薬屋が培ってきたノウハウのはるかに及ばないところにあった。

古代より、薬屋はもろもろの治療法を求めにいく場所だった。たいていは小さな地元の店や屋台で、一人の所有者が営んでいた。一七世紀になって、ヨーロッパの薬屋が初めて公式に組織化された。その薬剤師名誉協会は一六一七年にロンドンでジェームズ一世から、薬の調剤に専念する専門職の組織として勅許を受けた。だが、薬屋で扱われた商品は薬だけではなかった。薬屋はスパイスや香水、ハチミツ、染料、硝石（薬にも火薬にも使われる材料）、樟脳《しょうのう》、ベンゾイン（香《こう》、香料、薬として用いられた樹脂）、乳香、アニシード、ケイパー、糖蜜も売っていたし、そのほか医師の薬品棚より魔女の釜のほうが似つかわしそうな雄ジカの心臓、カエルの卵、ザリガニの目玉、雄ウシのペニス、毒ヘビの肉、ツバメの巣、キツネの油も売っていた。「ロミオとジュリエット」では、シェイクスピアがルネサンス時代のイタリアの薬屋を描写した場面がよく知られている。

みすぼらしい店先には亀の甲羅、
剝製《はくせい》のワニ、異様な形の魚の皮などが

ぶらさがり、店の中の棚の上には
わずかばかりの空き箱

『シェイクスピア全集I』(小田島雄志訳、白水社)に所収の
「ロミオとジュリエット」より引用

一七世紀には、薬剤師は薬の製造技術をより専門に扱うようになっており、薬剤師を目指す者は、資格をもったプロになるために見習いとして長期間の辛い修業に耐えなくてはならなかった。修業期間は七年あり、見習いはしょっちゅう「植物採集」の旅に同行して、薬草の知識を十分に修得できるように荒野で植物サンプルを集めさせられた。また、そもそも見習いになるためには、薬理学の国際語であるラテン語の知識があることを示さなくてはならなかったし、イギリスでは、それに合格した候補者は薬剤師協会から「この人物は知識と〝薬草の選択技術〟をもっており、薬の準備、調剤、取り扱い、混合、調合ができる」というお墨付きをもらう必要があった。だが、薬剤師になるための訓練で明らかに欠けていたのが、まだ歴史は浅いが急速に発展しつつある化学分野の教育だった。

モートンが公衆の面前でエーテルの効果を実証した当時、アメリカの薬剤師は、地元の人びとを相手にする小さな小売店を運営していた。薬は、薬剤師が一般的な処方を独自に

解釈してつくっており、処方の多くは、コルドゥスが三〇〇年前に著した『薬法書』にさかのぼるものだった。そのような事情により、たとえばニューヨークのある薬屋で買ったアヘン製剤が、サウスカロライナ州のある薬屋で買ったアヘン製剤とは大ちがいということもあった。このように基本的な薬の組成からしてすでに大幅なばらつきがあったうえ、エーテルは合成がとりわけ難しかった。なぜなら、それには有機化学や化学的精製法に関する精緻な知識が必要だったのだが、そうしたことはほとんどの薬剤師が扱える範囲をはるかに超えていたからだ。そのため外科医たちは、薬剤師が提供するおよそ当てにならない（だから効力がない場合も多い）エーテルのたぐいを使って危ない橋を渡るよりも、台頭してきた化学物質製造業界からエーテルを入手する必要があるということに気づいた。

だが困ったことに、化学物質製造業者のエーテルもあまり信頼できないことがじきにわかった。ある日にある化学物質製造業者から入手したエーテルと、一カ月後に同じ業者から購入したエーテルの純度がまったく異なることもあった。さらに悪いのは、業者によってエーテルの品質がばらばらで、あまりにも稚拙なやり方で合成されたエーテルだと、患者を眠らせるという最も重要な役目を果たせなかった。こんなふうに品質に一貫性がなかったため、確実に患者を意識のない状態にさせておきながら呼吸を実際に止めて患者を殺してしまわないようにするために、エーテルをどれだけ投与すべきかを知るのは困難だった。外科医たちは、信頼できる標準化されたエーテル製剤を必要とした。

標準化された製品に対する需要は、一九世紀なかばに産業化時代が訪れると多くの産業界で実感された。たとえば、電気が発明される以前には、全米で照明に石油ランプが使われていた。歴史上最も繁栄した最大の企業であるスタンダード・オイル社は、石油の精製をいち早く標準化したことで成功を収めた。それで会社の名前に「スタンダード（標準）」が使われたわけだ。カリフォルニア州でスタンダード・オイルの石油を一ガロン買ったら、それはニューヨークで買ったスタンダード・オイルの一ガロンの石油とまったく同じだった。ロックフェラーは標準化を利用して並みいる各地の石油精製業者を打ち負かし、ついには全エネルギー市場の独占を成し遂げた。これも、消費者が頼れる確かな一貫した品質の製品を提供したからにほかならない。

エーテルに対する需要は一八五〇年代になると急増したが、薬屋には、病院や外科医が切望する大量生産型の標準化エーテル製品を供給する態勢がろくに整っていなかった。だが、石油精製を標準化する方法を見出したロックフェラーのように、つましい生まれながらも進取の気性に富んだある男がエーテルの製造を標準化する方法を見出し、一つの業界全体を立ち上げた。

エドワード・ロビンソン・スクイブは一八一九年、デラウェア州のウィルミントンでクエーカー教徒の家に生まれた。そして一八四五年、ペンシルベニア州のフィラデルフィアにあるジェファソン医科大学を二六歳で卒業した。モートンがエーテル麻酔の実演をするちょうど一年前のことだ。それからスクイブは、アメリカ海軍に船医として入隊した。その後の四年間を大西洋や地中海の小艦隊とともに過ごすうちに、面倒を見ている兵士たちに対する海軍の扱いが粗末なことを懸念するようになった。そこで、不十分な食事、頻繁な鞭《むち》打ち、そして最も重大なこととして海軍の船上で与えられる薬の質の悪さを手厳しく批判する記事を発表した。

スクイブの苦情は海軍内科外科局に届いた。当局は彼の不満への対処として、質の高い薬の製造を任務とする海軍研究所をブルックリンの海軍造船所に設立するようスクイブに命じた。スクイブが最初に手がけた仕事の一つが、無数にあるブランドのエーテルを評価することだった。スクイブは六カ月間の休暇を取ってジェファソン医科大学の再教育講座に出席し、エーテルの製造や評価についての理解を深めるため化学合成技術を学んだ。そして、海軍研究所に戻ってから市販のさまざまなエーテル製剤を試験してみると、純度にひどいばらつきがあることがわかった。それでスクイブは一貫した品質のエーテルの製造法を開発しようと決心し、なにが技術的課題の本質なのかを早々と見抜いた。

エーテルは引火性が高くきわめて爆発しやすいが、エーテルの合成プロセスには熱と火の両方が必要とされる。スクイブは初期におこなった実験の最中に、爆発で両目のまぶたが焼けてしまい、その後ずっと、眠るために夜には目に暗い色の布をかけなくてはならなかった。だが一八五四年、この根気強い医師にして化学者はエーテル合成の突破口を開いた。直火の代わりにコイルを通る蒸気を用いることで、エーテルの製造プロセスを劇的に改善したのだ。

ブルックリン海軍研究所は予算削減により一八五七年に閉鎖を余儀なくされたので、スクイブは自分の新しい合成法を軸とする会社を興《おこ》すことにした。彼はアメリカで初となる医薬品製造工場をブルックリン海軍造船所に隣接する場所に設立した。彼の新しい会社は、のちに「E・R・スクイブ・アンド・サンズ」という社名になる。南北戦争によって医療用品に対する莫大な需要が生み出され、海軍にツテがあったおかげで、スクイブ社は軍関係の契約を獲得するのに絶好のポジションを確保できた。会社の物理的な位置も申し分なかった。契約について交渉するには、通りを歩いて渡るだけで海軍造船所に着いたし、契約後は同じ通りを荷馬車で渡って製品を届けることができたからだ。

南北戦争が終わったあとも、スクイブ社はますます発展した。信頼できる標準化された薬を製造するという評判のおかげで、スクイブ社の製品は全米で引っぱりだことなった。品質の一貫性を確保する姿勢は、スクイブ社の原型のロゴマークに体現されている。そのマークは同社がブリストル・マイヤーズ社に買収される一九八〇年代まで用いられたもので、次の要素からなっていた。「RELIABILITY（信頼性）」という言葉で飾られた大理石の装飾板が三本の柱で支えられており、それぞれの柱に次の言葉が書かれている。「UNIFORMITY（均一性）」、「PURITY（純正）」、「EFFICACY（薬効）」

スクイブ社のビジネスモデルが、現代の製薬業界のものとどれほどちがっていたかを考えてみよう。スクイブ社は、自社で開発した独自の薬を提供したのではない。品質のより一貫した薬を製造することによって、ほかの業者に勝ったのだ。今日、製薬企業は薬の信頼性や品質の一貫性では勝負しない。なぜなら現代の消費者は、薬局の棚にあるどんな薬も完全に標準化されているのが当然だと思っているからだ（テレビのCMで解熱鎮痛薬のタイレノールについて、「タイレノールのすべての瓶が同じ品質です！」と得意げに宣言されたら、消費者は面食らうのではないだろうか？）。だが「植物時代」には、薬の製造業はいわば地元の演劇界のようなもので、それぞれの薬剤師が個人的な好みや意向で薬を調合して地元の住民の要望に応えていた。しかしこのとき、スクイブ社が薬でハリウッドの大ヒット作に相当するもの――多くの予算を投じ、世界中に販売される定型の製品――をつくり始めた。大手製薬企業が誕生したのだ。

スクイブ社がエーテルの生産を始めてから一〇〇年少々が過ぎたころ、私は自分にとって初めてとなる企業での研究開発職をE・R・スクイブ・アンド・サンズ社で得た。今日のスクイブ社は香水やキャンディーなどのさまざまな事業を獲得しており、かつてブルックリン工場でエーテルの激しい爆発があった企業だということはわからなくなっていたが、同社では、どの従業員を最も重要と見なすかについて創業者が抱いていた揺るぎない哲学の多くが、なんとか保たれていた。自分自身が医師だったE・R・スクイブは、新しい製剤の開発は医師や生物学者が主導するもので、化学者はただ補助的な役割を果たすべきだと信じていた。

私がこうしたスクイブ社の医学ファースト文化を十分に理解したのは、ほかに二つの製薬企業で働いてからだ。その一つはサイアナミッド社で、あそこは本質的に医薬品の会社ではなく化学物質の会社だった。アメリカン・サイアナミッド（American Cyanamid）社はもともと、肥料の基本的な一成分であるカルシウムシアナミド（calcium cyanamid）を生産する目的で一九〇七年に設立され、化学で新しく得られた技術的知見を利用するための新たな手立てを見出すことによって成長した。サイアナミッド社の消費者向け部門であるシュルトン社は、アフターシェーブローションの「オールドスパイス」、シャンプーの「ブレック」、液体クリーナーの「パインソル」、ゴキブリ捕りの「コンバット」といった洗剤や身だしなみ用品を開発した。サイアナミッド社の農業部門は化学農薬を製造した。そして化学部門は工業化学物質をつくった。医薬部門のレダリー社を含めてどの部門でも、化学物質と化学がなにより優先された。だから分子生物学者の私にとって、スクイブ社では「A」チームだったのにアメリカン・サイアナミッド社では「B」チームへとある意味で格下げされたのは、職業上のショックだった。

だが、予期せぬ事情で一九九〇年代後半にアメリカン・ホーム・プロダクツ（AHP）社で働き始めると、経営姿勢がドラッグハンターに及ぼす影響に関してさらに重要な教訓を得た。私がいきなりAHP社の社員になったのは、私が当初雇われたサイアナミッド社が買収されたからだ。AHP社は金銭欲に駆られた持ち株会社だった。つまり経営陣は、なんとかして利益を数滴でも搾り出せそうなら、どんな業界のどんな企業でも買収する構えだったのだ。仮に、肥料をすくうことで一時間あたり一〇ドル儲かり、花の香りをかぐことで九・九九ドル儲かるとして、どちらかを選べるなら、彼らは一瞬も迷わずに肥料すくいを選ぶだろう。ほとんどの持ち株会社の例にもれず、事業の難解な多角化については、ろくに理由もないようだった。AHP社は香水からシチュー鍋、「シェフボイアーディー」というブランド名のパスタの缶詰め、ビタミン剤、医薬品までなんでも販売した。そして、AHP社の幹部はみな総決算に注目していたので、どの部門のどの設備投資も、たとえ総額がわずか五〇〇〇ドルでも社内の財政委員会によって審査され、CEOのジャック・スタフォードから承認を受けなくてはならなかった。

創薬には継続的な努力が必要であり、たいていは有益な薬を一つつくり出すまでに一〇年以上の年月がかかる。企業が短期的な利益を重視すると、えてして薬理学的研究が窮屈になってしまう。AHP社では、同僚のドラッグハンターの多くが抑圧的な資本支出方針の制約をごまかして研究しようとした。最も多かった作戦は、予算編成システムをうまく利用することだ。製薬研究者たちは必要な予算を大幅に水増しし、例のごとく経費を削減させられても研究を続ける資金が手元に残るようにした。一方、私の作戦はというと、少なくとも最初のうちは経営陣の説得を試み、金銭的な意思決定が長期的な価値ではなく短期的な影響を重視する形でつねになされたら新薬を見出すのがいかに困難かということを説明した。だが次第に、経営陣の意識を変えられる望みはほとんどないことがわかってきた。彼らの頭は、地道で慎重な新薬の開発より目先のそろばん勘定を重んじる企業文化に染まっていた。私がAHP社にいたあいだに、患者や医療の状況を改善する薬は、あの会社で一つも開発されていないと思う。

ここで少し時間を取って、アメリカの製薬業界――今日では、現代の新薬探索におけるリスク満載の現実にとって明らかに優しくない企業文化を含んでいる――の確立に至った思いもよらない道筋を振り返ってもいいだろう。エーテルは、偽科学的な錬金術の最盛期に、咳の治療に使えると提唱する医師兼植物学者によって発見された。それから三〇〇年が過ぎた一八〇〇年代はじめ、エーテルは収拾がつかないほどいろいろな病気に処方されたが、今では、それらのすべてではないにせよ、ほとんどの病気で効果がないことがわかっている。その後、ある歯科医が、高慢な義理の両親に気に入られようとするなかで、パーティー用だったこの薬を、患者の歯を痛みなしに抜くために使ってみようと決意し、金切り声に満ちた恐ろしい荒療治だった外科手術が、冷静で綿密な手先の技へと生まれ変わった。ただし、エーテルの合成が容易だったら、エーテルは手術に革命をもたらせても製薬業界を根本的に変えることはなかっただろう。エーテルは、標準化された化合物の合成に高価で発展性のある技術を要したことから、薬の合成を薬屋から工場へと導いた。

スクイブの成功は、重要な薬を大量に製造できることを世に知らしめた。「工業化製剤時代」は本質的に新しい薬を発明することではなかった。それは既存薬の新しい製剤法を見出すことであり、「化学」という急成長しつつある萌芽期の科学分野や産業工場の新しい製造技術を活用できたことで発展した。この時代のドラッグハンターはスクイブのように、市場がすでにある世に認められた薬の新しい合成法を求めて工業化製剤ライブラリーをあちこち探し回った。工業化製剤としては、エーテルのほかに次のようなものがある。

クロロホルム、モルヒネ、キニーネ、麦角《ばっかく》、ヤラッパ（下剤）、イグナチア（一種の抗うつ薬と信じられた）、ドクニンジン（痙攣やしびれを治すのに使われた）、ガラナ（カフェインと同様に使われた）、エリスロキシロン（コカインの液体抽出物）、ミョウバン（組織の収斂《しゅうれん》や止血のため、またときには嘔吐を引き起こすために用いられた）。

しかし、既存薬の製造法の改善に着目するこうした流れにも、やがて変化が訪れる。まったく異なるタイプのドラッグハンターが現れたのだ。彼らは、「合成化学」として知られる広大な新しい分子ライブラリーで自分たちの『弁明の書』を探した。

4　藍色や深紅色やスミレ色
合成医薬品ライブラリー

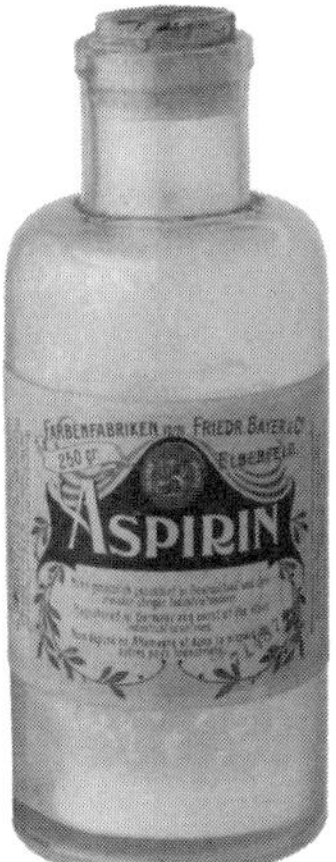

バイエル社が発売したアスピリンの当初の瓶

「この製品にはまったく価値がない」

——ハインリヒ・ドレーザー、バイエル社医薬品研究部長、アスピリンについてのコメント、一八九七年もし今夜、スイスとドイツの製薬業界を見にいったら、業界大手の老舗企業が一本の川沿いにいくつもあることがわかるだろう。その川とはライン川だ。ノバルティス社、バイエル社、メルク社、エフ・ホフマン・ラ・ロシュ社、ベーリンガーインゲルハイム社、ヘキスト社の本社はみな、ドイツの中心部を流れて北海に注ぐ風の強いライン川の流域に不規則に位置している。一九九〇年代、私はヨーロッパの製薬企業が地理的に集中している理由を知った。

私はサイアナミッド社の担当者として、バイエル社と共同研究の交渉をしていた。その研究は、バイエル社がサイアナミッド社の化学ライブラリーを用いて生物活性試験をすることを認めるものだった。基本的には、それはバイエル社が彼らの新薬探索プロジェクトでサイアナミッド社の膨大な分子コレクションを利用できることを意味していた。私は訪問中にバイエル社の資料室を案内してもらい、アウグスト・ケクレの手書きノートの現物を手に取る機会を得た。ケクレは歴史上でも特に有名な化学者で、ベンゼンの六角形構造を発見した功績で最も知られている。一連の会合を終えたあと、運転手がフランクフルトの郊外にあるホテルに私を送り届けてくれた。車はアウトバーンを通った。車が時速二一〇キロに迫るまで急加速していくなか、私は必死になって、エアバッグは大丈夫かというしつこい疑念を頭から振り払おうとした。ふと、車がライン川沿いを走っていることに気づき、しゃべれば不安が収まるのではないかと期待しながら、どんな経緯でヨーロッパの歴史ある製薬企業が銀色に光る一本の川沿いに集中することになったのかとバイエル側の担当者に尋ねた。そのときに教えてもらった話によれば、それはナフトールイエロー、クロセインオレンジ、メチルバイオレットといった染料の発明とおおいに関係があるとのことだ。

数千年前から、人間は動植物からつくった染料を用いて布地を染めていた。そのなかでも特に鮮やかな色、たとえば貝紫《ティリアン・パープル》（肉食性の海産巻き貝からつくる）や深紅《クリムソン》（カイガラムシからつくる）はたいそう値が張ることがあり、これらの色合いで染めた布地は、しばしば王侯貴族にしか使えないステータスシンボルになった。だが一九世紀はじめ、ジヨン・ドルトンというイギリスの科学者が原子論を提唱した。原子論によれば、それ以上分割できない一群の化学的要素、すなわち「原子」というものがあり、原子が厳格な数学法則に従って結合することで物質ができているということだった。ドルトンの原子論により、いかなる化学物質についても個々の構成要素を理解するための合理的な枠組みが提供され、急成長している化学分野が活気づいた。ドルトン以降、科学者たちは、あらゆる化合物が特定の原子の集合体でできていることを理解した。

この新しい考え方を用いて、ドラッグハンターは昔からある多くの薬の主要な成分をようやく解明できるようになり、どの製剤についても正確な純度を求められるようになった。科学的化学が誕生する前は、花や木、草にどんな物質が実際に含まれているのか見当もつかなければ見分けもつかなかった。多くの科学者が、植物に「植物魂」とでもいうべきものを吹きこむ、ある種の神秘的な生命の躍動《エラン・ヴィタール》——生命の力——があるのではないかと憶測した。ある花がなぜ毒で、ある花がなぜ苦痛を緩和するのかを説明する原理はなかった。薬剤師たちは植物から薬をこしらえる多くの処方を昔からもっていたが、ほとんどの場合、どの薬剤についても、有効成分はいったいなんなのかということに関する知識はまったく欠けていた。しかし、ひとたび化学の基盤が原子論に置かれると、ある薬がはたしてどんな分子からなるのか、それにこれらの分子のなかでどれが有効成分なのかを突き止めるのに役立つ一連の実用的な手段が、ついに化学から提供された。ほどなくして、化学の力はいっそう発揮されるようになった。

一八三〇年代には、化学の新しい下位分野である「合成化学」が誕生した。合成化学者は、単純な化学元素を組み合わせて複雑な化合物をつくり出せた。ちょうど、組み立て式玩具のパーツをつないでだんだん凝った構造にするように。そして、大きな利益を得る目的で最初に合成化学を利用したのが染料企業だった。

一八五六年、大工の息子でウィリアム・ヘンリー・パーキンという一〇代のイギリス人が、自分の小さなアパートで合成化学のまだ新しい技術を試していた。今日、高校生が家庭用化学キットで遊んでいるようなものだ。パーキンはキニーネを合成しようとしていたときに、生じた化学物質の一つが明るい紫色をしており、絹《きぬ》がすぐ染まることに偶然気づいた。そこでパーキンは、この見たこともない藤色を「アニリン・パープル」と名づけた――もっとも、この名前はやがてフランス人によって「モーブ」に変更されることになるが。それは世界初の合成染料だった。それから数年のうちに、モーブは世界的に巨大な合成染料産業を生み出した。

こうして初めて、企業は動植物に由来する高価な天然染料に頼るのではなく、実験室で化学物質を混合して布の染料をつくり出せるようになった。さらにすばらしいことに、染料企業は、ある色の化学組成を少し変えれば別の色が容易に得られることを早々と発見し、無限にあるかと思うくらいの、想像もつかないほど数多くの色合いを売り出した。たとえば、赤い染料の分子に原子をいくつか加えるだけで、藍色から深紅色やスミレ色などの目を見張るような新しいさまざまな色合いが生まれたのだ。合成染料は、効率がよく大量生産が可能なプロセスを用いて工場で製造できたので、伝統的な植物性染料よりはるかに安かった。こうしてファッションが一変した。歴史上初めて、中流階級や、さらには裕福でない人びとまでもが、鮮やかで魅力的な色とりどりの衣服に手が届くようになった。みなが王族のように着飾れた。

最初の合成染料はロンドンでパーキンによって発見されたが、一九世紀のドイツには力強い資本主義文化や進んだ科学界があり、急成長しつつある合成化学分野で世界のトップクラスの研究者や研究所も多かった。その結果、ドイツの染料業界が品質のよい合成染料の提供元として、たちまち世界で目立つ存在にのし上がった（一九一三年には、ドイツは一三万五〇〇〇トンの染料を輸出していたのに対し、イギリスの輸出量は五〇〇〇トンだった）。そして、ようやくここで話題をライン川に戻せる。ドイツの染料工場のほとんどは、ライン川沿いに誕生した。それは、ヨーロッパの主要な各都市に近かったから、それにライン川が北海に注いでいる地の利を活かして、原料と製品のどちらもドイツや中央ヨーロッパ、北ヨーロッパ、さらには世界中に輸送しやすかったからだ。

ライン川沿いの染料企業は、合成染料の製造で世界のトップに立っただけでなく、合成化学でもだれもが認めるリーダーになった。最先端を行くドイツ企業の研究は、色を求める大衆の貪欲さから得られる利益でまかなわれた。特に成功した企業の一つが、フリードリヒ・バイエル商会だ。一八八〇年代はじめには、同社は織物製造業者に数百種類の染料を販売していたが、経営陣は、蓄積されていく合成化学の専門的知見を活用できる新しいタイプの製品を探し始めていた。そんな重役の一人だったカール・デュースベルクは、医薬品に着目した。

デュースベルクは一八八三年、化学博士号をもってフリードリヒ・バイエル商会に入社した。彼はミュンヘンで兵役に就いていたころ、著名なドイツの化学者だったアドルフ・フォン・バイヤーの研究所で働いたことがあった。バイヤーはのちに、インディゴ染料の合成によってノーベル賞を受賞する(ちなみにバイヤー〔Baeyer〕は、バイエル社を創業したフリードリヒ・バイエル〔Bayer〕の親戚ではない)。デュースベルクは、バイエル社の取締役会会長からじきじきに雇われていた。儲かる製品への開発展開が可能な、合成化学分野の「発明ができる」才能に満ちた若い化学者を探していた会長の目に留まったのだ。一八八八年、デュースベルクは新薬を発明するという任を負ってバイエル医薬品研究グループを立ち上げた。

　何百年ものあいだ、ドラッグハンターは医師兼植物学者も医師兼錬金術師も、民間の調合師も含めてみな、薬は金脈や温泉のようにあくまでも発見されるものと見なしており、蒸気機関やタイプライターのように人間の創意によってつくられるものではないと思いこんでいた。特定の病気と闘う薬を設計することが可能かもしれないという認識が生まれるには、物事の見方における大転換が必要だった。そして、その転換の第一歩は、新たに見出された合成化学の威力や正確さによって促された。

　それまでは、スクイブ社をはじめとするすべての製薬会社が、化学を利用して既知の薬をより効率よく、より一貫した品質で製造することに注力していた。しかし、既存薬の製造を改善することだけがデュースベルクの望みではなかった。彼は、これまでにない薬をつくり出したかったのだ。合成染料事業の基本モデルは、きれいな色を生じることが知られているいくつかの分子から出発し、それらの化学構造を少し変えて、さらにきれいな色をつくり出すというものだった。そこでデュースベルクは問いかけた。同じことを薬でもやってみたらどうだろう？　優れた薬を出発点にして、化学構造変換により、さらに優れた薬にするのだ。この推論に基づく化学構造変換の対象としてバイエル社が初めに選んだ候補の一つが、サリチル酸というありふれた薬だった。

サリチル酸類は、熱や痛み、炎症を鎮めるために何千年も前から使われてきた。[*1] そして、この時代までのほとんどの薬と同じく、それらは植物ライブラリーから抽出されたものだった。サリチル酸は維《い》管束《かんそく》植物から得られた。維管束植物とはヤナギなどの大型の草や木で、動物の循環系のように働く栄養輸送系が備わっている（皮肉にも、ヤナギの抽出物に熱を冷ます効果があることは、中世の新薬探索で「ホメオパシー」と呼ばれる一般原則を満たすようだった。ホメオパシーでは、どんな病気の治療法も、その病気が生じる場所で見つかるとされた。たとえば、湿地ではしばしば熱病が発生したので、その治療法もやはり湿地で見つかると信じられていた。ヤナギは湿地に自生したので、ヤナギの抽出物が熱に効くことは、一八世紀の多くの薬剤師にとってまずまず納得のいくものだった）。これらの維管束植物からの抽出物に含まれる解熱成分は一八三八年までわからなかったが、イタリアのラファエレ・ピリアという化学者が、ヤナギの抽出物を分解してより効果の強い物質を得る方法を開発した。彼はその物質を、「ヤナギ」を意味するラテン語の *salix*《サリクス》 にちなんで「サリチル酸」と命名した。また、じきに別の化学者が、同じく維管束植物のセイヨウナツユキソウから得られた抽出物に含まれる有効成分が、ピリアによって明らかにされたサリチル酸と同じであることを見出した。

医師たちがサリチル酸類の有効性を知るようになり、うまくさじ加減できるようになると、これらの薬は一九世紀なかばにかけて急速に普及し、どの医師も常備する定番の薬になった。ただしサリチル酸には、特に胃痛や耳鳴り、吐き気などのきわめて不快な副作用があった。サリチル酸の抗炎症作用を保ったまま副作用を抑える方法をデュースベルクが見出せたら、バイエル社はサリチル酸を改善して一儲けするチャンスをつかめるだろう。適切な化学構造変換ができさえすればいいのだが、とデュースベルクは思った。

バイエル社の初歩的な新薬開発グループは、その手のグループが形になったものとしては最初期のものにして、すでに今日の大手製薬企業にあるような新薬開発チームとよく似ていた。化合物を合成する化学者からなる「化学チーム」と、化合物の効果を動物で試し、動物試験の結果が有望な場合に人間で試す生物学者からなる「薬理学チーム」があったのだ。デュースベルクはサリチル酸の化学構造変換研究を指揮するため二人の補佐役を雇い、アルトゥル・アイヒェングリュンが化学研究を、ハインリヒ・ドレーザーが薬理学研究を率いた。

一般に、植物でつくられる有機化合物は非常に複雑な構造なので、実験室で手を加えるのは難しい。だが、デュースベルクにとって幸運だったことに、サリチル酸類は、化学構造変換をおこなう候補としては格別に都合がよかった。なぜなら、分子の構造がわりと単純で、ほとんどの植物性化合物より操作しやすいからだ。一八九〇年なかばに、化学グループのリーダーであるアイヒェングリュンは、アセチル基に興味をもった。アセチル基は分子中の小さな部分構造で、二個の炭素原子を含んでおり、サリチル酸類などの多くの植物性化合物に結合させることができる。一八九七年八月、アイヒェングリュンは化学チーム内の若手であるフェリックス・ホフマンに、植物由来の薬で特に有名なモルヒネとサリチル酸にアセチル基を結合させるように指示した。ホフマンは、アセチル基をモルヒネ（ケシの花に由来）に結合させて、ジアセチルモルヒネという新しい合成化合物をつくり出した。また、アセチル基をサリチル酸（セイヨウナツユキソウに由来）に結合させて、アセチルサリチル酸という新しい合成化合物をつくり出した。

二つの新薬候補、すなわちジアセチルモルヒネとアセチルサリチル酸は、動物と人間における薬効評価のため、薬理学チームのリーダーであるドレーザーに届けられた。どちらの合成化合物も、ドレーザーによる最初の動物試験に合格した。だがドレーザーは、両方の化合物について徹底的な評価を実施するには予算が足りないのではないかと心配した。そして、予算が限られていることを踏まえ、開発する化合物を一つだけ選べばいいだろうと考えた。だが、どちらを選ぶべきか？

私が製薬企業で最初の上司から教わったのは、新薬探索で最も難しくて重要な意思決定は、「続けるか中止するか」の決断だということだ。ある新薬候補の研究に資源を投じ続けるべきか、研究開発費の損失を食い止めて別の研究に取りかかるべきか。こうした決断は、つねに情報が不十分な状況でくだされるので、見込みのない薬を追いかけてしまい、有用で利益になる薬を見限ってしまうケースも少なくない。すべての臨床試験のなかで失敗に終わるものが五〇～七五パーセントにものぼるのは、誤って「続ける」と決断されることが多いからという面もある。

一方、誤った「中止」の選択はもっと頻繁にある。私はスクイブ社に勤めていたころ、効果はあるが毒性もいくらかあった既存のある抗菌薬に代わる薬を開発しようとしていた。それで、見つかった新薬候補に関する初期の研究からはおおいに期待がもてると私には思えたのだが、研究幹部の考えはちがい、臨床試験に進まないうちにその研究をやめさせられた。つまり、上層部は中止を決断したのだ。そのころ、ライバル企業のリリー社は似たような抗菌薬を開発しようとしていたが、スクイブ社とはちがって開発の続行を決断した。リリー社の抗菌薬は最終的にＦＤＡの承認を受け、現在では年間の売り上げが一〇億ドルを超えている。[*2]

バイエル社の薬理学研究のリーダーだったドレーザーに話を戻そう。彼は、ジアセチルモルヒネとアセチルサリチル酸について、どちらかは開発を続け、もう一方は中止する必要があると思った。ドレーザーには、アセチルサリチル酸への資源投入のほうが気がかりだった。サリチル酸には心臓を弱めるという噂があったので、その構造を少し変えたアセチルサリチル酸でも副作用が残るのではないかと案じたのだ。ドレーザーは、モルヒネの構造を少し変えた新薬候補のほうが有望だと判断し、ジアセチルモルヒネの開発に全精力を振り向けることにした。そしてジアセチルモルヒネに「ヘロイン」という新しい名前をつけた。

一方、化学研究を率いていたアイヒェングリュンは反対の判断に至った。一つの化合物を開発する資源しかないのなら、アセチルサリチル酸の開発を続けるべきだというのが彼の感触だった。なぜなら、解熱鎮痛効果のある薬には、ほぼ無限の用途があるだろうと考えられたからだ。しかし、サリチル酸の化学構造を少し変えた化合物には副作用がないということを裏づける確証はなかった。アセチルサリチル酸が安全で有効だと示すためには、人間でおこなった臨床試験のデータが必要だったが、ドレーザーはアセチルサリチル酸の新しい臨床試験を実施させないようにしていた。アイヒェングリュンには、ドレーザーとの共通の上司であるデュースベルクに訴える手もあるとわかっていたが、デュースベルクがドレーザーを高く買っていることもわかっていた。そのうえ、チームワークを重視するドイツ企業の文化では、デュースベルクがバイエル社の薬理学研究の責任者に据えてまもない人物の判断を覆《くつがえ》すとは思えなかった。今日でもドイツの製薬企業では、なにをしでかすかわからない人間や一匹狼は嫌われる。アイヒェングリュンは会社の方針に従わなくてはならないという圧力を感じたが、アセチルサリチル酸の商業的可能性はとにかく無視できないほど大きいはずだと確信していたので、大胆不敵なドラッグハンターが昔からしてきたことをした。上層部には内緒で動いたのだ。

アイヒェングリュンは、ベルリンにいるバイエル社の営業担当者で友人でもある同僚のフェリックス・ゴールドマンに接触し、ドイツの首都でアセチルサリチル酸の臨床試験を目立たない形でおこなう手はずをひそかに整えた。当時は人間での臨床試験が始まったばかりの時期だったので、現代のように、医師が試験について患者に十分な説明をして患者の同意を得る必要があるといった倫理概念はまだなく、当然ながらそんなことは実施されていなかった。そのようなわけで、ベルリンの医師（それに歯科医）はゴールドマンから正体不明の化合物をただ手渡され、それを自分の患者に与えた。ある歯科医は歯痛を訴える患者にアイヒェングリュンの化合物を試し、数分後に「患者は跳び上がり、歯痛がきれいさっぱりなくなったといいました」と報告した。当時は、どんな種類にせよ即効性の抗炎症薬はなかったので、アイヒェングリュンもその歯科医も、患者の痛みがすぐに消えたことをほとんど奇跡と見なした。ほかの患者でもさらにアセチルサリチル酸が試され、たいそう有望な結果が得られた。痛みが和らいだ、熱が下がった、炎症が収まったといった報告が患者たちから届いた。さらに決定的なこととして、胃腸障害などの著しい副作用が出たという報告はなかった。

アイヒェングリュンは、内密の試験で得られた結果をドレーザーに伝えた。だがドレーザーは感銘を受けなかった。アセチルサリチル酸に関するアイヒェングリュンの臨床報告を読んで、ドレーザーはこう記している。「これはベルリンでよくあるほら話にすぎず、この化合物にはまったく価値がない」。ドレーザーは、ヘロインこそバイエル社の将来を担う薬だと固く信じていた。しまいに、デュースベルクが補佐役のトップである二人の論争に割って入った。そして、アイヒェングリュンがベルリンで得たデータを検討してドレーザーの考えを覆し、人間でのアセチルサリチル酸の本格的な臨床試験を許可した。ヘロインの本格的な臨床試験と並行する形で。

二つの合成薬は臨床試験を見事にクリアし、バイエル社はそれらを売り出す準備をした。一八九九年、バイエル社はアセチルサリチル酸の商品名として「アスピリン（Aspirin）」を選んだ。その名前は、アセチル（acetyl）のaと、セイヨウナツユキソウのラテン語名である*Spirea ulmaria*のspirに由来し、それに薬の名前でよく使われる接尾辞の-inがついていた。それによって、ヨーロッパ中の言語で発音しやすくなると考えられたのだ。同時にバイエル社は、アスピリンの一般名を極力発音しにくい名前——「サリチル酸モノ酢酸エステル（monoacetic acid ester of salicylic acid）」――にするように抜かりなく手を打った。

だが、バイエル社は思わぬ不都合な障害にぶつかった。すでに外部の研究者がアセチルサリチル酸の合成法を報告していたため、ドイツでの特許出願が拒絶されたのだ。そこでバイエル社は、一六〇〇年代にロバート・タルボーが、自分のマラリア治療薬には秘密の成分が入っているとうそぶいてほかのキナ皮を売る行商人との競合を阻止しようとしたように、アスピリンの一般名が複雑なことを利用して、医師がバイエルブランドのアスピリンではない、一般名で販売されるバージョンの薬を処方する気をなくすように働きかけた。具体的にいえば、医師が患者に「サリチル酸モノ酢酸エステルを二錠飲んで、朝になったら私を呼んでください」などと指示するのを嫌がってくれることを期待したわけだ。

バイエル社は、ドイツではアスピリンの独占的な特許をもっていなかったが（アメリカでは一つ取得した）、大々的な販促キャンペーンを仕掛けたので、アスピリンはほどなく「合成化学時代」で初の大型新薬《ブロックバスター》になった。アスピリンは、昔から使われていた植物の抽出物に由来するサリチル酸類の薬よりはるかに優れていた。アスピリンはそれらと同じくらいよく効き、しかも副作用は大幅に少なかった。そして一九一八年にスペイン風邪が大流行したときにアスピリンが標準の治療薬になると、その世界的な人気はさらに高まった。

バイエル社がアメリカで維持していたアスピリンの特許が一九一七年に切れると、アスピリンのジェネリック医薬品や類似薬が市場にどっとあふれ出たが、現在でも近所のドラッグストアやチェーン薬局に行けばわかるように、バイエル社のアスピリン製剤は依然として着実に売れ続けている。それは一九世紀に生まれた薬のなかで、二一世紀まで変わらずに使われてきた数少ない薬の一つだ。

今日、アスピリンは毎年三万一〇〇〇トン以上売れている。小型の空母一隻に相当する重量だ。アスピリンの使用は、ほかの市販鎮痛薬との競争により徐々に減ってきている。おもなライバル薬には、タイルノール（主成分はアセトアミノフェン）や、アドビルやモトリン（いずれも主成分はイブプロフェン）などがある。だが、アスピリンはこれらの競合相手のなかで独特の地位を保っている。それは、血小板の凝集を抑制して血液をサラサラにする作用もあるからだ。そのため、アスピリンは心臓の薬として、今でもうらやましいほどの売り上げを維持している。

ところで今日、現代の教科書や医薬品の歴史をまとめた記録でアスピリンの起源に関する説明を見ると、ほとんどどこにもアイヒェングリュンの名前がないことに気づくだろう。バイエル社がアスピリンの開発を進めることにしたのは、アイヒェングリュン独りの尽力によるといっても過言でないにもかかわらずだ。代わりに、アイヒェングリュンのグループにいた若手化学者のフェリックス・ホフマンがアスピリンの発明者として称えられていることが多い。一般に知られている話では、ホフマンの父親はリウマチの治療薬としてサリチル酸ナトリウムを服用していたが、副作用に悩まされていたので、ホフマンは父親を助けるためにアスピリンを開発したとされている。だがじつは、ホフマンはアスピリンの開発ストーリーではほんの脇役にすぎなかった。サリチル酸にアセチル基を結合してほしいというアイヒェングリュンの求めに従っただけで、自分がその化合物を合成している理由もよくわかっていなかったからだ。では、なぜ真実とこれほどかけ離れた説明が広まってしまったのだろう？　原因はナチスにある。

バイエル社は、アスピリンの発見ストーリーを一九三〇年代はじめまで公表しなかった。そんなに遅くなったおもな理由は、バイエル社の首席生物学者だったドレーザーにあった。ドレーザーは首席化学者のアイヒェングリュンが自分の意に背いてアスピリンの臨床試験を敢行したことをずっと根にもっており、新薬の宣伝のためバイエル社で得られた科学的知見を発表するときに、悪意からアイヒェングリュンについての言及をすべて落とした。バイエル社は、アイヒェングリュンがアスピリンの開発を成功に導いてから五〇年近くが過ぎてから、その発見に関する公的な説明をようやく発表したが、そのころには、この頭痛薬はドイツのちょっとした国宝になっていた。だがアイヒェングリュンにとっては不運なことに、ドイツではナチスがすでに権力を握っていた。それは、国宝はアーリア人の理想に合ったものでなくてはならないということだった。

このときには、アイヒェングリュンは有力な実業家になっていて自分の化学企業を経営していたが、彼はユダヤ人でもあった。アイヒェングリュンは最終的にテレージエンシュタットの強制収容所に送りこまれ、ソ連軍によって解放されるまで辛い生活を強いられた。バイエル社はアスピリンの公的な開発ストーリーを発表するさい、ユダヤ人が開発の立役者だったという事実を用心深く無視し、無難な線として、手柄をアーリア系ドイツ人のホフマンのものとした。ナチス時代、ミュンヘンのドイツ博物館にある化学部門の「名誉の間《ま》」では、白い結晶で満たされた陳列箱が展示されており、それは次のような文言で飾られていた。「アスピリン：発明者はドレーザーとホフマン」

戦後、八〇代になっていたアイヒェングリュンは真相を伝える記事をいくつか発表し、書類の原本を添えて自分の説明を裏づけた。ちなみにホフマンは、アスピリン開発の功績をおおっぴらにわがものにしたことはなく、アイヒェングリュンの説明に異議を唱えたこともない。しかし、ナチスが影響力を及ぼしたアスピリンの開発ストーリーはもはや化学史に定着してしまっており、記録を正そうとするアイヒェングリュンの努力はほとんど黙殺された。

アスピリンをめぐる誤った歴史は多くの点で、薬の発見経緯に対する一般の認識と、はるかに生々しい現実との大きな隔たりを物語る象徴的な例だ。アスピリンの開発に関して都合の悪い部分を省いた説明によれば、フェリックス・ホフマンが病気の父親を助けるために新薬を発明し、ホフマンのすばらしい発見をバイエル社がすみやかに認め、それをすぐさま世界に伝えたことになっている。だが実際には、執念深いある中間管理職が、アスピリンよりヘロインのほうが商業的に有望だと考え、アスピリンの開発を中止させようと躍起になった。そうこうしているうちに、アスピリンの発明者は、アスピリン開発の後押しを求めて同僚の頭越しに経営幹部を説得するため、アスピリンの臨床データを得る内密の計画を考え出した（その計画は、今日の基準からすれば、ずいぶん非倫理的だと見なされるだろうが）。それから、アスピリンが発売されたあとも、それが実際には新しい発明品ではないことが明らかになった。なぜなら、アスピリンはすでにほかの何人かの化学者によって合成されていたからだ。それでアスピリンのジェネリック医薬品を扱うライバルが押し寄せたにもかかわらず、バイエル社は抜け目のない販売攻勢をかけることで、その合成化合物から莫大な利益をうまく搾り出した。それから、アスピリンの開発ストーリーを、二〇世紀初期にドイツで広まった反ユダヤ主義に沿うように工作した。

これが、歴史上で最も売れてきたブランド薬の背後にある実話だ。この薬が、まだ手つかずの新しい分子ライブラリー探索の扉を開いた。そのライブラリーとは、合成医薬品ライブラリーである。

5 魔法の弾丸《たま》

薬の実際の働きが解明される

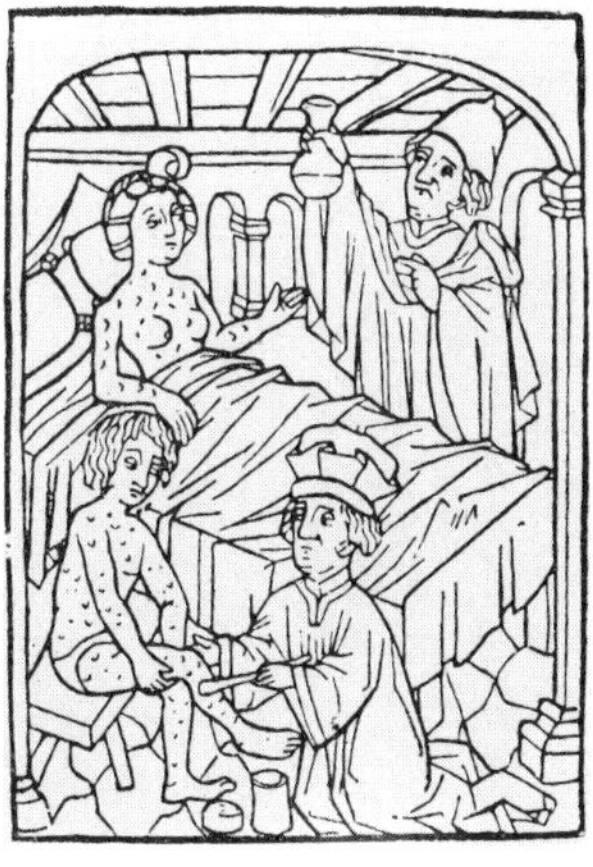

梅毒の昔の描写

「物質は、ほかの物質とつながらない限り効果がない《コルポラ・ノン・アグント・ニシ・リガータ》」

——パウル・エールリヒ、一九一四年

一五世紀末期、腐敗した風が吹き荒れるように、新しい伝染病がヨーロッパ中に蔓延《まんえん》した。その病気ははじめ、皮膚にできる赤く腫《は》れた潰瘍《かいよう》として現れた。ひどく動揺させられることに、これらの潰瘍はほとんどの場合、まず生殖器にできた。そしてほどなく、患者の胸や背中、腕や脚にバラ色の発疹《ほっしん》が出た。次に発熱が起こり、頭痛や喉の痛みも生じた。患者は痩せて髪が抜けた。それから数週間にわたってじわじわと健康が悪化したのち、症状が急に引いた。体が感染を撃退したのか？　ちがう。一時的な小康状態は、患者にむなしい期待を抱かせただけだった。

それは嵐の終わりではなく、生物学的なハリケーンの静かな目だった。それからしばらくしたのち、病気が恐ろしいうねりとなってふたたび襲ってきた。皮膚に何百という赤くて不格好なゴム状の腫瘍ができ、患者の見た目はおとぎ話に出てくる悪魔のように変貌した。最終的に、その病気は心臓、神経系、脳を侵し、完全な認知症をきたすこともあった。その後——ときには数年後、ときには数十年後——休息がたいてい最後に訪れた。死という形で。

ヨーロッパにおけるこの病気の大発生について初めて十分な記録が残されたのは、ナポリを攻撃したフランス軍で一四九四年に起きたケースだ。イタリア人はその病気を「フランス病」と呼んだ。一方、フランス人は「イタリア病」と呼んだ。今日、それは「梅毒《ばいどく》」と呼ばれる。梅毒はほかの病気と混同されやすいので（それでしばしば「百面相」と呼ばれる）、正確な起源については今も議論がある。一つの有力な説では、コロンブスや初期のヨーロッパ人探検家が新世界の先住民に天然痘《てんねんとう》の災《わざわ》いをもたらし、一方で梅毒をヨーロッパにもち帰ったという。イタリアでの大発生は、コロンブスが最初の航海から戻ってからら時期を置かずに起こった。確実にわかっているのは、一五〇〇年代から一九〇〇年代はじめにかけて、梅毒がヨーロッパで特に恐れられた病気の一つだったということだ。

スペインの医師ルイ・ディアス・デ・イスラは一五三九年、一〇〇万人以上のヨーロッパ人がこの不気味な病気にかかったと記している。治療の選択肢は、効果が乏しいか全然ないものばかりだった。たとえば、ユソウボクの樹脂（効果なし）、野生のサンシキスミレ（効果なし）などで、最もましなのが水銀だった。水銀は梅毒の病原体に対して毒性があるため、梅毒の症状を多少とも改善する効果があった。ただし、水銀は人間にとっても強い毒性があった。それでも水銀が梅毒に対する唯一の有効な治療薬だったので、水銀療法からこんな言葉が囁《ささや》かれるようになった。「愛の女神ヴィーナスの腕で一晩を過ごせば、その後一生、水銀の世話になる」

梅毒がヨーロッパで荒れ狂い始めたときには、だれも治療法を知らなかった。なぜなら、原因についてまったく見当がつかなかったからだ。もっとも、ついでにいえば、どんな病気についても同じ状況だったが。一九世紀なかばまでは、腸チフスやコレラ、腺ペスト、そして梅毒などのありふれた悪疫の原因を説明する主要な仮説として、「瘴気説《しょうきせつ》」というものがあった。瘴気説では、病気は「悪い空気」という有毒な気体の形態によって引き起こされるとされた。この伝染病を発生させる瘴気は、腐敗しつつある有機物から、腐った粒子に満ちた有毒な霧として生じると考えられた。瘴気説に従えば、人間が病気をうつすのではなく、病気は感染性の霧を生じた場所から発生するものであり、そのような霧は悪臭によって区別できるというわけだった。建前としては、病院は瘴気の発生源がまったくない清潔な場所だったので、入院した患者が新たに感染にかかる恐れはないと信じられていた。

この瘴気説に対して、一八四七年、ウィーン総合病院で働いていたハンガリーのイグナーツ・センメルヴェイスという産科医が異論を唱えた。センメルヴェイスは、産褥《さんじょく》熱にかかった女性をしばしば治療した。この病気は産褥敗血症をきたすことがあった。産褥敗血症は重篤な血液感染症で、死を招くこともある。今では、産褥熱は女性が分娩中に細菌に感染して発生することがわかっている。だが一九世紀の医師たちは、この病気が産科病棟でしつこく発生することに困惑した。

センメルヴェイスは、なぜそれほど多くの女性が赤ん坊を産んですぐ病気になるのかと首をかしげた。そして、病院で医師や医学生の助けによって出産した多くの女性が、やがて産褥熱で死亡することに気づいた。一方、助産婦だけの付き添いで出産した女性が死亡したケースはなかった。これは容易には説明できない奇妙な謎だったが、センメルヴェイスは大胆な仮説を提示した。

彼は、医師や医学生が、しばしば死体解剖を終えたその足で産科病棟にやって来ることに気づいた。そのことから、解剖した臓器になんらかの感染源が存在し、それが産褥熱を女性にうつしているのではないかと推測した。この、病気が物理的な接触による汚染で発生するとする斬新な仮説を検証するため、センメルヴェイスは自分の産科病棟にいる医師たちに、妊婦を診察する前にカルキで手をこすって洗うことを命じた。その結果、医師が死体の組織に触れてから、洗っていない手ですぐ女性の局部に触れることはもはやなくなった。その方法は功を奏した。センメルヴェイスの実験以降、出産時の死亡率は一八パーセントから二パーセントに激減したのだ。

　センメルヴェイスが医師の衛生状態を改善したことで、瘴気説が覆されて病気に関する新しい考え方が提示されたかに思われた。だがあいにく、センメルヴェイスも彼の説もウィーンの医学界からものの見事に拒絶された。一八六一年、センメルヴェイスは自分の見解を擁護しようとして『産褥熱の病因、概念および予防法』という著書を出版した。この本はほとんど無視されたが、センメルヴェイスを素人臭い生かじりの医者だと思いこんでいる高名な医師から揶揄《やゆ》されることもあった。

　センメルヴェイスが職業上の屈辱を忍んだ話から、私はニューヨーク州ロングアイランドで開かれた、とある一流の生物学学会に出席したときの出来事を思い出す。その学会はＤＮＡにほぼ的《まと》を絞ったもので、ある若い博士研究員《ポスドク》が、きわめて長い人間のＤＮＡ鎖（長さは三メートルあまりに及ぶが、幅はわずか二ナノメートル）が、どのようにして極微の細胞核の狭い空間に詰めこまれるのかについて発表した。その若者は自信なさげで発表はしどろもどろだったが、今日では、彼が得た知見は基本的に正しかったことがわかっている。

ポスドクが発表していると、突然、フランシス・クリックが演壇の前に歩いていった。クリックはDNAの構造を発見した研究者の一人で、世界でも特に名高い生物学者だ。クリックは演壇の真ん前に立って、その若者と向き合った。二人の鼻先はわずか三〇センチほどにまで近づいた。ポスドクは、この科学界の伝説的人物の異様な出方に落ち着きをなくしていったが、急いでなんとか話の最後までこぎつけた。発表が終わるやいなや、クリックが大声で言葉を発した。

「きみの話は本当に終わりましたかね?」

若者はうなずいた。クリックはゆっくりと聴衆のほうに顔を向け、こういい放った。「みなさんはどうなのかわかりませんが、これはまったくアマチュアの話であり、私はこの会議でこれ以上我慢したくありませんね」。想像するに、センメルヴェイスも、あの向上心に燃えた若い生物学者と同じような屈辱を味わったにちがいない。

センメルヴェイスは、自分の考えが同業者から退《しりぞ》けられたことに腹を立て、産科医を思慮のない人殺しだと非難し始めた。しかし相手にされなかった。医師たちは、腐敗しつつある死体に指を挿入したあとに平然と同じ指で赤ん坊を取り上げることを相変わらず続けた。センメルヴェイスは痛飲するようになり、やがて病院や家族の持て余し者になった。

一八六五年、センメルヴェイスはだまされて精神病院に入れられ、監禁された。脱出を試みたが、監視人から激しく殴られた。二週間後、傷が原因でセンメルヴェイスはこの世を去った。これが、感染を生じる病原菌の役割を発見した男の悲劇的な人生だった。

病気が物理的な接触による汚染で引き起こされるというたぐいの考えは、数百年前から何度か提唱されてきたが、感染性病原菌の存在をはっきりと決定的に示す証拠は、一八六〇年代になってようやく、フランスの著名な生物学者ルイ・パスツールの研究から得られた。パスツールは実験を通じて瘴気説が誤っていることを証明し、当時広く受け入れられていた、新しい生命が無生物から発生しうるとする自然発生説も覆した。たとえば、あなたがモバイル機器を眺めていたら、いきなり小さな生物がのたくりながら画面に現れるといったことを想像してみてほしい。一九世紀の生物学者は、自然発生によってこんなふうに生命が出現しうると信じていた。

パスツールは、ある環境で新しい生命が発生するためには、空気中に存在する特殊な粒子がその環境に入りこむ必要があることを実証し、きわめて重要なこととして、これらの奇妙な粒子がすでに生きていることを示した。それはすなわち、病気は小さすぎて見えない微生物によって引き起こされるということだった。科学者は微生物の存在を一六〇〇年代から知っていたが、一九世紀の医学界では、それほどちっぽけで取るに足らないものに、健康な人間を病気にさせ、さらには殺してしまう力があるというのは想像を絶する話だった。

だが、とてつもなく小さな生物が、人間が知っているなかでも特に恐ろしい病気を引き起こすことをパスツールがひとたび明らかにすると、だれもがこぞって微生物を見たがった。だが、微生物を見たいと思った者には残念なことに、感染性の細菌や真菌の細胞は（むろん動植物の細胞も）、大部分が半透明である。細胞をスライドに貼りつけて顕微鏡をのぞきこんでも、せいぜいぼやけてはっきりしない輪郭が見えるかどうかといったところで、細部まではわからない。解像が困難な理由は、コントラストがないからだ。これでは、細胞の構造と背景をはっきりと区別できない。

解決策は、一九世紀なかばに合成染料が発明されたことでもたらされた。染料業界は、いわば一九世紀の航空宇宙業界のようなもので、染料の中心市場向けにハイテク製品を開発しながら各種の有用な副産物を生み出していた。微生物学者たちは、既製の染料を細胞の染色にも使えるかどうか検討し始めた。ある男が、合成染料が病原菌研究をレベルアップさせる可能性に魅了された。それが、パウル・エールリヒというドイツ人科学者だ。

エールリヒのいとこであるカール・ワイゲルトは、著名な細胞生物学者にして組織学者（生体組織構造の研究者）だった。一八七四年から一八九八年にかけて、ワイゲルトは細菌の染色に合成染料を使用することに関する一連の論文を発表した（今日でも、「ワイゲルト染色法」は神経細胞を見るために利用される)。ワイゲルトの研究から、動物細胞や微生物を研究する目的で、一群の合成染料がすみやかに導入されるようになった。これらは「アニリン染料」と呼ばれる染料で、原料は、腐った魚のような臭いを発するアニリン分子という有機化合物だ。

エールリヒはいとこの例にならい、ライプツィヒ大学医学部でアニリン染料を用いた動物組織の染色を始めた。彼は一八七八年に医学の学位を取得したが、特に有望な学生と見られたことは一度もなかった。教授たちは、エールリヒが組織の染色に熱中しているのは無駄な気晴らしであり、そのせいでエールリヒがもっと役に立つ技術を身につけることができないと思っていた。エールリヒの教授の一人が、著名な医師でもあり感染症の先駆的な研究から「細菌学の父」と見なされているロベルト・コッホにエールリヒを紹介したときなど、その教授はコッホにこう話している。「あれはたわいないエールリヒでして。あの学生は染色がとても上手なのですが、試験には決して受かりますまい」。はっきりいって、エールリヒの初期のキャリアを見た限りでは、彼がやがて新薬探索に関わるようになることや、まして特に大きな影響力をもたらす稀代のドラッグハンターになることをうかがわせる兆しはなにもなかった。

早くからエールリヒは、一部の染料が細胞の特定の部分(たとえば植物細胞の細胞壁や葉緑体成分）だけを染めて、ほかの細胞（たとえば動物細胞）はどこも染めないという奇妙な事実に興味をそそられた。つまり、各染料には、それぞれがくっつきやすい生物学的な標的があるようだった。ある日、エールリヒの頭に刺激的な考えがひらめいた。もし、特定の病原菌の一部分を標的にする染料が、ついでにその病原菌にとって有毒だったらどうなるだろう？　もしそうならば、宿主に害を及ぼすことなく、その病原菌を殺せるかもしれない。エールリヒは、病原菌を狙い撃ちにする毒という考え方を「魔法の弾丸《たま》」――特効薬――と呼んだ。

エールリヒは一八九一年、マラリアを引き起こす原虫を選択的に狙い、さらにはそれを殺す染料を探し始めた。そして数十種類の染料を試したのち、メチレンブルーという一つの染料だけが、マラリア原虫を染めるものの人間の組織は染めないことに気づいた。さらに期待できそうなことに、その染料はマラリアの病原体に対してある程度の毒性をもっているようだった。エールリヒは数人のマラリア患者でメチレンブルーの試験に取りかかり、まもなく、二人が治ったと報告した。完全に人工的につくり出された世界初の薬は、明るい鮮やかなコバルト色の染料だった。

エールリヒは、マラリアの確実な治療薬としてはメチレンブルーよりキニーネのほうがはるかに効果的だという点を認めたが、魔法の弾丸という考え方が単なる学説ではないことを証明した。その概念は実際に臨床で通用したのだ。あと必要なのは、適切な種類の染料だけだった。エールリヒはベルリンにある感染症研究所で地位を与えられ、そこで立ち上げた研究所は医薬品研究所の草分け的な成功モデルとなった。エールリヒの研究所には、新薬の候補化合物（要は新しい合成染料）を開発する有機化学者、候補化合物の有効性を病原体で試す微生物学者（これがエールリヒの役目）、そして候補化合物の有効性を動物で試し、それがうまくいけば人間で試す動物生物学者がいた。

エールリヒが設けたこの三部門は、数百種類にのぼる合成染料について、病原性原生動物の染まり具合やそれに対する毒性を研究した。ちなみに、病原性原生動物は感染性の単細胞微生物であり、細菌より哺乳類の細胞に似ている。研究の結果、多くの染料が微生物を選択的に染めることがわかったが、そのなかに原生動物の活動を阻害するものはなかった。だがそうこうしているうちに、彼らはトリパンレッドという染料に行き当たった。この染料は、ネズミに寄生するトリパノソーマ・エクイヌムという原生動物を染め、そして殺した。エールリヒの胸に興奮が湧き上がったが、残念ながらそれは長続きしなかった。トリパノソーマがトリパンレッドに対する耐性をすみやかに獲得し、トリパンレッドは治療薬として使い物にならなくなってしまったのだ。

きりがないほどの失敗を繰り返したのち、エールリヒは魔法の弾丸説を修正したほうがいいかもしれないと気づいた。もしかしたら、病原体を標的にして、しかもそれを殺すという二役を一つでこなす染料を見つけるというのは、あまりにも難しすぎたのかもしれなかった。では代わりに、病原体を殺すことがすでにわかっている毒素を選び、その病原体を標的にすることがわかっている染料に化学合成法でその毒素を取りつけて、一種の「有毒な弾頭」をつくったらどうだろう？　その毒素が人間にとって有害だとしても、特定の微生物を標的にする染料にそれをくっつけたら、染料が誘導ミサイルのように振る舞って、搭載されている破壊的な弾頭をまっすぐ病原体にぶつけてくれるかもしれない。

エールリヒはヒ素を弾頭として、新薬探索のための新しい有毒弾頭アプローチに踏み出した。フランスのアントワーヌ・ベシャンという科学者が、ヒ素分子を染料分子に結合させてアトキシルという新しい化合物をつくり出せることを以前に示していた。アトキシルは人間に対する毒性がきわめて強かったが、エールリヒは、人間には安全で病原菌を死に至らしめるアトキシルの類似化合物を合成できないだろうかと思いをめぐらせた。そしてアトキシルが、トリパノソーマ症という神経系疾患を引き起こす寄生原虫のクルーズ・トリパノソーマを染めることを知っていたので、ヒ素実験の手始めとしてクルーズ・トリパノソーマを標的に選んだ。彼の研究チームは何百種類ものアトキシル類似化合物を合成し始め、その寄生原虫に感染させたネズミで試験していった。だが、これらの合成弾頭はみな、トリパノソーマを殺す作用がないか、効果があったとしても宿主のネズミまで殺してしまうかのどちらかだった。

落胆したエールリヒは、標的にする病気を変更した。一九〇五年、ある動物学者が皮膚科医との共同研究により梅毒の病原菌を特定した。それは梅毒トレポネーマというスピロヘータ科の細菌である。エールリヒは、スピロヘータとトリパノソーマには生物学的な類似性があると思っていた。じつは、両者には構造的にも遺伝的にも類似性がないに等しいことが今ではわかっている。それでも、この誤った仮定が動機となり、エールリヒはアトキシルの有毒な弾頭を梅毒に使ってみた。

エールリヒの研究チームはヒ素を搭載した染料を九〇〇種類以上合成し、梅毒に感染させたウサギで試した。どの化合物もはずれだった。それでチームが今一度、作戦の変更を考え始めた一九〇七年、チームの動物生物学者が、化合物の一つが宿主のウサギを殺さずに梅毒トレポネーマを殺すらしいと気づいた。その化合物は「606」と名づけられた。試験した六番めの化合物グループの六番めだったからだ。エールリヒは606の効果を一九一一年に『ニューイングランド・ジャーナル・オブ・メディシン』誌で報告し、その化合物を「アルスフェナミン」と命名した。やがて臨床研究により、アルスフェナミンが梅毒の治療薬として人間に対しても有効かつ安全なことが確認された。それは、ついに生み出された正真正銘の魔法の弾丸だった。

エールリヒはアルスフェナミンの商業用生産に向けて、何年も前から多くの染料を提供してくれていたドイツ企業のヘキスト社と組んだ。アルスフェナミンは一九一〇年、「サルバルサン」という商品名で売り出された。キャッチフレーズは「命を救うヒ素」だった。

エールリヒの有毒な弾頭は、伝染病に対して確実に効く初めての薬だった。簡単にいえば、サルバルサンは世界初の治癒薬だった。しかし、サルバルサンの発見が薬の歴史上だけでなく、まさに人類の歴史上でも特別な瞬間だった理由は、それだけではない。だれかがまったく先例のない種類の薬をつくり出すための斬新な方法を考え出し、周到なやり方で実際にそれをつくったことは、それ以前には一度もなかった。サルバルサンは、スクイブ社のエーテルのように既存薬の合成法を改良した新薬でもなければ、アスピリンのように既存薬の化学構造を少しいじった薬でもなかった。サルバルサンは、病原体を染める染料を見つけ、次に、その染料に結合できて病原体を殺す作用のある毒素を見つけるという、まったく独創的な構想から生まれたものだった。

ほぼ一夜にして、サルバルサンはいい意味でも悪い意味でも世に知られるようになった。この薬は、ある病気の症状を単に和らげるのではなく、その病気自体を本当に取り除いた。一方、問題の病気が乱交や娼婦と結びつく性感染症だったので、「606」という数字はいつのまにか、数えきれないほどの下品な冗談の種になった。今日でいえば、69という数字に近いところがある。606に新しく性的な含みができたせいで、多くの電話局がその局番を廃止にすらした。

回想録『アフリカの日々』を著したアイザック・ディネーセンは、サルバルサンによる治療をいち早く受けた。彼女はデンマークの貴族で、本名をブリクセン＝フィネケ男爵夫人カレンという。ディネーセンは大人になってからのほとんどの期間を、ケニアでコーヒー農園を経営して過ごした。回想録によれば、夫が女たらしで、彼女は梅毒をうつされたそうだ。ディネーセンは、命に関わる恥ずかしい病気にかかったことがわかったあと、デンマークに帰国して長期間にわたりサルバルサンによる治療を受けた。やがて、担当の医師たちがもう治ったと最終的に断言したが、彼女は疑いを抱き続けた。おそらくその一因は、梅毒を含めてどんな病気も治癒したことがないという事実にもあったのだろう。徹底的な検査がおこなわれたが、梅毒の細菌が彼女の体に残っていることを示す証拠は出なかった。にもかかわらず、ディネーセンは終生、まだ梅毒にかかっていると信じて疑わなかった。だとしても、ディネーセンの優れた著作からは、彼女が梅毒末期に特徴的な精神障害を患《わずら》っておらず、サルバルサンの過剰な治療によって脳に損傷を受けた様子もないことがわかる。エールリヒが考案した魔法の弾丸のおかげで、ディネーセンは二〇世紀のすばらしい作家の一人になれたのだ。

自分の薬が大成功を収めたことで、エールリヒは世間の英雄になった。だが、功績に対して祝辞を述べられると、いつも控えめにこう答えた。「不運続きの七年を経て、一瞬だけ幸運に恵まれたのです」。もしエールリヒが、梅毒とトリパノソーマ症の病原体がおおいに異なる微生物だということを正しく理解していたら、有毒の弾頭を梅毒で試すことはなかっただろう。ドイツ生まれのエールリヒは自らの経験をもとに、ドラッグハンターに必要なものを次のように結論づけた。それは彼が「四つのG」と呼んだもので、Geld（金）、Geduld（忍耐）、Geschick（創意工夫）、そしておそらく最も重要なGlück（幸運）である。彼が導き出した四つの条件は先見性に富むものだった。というのは、金、忍耐、創意工夫、そしてあまたの幸運は、今の今まで創薬に欠かせない要素であり続けているからだ。

サルバルサンを開発したエールリヒの方法は、薬が実際にはどういうものなのかに対するまったく新しい見方を築いた。ただし、それはとても風変わりで急進的な概念だったので、当初は科学界からはねつけられた。一八九五年から一九三〇年にかけては、薬が作用する仕組みを説明する理論として四つの競合する説があった。「物理説」、「物理化学説」、「アルントーシュルツの法則」、「ヴェーバーーフェヒナーの法則」だ。ただし、四つとも完全にまちがっていた。物理説では、ある組織における細胞の表面張力によって、その組織に影響を及ぼす薬の種類が決まるとしていた。物理化学説は物理説から派生したもので、薬は細胞の表面張力を変えることで作用するという主張だった。アルント－シュルツの法則では、薬は以下のルールに従って体に影響を及ぼすと仮定した。「弱い刺激は機能を高め、中程度の刺激は部分的に阻害し、強い刺激は完全に抑制する」。いうまでもなく、このはっきりしない仮説は、生化学的な事実から乖離《かいり》していた。四つめのヴェーバー－フェヒナーの法則では、薬の投与量とその効果には対数関係があると仮定された。これは、刺激の強さと人間が受ける感覚の強さには対数関係があるという説からちぐはぐな形で引き出された考えだ。四つの説はいずれも、少しも正しくないばかりか、より始末の悪いことに、どれ一つとして、どうすれば薬を改良できるのかや、どうすれば新薬が見出されるのかに関する指針とならなかった。

　だが、エールリヒは薬について新しい考え方を構築し、ラテン語の文言で次のように簡潔にまとめた。「物質は、ほかの物質とつながらない限り効果がない《コルポラ・ノン・アグント・ニシ・リガータ》」。この新しい概念的枠組みは、彼が「側鎖説」と呼んだもので、人間の免疫系に対するエールリヒの理解から生まれた概念だ。彼が提示した仮説、すなわち、病気に対する人間の免疫は、血清中の特別な物質が病原体の有毒な化合物に反応することに基づくとする説は正しかった。エールリヒはこのような特別な物質を「側鎖」と呼んだが、今日では、それらは「抗体」と呼ばれ、抗体が反応する有毒な化合物は「抗原」と呼ばれる。

エールリヒは、特定の抗体が特定の毒素に鍵と鍵穴の関係で結合し、この選択的な化学結合が引き金となり、免疫系が作動して病原体を除去すると主張した。今では、この説は正しいとわかっている。彼は、鍵と鍵穴という考えを拡張して薬の働きに適用し、次のように考えた。病原体や人間の細胞には特殊な分子部位（「受容体」）があり、薬の特殊な部分がそれと反応することで薬の効果が発揮される、と。この説は、今日では「受容体説」として知られている。

薬の働きを説明するエールリヒの斬新な概念は、化学染料が細胞の特定の部分だけを染めるという発見に基づいていた。そして彼の受容体説は、現代薬理学の土台となっている。だがエールリヒは、受容体説を初めて提唱した一八九七年の時点では、受容体の存在を示す直接の証拠をなにも提示できなかった。本人の言によれば、受容体は小さすぎて既存の顕微鏡では見えないということだった。驚くにはあたらないが、ほかの科学者は、目に見えない抗体（受容体）が存在するというエールリヒの考えを、偽科学と荒唐無稽な詭弁のあいだに位置づけた。

受容体説否定の先頭に立ったのが、パリにある名門のパスツール研究所に所属する科学者だ。一〇年にわたり、パスツール研の科学者は血中タンパク質に関する実験をおこない、受容体説の誤りを立証したと強く主張した。一方、エールリヒはまったく同じ実験をして似たような結果を得たが、逆に自分の説がはっきりと実証されたと主張した。これらの実験の細かいところはきわめて複雑で高度な科学的推論が必要だったので、ほとんどの科学者は、名高いパスツール研が展開する、まだしもわかりやすい主張を単純に信じる傾向があった。

　不満を募らせたエールリヒは、自分の考えを攻撃的な態度で異常なほど擁護するようになり、同業の研究者を受容体説に対する見方によって「味方」と「敵」に二分した。たとえば一九〇二年、エールリヒが病理細菌学者のウィリアム・ヘンリー・ウェルチに宛てた手紙には次のように書かれている。「貴殿が私の説に対する特に温かい味方の一人だとわかり、大変うれしく思いました。ですが、貴殿がこの説の助けを借りて、かくも新しく根本的な洞察を得られたことをさらに喜ばしく思っております」。一方でエールリヒは、ドイツのハレ在住のある薬理学者にはこう書いた。「その文献を読んだ公正な人はみな、あなたを完全な敵と見なさないわけにはいきません」

　受容体説の特に手強い敵が、ミュンヘン大学の有名な衛生学教授だったマックス・フォン・グルーバーだ。グルーバーほどエールリヒを激怒させる能力に長《た》けていた人物はいない。グルーバーは、萌芽期の免疫学分野に対するエールリヒの貢献を認めていたが、論文をいくつか発表して、エールリヒによる薬の受容体説は単に憶測をたくましくしたものであり「証拠がほぼ皆無」なのが問題だと攻撃した。当時は人体でどんな薬の受容体も特定できなかったので、グルーバーが受容体説を疑問視したのも、ある程度無理もないことだった。それでも、エールリヒはグルーバーの非難を「ばかげている」「くだらない」とき下ろした。あるときなど、エールリヒは汽車でグルーバーへの文句を声高《こわだか》に並べ立てたので、車内からつまみ出された。一方、より冷静なグルーバーは、エールリヒの非難に対して次のように応答した。「私はエールリヒ氏に対し、ご自分の説にあまりにも多くの空想が入るのを許容しながら批判をほとんど受け入れないという、その一点のみ非難いたします」

エールリヒの説は最終的に正しいことが証明されたが、受容体説の根底にある細かな点が十分に理解されるまでには一〇〇年近くかかった。一九七〇年代に私が薬理学を初めて学んだときには、受容体の定義ではまだトートロジーが使われていた。「アドレナリン受容体」はアドレナリンに結合するもの、というように。私はそれまでに生化学や分子生物学を学んだことがあったが、それらの分野はかなり成熟しており、科学者は自分が扱っている分子の詳細なところまできわめて正確に知っていた。生化学者は通常、ある化合物が別の化合物と相互作用する仕組みを正確に記述することができた。それにひきかえ薬理学者は、薬が働く仕組みについて、あきれるほど漠然とした考えしかもっていないことが多かった。たとえば、アスピリンが作用する受容体は、私が薬理学研究を始める数年前に特定されたばかりだった。アスピリンが初めて患者の治療に使われてから七〇年以上もあとのことだ。

今では、人体に存在するほとんどの受容体がタンパク質からなる分子スイッチであり、体内のホルモンに反応して細胞プロセスのスイッチを入れたり切ったりするということがわかっている。たとえば、人体にはアドレナリン受容体が何種類もある。その一つであるβ2《ベータツー》受容体は平滑筋《へいかつきん》細胞に存在し、アドレナリンに反応して平滑筋を弛《し》緩《かん》させる。β2受容体が科学者によって特定されると、β2受容体を活性化させる薬をドラッグハンターが探索し始めた。こうした研究から生まれた薬で特に知られているものの一つが、喘息《ぜんそく》患者の吸入剤として用いられるサルブタモール（アルブテロール）だ。サルブタモールは肺の平滑筋細胞を弛緩させて気道を広げるので、呼吸が楽になったり喘息発作が和《やわ》らいだりする。

ほとんどの科学者は、薬が働く仕組みを説明するエールリヒの説に懐疑的だったが、サルバルサンの目覚ましい効果は否定できなかった。要するに、細菌を殺す化合物を染料分子に結合させるという、エールリヒが編み出したまったく独創的なサルバルサンの設計方法は成功した。それは「合成化学時代」の成果だった。植物ライブラリーから薬を発見したり従来の薬の化学構造を少し変えたりするのではなく、ゼロから薬をつくり出せることが初めて実証されたのだ。

さて、エールリヒが巧妙な梅毒治療薬を生み出したことで、世界中の製薬研究者が自らの魔法の弾丸を設計するようになって新薬探索の黄金時代が到来したと想像する人もいるかもしれない。あなたがそう思ったとしたら、それはちがう。

6 命を奪う薬
医薬品規制の悲劇的な誕生

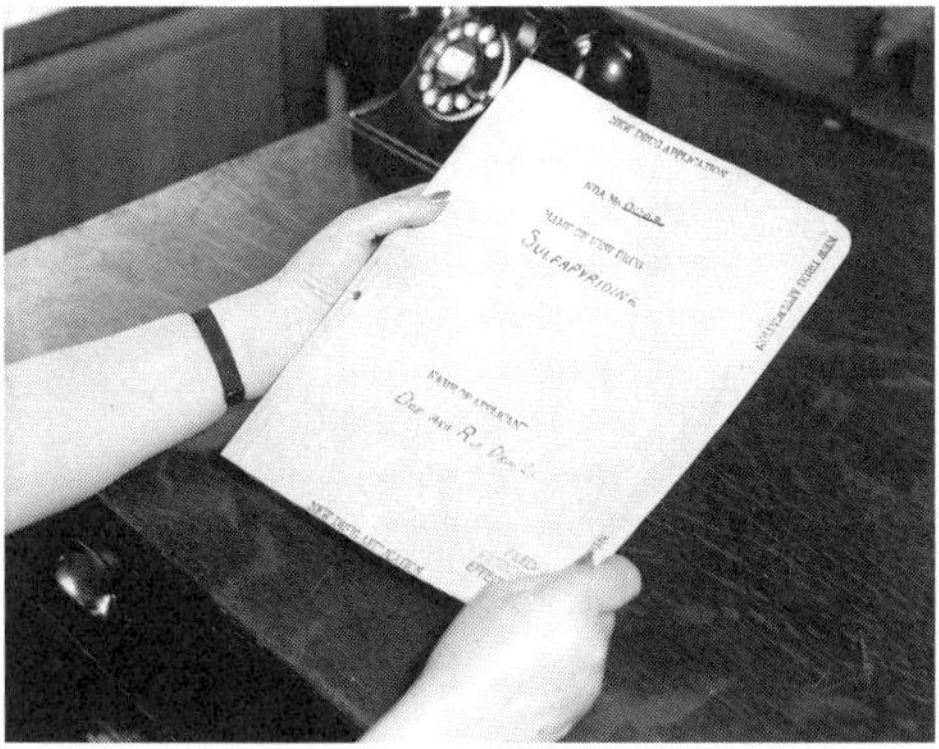

食品医薬品局（ＦＤＡ）に提出された初めての新薬承認申請書

「われわれはこれまで専門家の要求に対して正当に対応してきており、この思いがけない結果はただの一度も予見できませんでした。したがいまして、われわれの側にはいかなる責任もないと存じます」

――サミュエル・エバンス・マッセンギル、一九三七年

エールリヒが一九〇九年にサルバルサンを見出したことで、新薬探索に向けた合理的で系統的な取り組み方が確立された。サルバルサンの誕生は、化学や生物学の知識を慎重に応用することによって、新薬をゼロから設計して合成することが可能だということを示した。またサルバルサンは、別の重要な側面でも新薬探索の重大な節目となった。化合物606ことサルバルサンは、世界で初めての抗菌薬だった。エールリヒがカーキ色の染料にヒ素の弾頭をくっつけるまでは、感染症の確実で有効な治療法はなかった。医師は、ときにはさまざまな苦痛の症状を和らげることができたが、確かな治療法を備えていなかった。だがエールリヒ以降、すべてが変わった。サルバルサンは、病気の原因である梅毒の細菌を実際に殺す史上初の武器を医師に提供した。

しかし、サルバルサンには欠点がかなりあった。たとえば、患者に与えるときに特別な注意を払う必要があった。薬が少なすぎたら原因細菌が死なない。一方、多すぎたら患者が死ぬ恐れがある。それに、梅毒がすでに進行していた場合には、サルバルサンは効かなかった。だが、この薬の最大の弱点は、たった一つの病気――梅毒――にしか効果がないことだった。

今日、私たちはペニシリン系抗菌薬やニューキノロン系（フルオロキノロン系）抗菌薬をはじめ、多様な感染性細菌に効果があるさまざまな「広域抗菌薬」の恩恵を享受している。だが、サルバルサンは「狭域抗菌薬」であり、梅毒だけに著しい効果を発揮した。エールリヒがすばらしい発見をした当時には、複数の感染症に有効な薬を開発できる可能性があるというはっきりした認識はまだなかった。だから、なんであろうと新しい治療薬を見つけることに関心が注がれていた。要するに、その薬が狼男を一発で倒す銀の弾丸だと判明しようとも、銀の散弾だと判明しようともかまわなかったわけだ。エールリヒに触発され、ほかの合成抗感染症薬を探索する動きが新世代のドラッグハンターのあいだで高まった。二〇世紀初期の大手製薬企業の研究所は、細菌を殺す染料のスクリーニングに最高の研究者たちを充《あ》てた。特に、ライン川沿いに位置するドイツの各企業はその研究を精力的に進めた。合成化学を利用する創薬研究への参入ラッシュは大きな情熱とともに始まり、多くの化学者が創薬黄金時代の到来を予想した。

ところが、この楽観が生んだ高揚感は徐々に薄れていった。潤沢な資金に支えられた新薬探索が二〇年にわたって続けられたにもかかわらず、新しい抗菌薬が一つも見つからなかったのだ。一九三〇年代はじめには、合成の『弁明の書』を見出せたエールリヒは、途方もなく運がよかっただけだと思われ始めていた。科学者たちは、サルバルサンは例外だとほのめかすようになっていた。その後、一九三五年になって、バイエル社——アスピリンをつくった化学企業の末裔企業——がついに金脈を掘り当てた。バイエル社は、アニリン染料から用途の広い抗菌薬をつくるという難題を解くため、一九三二年にまた別の研究チームを編成していた。チームは数千種類の染料を合成して数千匹のマウスで試したが、有望なものは一つもなかった。だがある日、チームが橙赤《とうせき》色の染料を試してみたところ、それは複数の種類の感染性細菌を殺した。バイエル社はこの新しい薬を「プロントジル」と名づけた。[*1]

プロントジルは初めての広域抗菌薬だった。それは血液感染症や皮膚感染症、産褥熱など、レンサ球菌が引き起こすさまざまな病気に効果があった。だが、プロントジルにはわけのわからないことがあった。生きている動物や生きている人間でしか効果がなかったのだ。試験管で増殖させた細菌を殺す力はなかった。これはバイエル社に新たな謎を突きつけた。なぜプロントジルは体内の細菌を死滅させるのに、体外では同じ細菌を殺せないのか?

この薬理学的な謎は、やがてパスツール研究所の研究グループによって解かれた。同グループは、プロントジルが肝臓で代謝されていくつかの小さな化合物に分解されることを見出した。そのうちの一つは、スルファニルアミドという無色の分子だった。パスツール研の科学者たちは、大きなプロントジルの分子そのものは細菌にまったく影響を及ぼさないことを示した。本当に抗菌薬としての作用があったのは、はるかに小さなスルファニルアミド分子だったのだ。スルファニルアミドは、生き物の体内でもシャーレのどちらでも細菌を死滅させた。プロントジルが体外で細菌を殺せなかったのは、分解されて有効な成分になっていなかったからだった。

バイエル社は初の広域抗菌薬を創製して大成功を収めたが、これは誤った前提に基づいていた。その前提とは、サルバルサンと同じく、有毒の染料が選択的に標的細菌を狙うというものだ。だが実際には、哺乳類の生理機能によって赤いプロントジル染料が感染症に有効なまったく新しい化合物に変換されるという生化学上の偶然が決め手だった。この発見はバイエル社にとって、科学的にはばつが悪いという程度のものだったが、財政的には同社に悲惨な状況をもたらした。スルファニルアミドは珍しくもない化合物で、数十年前から化学者によって用いられていたため、特許を取得できなかった。パスツール研がスルファニルアミドについて得られた知見を一九三六年に発表した翌日、世界中の化学品製造業者が、だれでも合法的につくって販売できる特効薬があるという事実に気づいた。

それから数年もしないうちに、何百もの会社――ほとんどは医薬品を扱った経験がなかった――が独自のバージョンのスルファニルアミドを量産しており、世界的な「スルファニルアミドブーム」を巻き起こしていた。おびただしい数の新しいスルファニルアミド製剤のなかに、テネシー州のS・E・マッセンギル社という製薬会社が生産した「エリキシル・スルファニルアミド」という商品があった。S・E・マッセンギル社は、ナッシュビル大学医学部を卒業したサミュエル・エバンス・マッセンギルという人物により、テネシー州のブリストルで一八九八年に設立された。マッセンギルの会社は、スルファニルアミドブームに乗って儲けようとする以前からすでに、鎮痛薬から軟膏までなんでも製造しており、たいてい自分の名前の一部を入れた商品名をつけて販売していた。たとえば、アナギル、ダーマギル、ジアギル、レサギル、サロギルなどだ。

マッセンギルのスルファニルアミドは単純な調合法でできており、スルファニルアミドをジエチレングリコールに溶解し、ラズベリーの香りをつけただけだった。この製剤は、S・E・マッセンギル社の主任薬理学者であるハロルド・ワトキンスによって調合された。

ワトキンスは化学者としての訓練も受けていたが、どうやらその甲斐もなかったようで、甘い味のジエチレングリコールが猛毒であることに気づかなかった（今日、ジエチレングリコールはブレーキ液や壁紙剥《は》がしとして使われる）。

一九三〇年代にはすでに動物試験が製薬業界でかなり広まっていたが、エリキシール・スルファニルアミドの発売を急ぐあまり、ワトキンスは自分の製剤を一種類の動物ですら試験しなかった。これはとんでもない怠慢に思えるが、当時はそれでも違法ではなかった。薬を発売する前になんらかの試験を義務づけた法律はなかったからだ。食品医薬品局（FDA）は連邦議会によって一九〇六年に設立されていたが、ほとんど無力だった。FDAのおもな目的は、混ぜ物による低品質の製品や不当表示のされた製品を禁じることで、安全性の強化は責務ではなかった。

エリキシール・スルファニルアミドは一九三七年九月、全米の薬局で発売された。その薬瓶を早い時期に購入した人のなかに、ミシシッピ州のマウントオリーブという町に住むジェームズ・エドワード・バードという聖職者がいた。バードは六五歳のバプテスト派牧師で、ミシシッピ州のバプテスト教会の日曜学校で長らく書記を務めていた。バードは痛みを伴う尿路感染症の膀胱炎にかかり、一〇月一一日、よき友人でもある医師のアーチボルド・カルフーンに診てもらった。カルフーンはスルファニルアミドを処方した。ちなみに、スルファニルアミドは安全で効果の高い膀胱炎治療薬として今も使われている。バードが地元の薬剤師を訪ねると、薬剤師は医師の処方に従ってS・E・マッセンギル社のエリキシール・スルファニルアミドを出した（カルフーン医師は、ほかにも五人の患者にエリキシール・スルファニルアミドを処方した）。

バードは処方された量を服用したのち、テネシー州のノックスビルで開かれる聖職者の一連の会合に出かけた。翌日、バードは「絶えず尿意を感じた」にもかかわらず「尿を出し始めるのが困難で、ほとんど出なかった」という。それからも排尿が困難な状態が続いたので、数日後にバードはノックスビル病院に入院した。すると重い腎不全だと診断された。医療従事者が腎臓の働きを刺激するための緊急措置として生理食塩水とブドウ糖液を点滴したが、効果はなかった。妻のレオーナと二人の息子が見守るなか、バードは激しい痛みに苦しみながら息絶えた。

シカゴ大学の二人の医師が『ジャーナル・オブ・ジ・アメリカン・メディカル・アソシエーション（米国医師会雑誌）』に論文を発表し、バードの死因はジエチレングリコールだと結論づけた。ジエチレングリコールは腎臓に障害を起こすことが知られていた。バードの治療にあたった医師のカルフーンは落ちこみ、フランクリン・D・ルーズベルト大統領に次のような手紙を送った。

四半世紀以上にわたって医師を続けてきた者はだれしも、それなりに人の死を目にしています。しかし六人もの人が、みな私の患者で一人は親友でもありましたが、私がよかれと思って処方した薬を服用したあとに亡くなったこと、そして、同じような症例に対して長年使ってきた薬が突如として致命的な毒になってしまったことに気づきました。その薬は、立派で評判のよいテネシー州の製薬会社から、最新で最も今風のタイプだと推奨されたものですが、それがいきなり毒に変貌したのです。なんといいましょうか、それに気づいたことで、私の心は昼も夜も、耐えて乗り越えるのはとても無理ではないかというほどの苦しみに満ちています。

マッセンギル社のスルファニルアミド製剤によって、全米で一〇〇人を超える犠牲者が出た。なかには、喉の痛みを治すためにそれを処方された多くの子どもが含まれていた。子どもを亡くした母親の一人でオクラホマ州のタルサに住んでいたメイズ・ニディフラー夫人も、ルーズベルト大統領に手紙で訴えた。

初めてお医者様を［娘のジョーンのために］呼びましたところ、エリキシール・スルファニルアミドを処方されました。それで、私たちに残されているのは、娘の小さなお墓の手入れをすることだけでございます……娘の小さな体があちこち寝返りを打つさまが目に浮かびますし、痛みのあまり上げる小さな悲鳴も聞こえてくるものですから、私は気が狂いそうになります……どうか、幼い命を奪い、今夜の私のように多大な苦悩と暗い先行きを遺族に残す、そのような薬の販売を止める手立てを講じてくださいますよう切にお願い申しあげます。

一九三〇年代、連邦政府は、紙挟みやズボンのように、とりたてて安全規制を必要としない製品と同じようなやり方で医薬品を扱っていた。アメリカ医師会も新薬の承認に関与していなかった。医師からなるこの主要な職能団体は、製薬企業や医師から自発的に提供された薬に関する情報を共有するだけだったのだ。S・E・マッセンギル社はエリキシール・スルファニルアミドの情報をいっさい明らかにしていなかったので、医師会の手元にはなんの情報もなかった。

医師会は、エリキシール・スルファニルアミドによって患者が死亡したとの報告を受け取ると、サミュエル・エバンス・マッセンギル本人に電報を打ち、S・E・マッセンギル社の薬の成分を開示するように求めた。マッセンギルは、その薬にジエチレングリコールが含まれていることを認めたが、その事実は絶対に伏せておいてほしいと強く要求した。もっとも、それはジエチレングリコールが危険なものだと思ったからではなく、他社が薬の配合を盗もうとするのではないかと恐れたからだった。アメリカ医師会が、エリキシール・スルファニルアミドによる死亡例が増加している事実についてマッセンギルに問い詰めると、マッセンギルと主任化学者のワトキンスは毒性試験をまったくしていなかったことを認めたが、エリキシール・スルファニルアミドとほかの薬との飲み合わせが悪くて死亡事故が起きたのかもしれないという意見を述べた。ワトキンスは自分の製品に対する信頼を示すため、少量のエリキシール・スルファニルアミドを飲みこんで、「有害な作用がなかったことを謹《つつし》んで報告いたします」と伝えた。

だが、ワトキンスが自分の体でいい加減な実験をしてから二週間後、S・E・マッセンギル社は急に方向を転換した。一九三七年一〇月二〇日、マッセンギルはアメリカ医師会に次のような短い電報を送った。「エリキシール・スルファニルアミドの使用後に用いる解毒薬や治療法についての提案を、電信会社ウエスタンユニオンによる料金受取人払いの電報で知らせていただきたい」。医師会も同じく手短に返信した。「マッセンギル社のエリキシール・スルファニルアミドに対する解毒薬は知られていない。治療法は対症療法だと推定される」。いいかえれば、腎臓を破壊する副作用を打ち消す方法はないということだった。

一方、ＦＤＡはこの危機に対応すべく、資源が限られているなかで最善を尽くした。少し前に当局は、テネシー州のブリストルにあるＳ・Ｅ・マッセンギル社の本社に調査官を派遣した。到着した調査官たちは、同社がすでに営業担当者や薬剤師、医師に、エリキシール・スルファニルアミドの在庫を返送するよう電報を打っていたことを知った。ただし電報は、緊急の警告というわけではなく次のように書かれていた。「エリキシール・スルファニルアミド製品を回収する。未開封の在庫をすぐに返却してください」。マッセンギルはＦＤＡの調査官たちからもっと強制力のある電報を打つように強く要求され、一〇月一九日に電報で新たなメッセージを送った。「至上命令。出回っているエリキシール・スルファニルアミドをただちにすべて回収せよ。本製品は生命に危険を及ぼす恐れがある。当社の費用で在庫をすべて返送せよ」

アメリカで初めて起きたこの医薬品危機では、二三九人いたＦＤＡの現場調査官がほぼ総動員され、有毒なエリキシール・スルファニルアミドを回収するため全米に派遣された。これは、医薬品の安全性の確保が実際にはＦＤＡの責務ではなかったことからすれば、じつに見事な対応だった。調査官たちは労を惜しまず、エリキシール・スルファニルアミドを処方した医師、それを販売した薬局、それを服用した患者を片っ端から見つけ出した。

それで、流通していた総量二四〇ガロン（約九〇八リットル）のうち、二三四ガロンと一パイント（約八八六リットル）がなんとか回収された。それでも、行方のわからない六ガロン（約二二リットル）によって、一〇〇人以上の犠牲者が出た。

メディアは大衆の憤《いきどお》りを大々的に報じた。大衆がビジネス手法に対してこれほどの怒りを爆発させたのは、アプトン・シンクレアが一九〇六年に小説の『ジャングル』（大井浩二訳、松柏社）で精肉業界のひどい実態を暴いて以来、初めてだっただろう。サミュエル・エバンス・マッセンギルはこの不祥事における個人的な責任を問われると、次のようにいい張った。「弊社の化学者と私は、結果的に死亡事故が起きたことを誠に遺憾に思っております。しかし、本製品の製造過程にはなんら落ち度はありませんでした。われわれはこれまで専門家の要求に対して正当に対応してきており、この思いがけない結果はただの一度も予見できませんでした。したがいまして、われわれの側にはいかなる責任もないと存じます」

法的にいえば、マッセンギルの言い分は正しかった。当時の法律に基づけば、彼の会社は重罪と見なされうる違反を犯したわけではなかったからだ。テネシー州グリーンビルにある連邦裁判所は、一九〇六年に成立した純正薬事法の細則に違反したとしてS・E・マッセンギル社に有罪の判決をくだした。その法律では、製剤にアルコールが含まれていない場合には「エリキシール」と銘打つことが禁止されていたのだ。一七〇件以上の違反があったとして、マッセンギル社は不当表示一件あたり一五〇ドル、総額で二万六〇〇〇ドルの罰金を支払った。だが、一二一人の犠牲者の遺族に対する賠償はなにもなかった。

ただし、マッセンギルの致死的なスルファニルアミド製剤をつくった化学者のハロルド・ワトキンスは、とても社長のようにのうのうとしていられなかった。この大惨事のなか、自分が果たしてしまった役割の重大さに責めさいなまれたのだ。とうとうワトキンスは、連邦裁判所の審理を待つあいだに銃で頭を撃ち抜いて自ら命を絶った。一方、サミュエル・エバンス・マッセンギルは社長の座にとどまり続けた。彼は単独の事業主だったので、その地位は奪われなかったのだ。S・E・マッセンギル社は同族経営の民間製薬企業として営業を続け、一九七一年にビーチャム社に買収された。ビーチャム社は一九八九年に別の製薬企業と合併してスミスクライン・ビーチャム社となり、さらなる合併によって二〇〇〇年にグラクソ・スミスクライン社が誕生した。というわけで、S・E・マッセンギルの子孫企業は今日まで生き延びており、医薬品の売上高は毎年、数百億ドルにのぼっている。

エリキシール・スルファニルアミド中毒に対する非難の声は、犠牲者の遺族からルーズベルト大統領に出された手紙などの有名なものを含めて高まっていった。これを受けて議会は一九三八年、医薬品の販売や宣伝を規制する連邦食品・医薬品・化粧品法を成立させた。この法律によって、現代のFDAができあがった。今日ではFDAは、臨床試験が始まるずっと前の初期段階から新薬の開発を監督する。[*2] 世に出る薬の開発にいずれ結びつく可能性のある薬理学的研究はすべて、「医薬品安全性試験実施基準」、略してGLPという管理制度のもとで実施されなくてはならない。私が製薬大手のサイアナミッド社の幹部からかつて聞いた話によれば、GLPは「自分たちが詐欺師でないという証明を強制することを目的とした」制度ということだ。

臨床試験を承認する前に、FDAは製薬企業が試験管内および実験動物でおこなった安全性試験の結果をまとめた関係書類一式を審査する。そして、これらの安全性データが必要条件を満たしていると判断したら、臨床試験への移行を承認する。当然、臨床試験もFDAの監視下でおこなわれる。新薬は、安全であり、それが謳う効能があるとFDAから判断された場合にのみ販売が認可される。薬が市場に出たあとも、FDAの監視は続く。臨床試験中には発覚しなかった予期せぬ反応や、まれな反応がないかどうかを確かめるのだ。

スルファニルアミドのブームが絶頂を極めた一九三七年、当初のFDAには、調査官と化学者からなる実働部隊が総勢で二三九人いた。二〇一三年には、FDAは九〇〇〇人以上の職員を擁しており、年間予算は一二億五〇〇〇万ドルを超えた。患者や消費者の立場でいわせてもらえば、製薬産業のように市民の健康を害しかねない産業はどれも、当局による注意深い規制監視が必要だと私は固く信じている。したがって真の問題はこれだ。政府による規制とイノベーションの自由との適切なバランスはどこなのか？

一九三七年には、そのバランスが取れていなかった。製薬企業は、公的資金で冒険する自由をあまりにも多く与えられていた。今日では、物事はより複雑になっている。エイズ危機の初期を思い起こしてみよう。当時、アクトアップなどの市民運動団体が、エイズ治療薬候補に対する臨床試験の実施基準を緩めてほしいとFDAに嘆願した。[*3] 患者の擁護者たちは、エイズ患者はすでに死にかけているのだから、製薬企業が抗HIV薬の実験薬を試験するのを当局が許可して、患者に万が一でも生きる望みを与えればいいではないかと主張した。それは、バランスを安全重視からイノベーション重視へと傾けるのが理にかなっていると思われる状況だった。

製薬業界で四〇年あまり過ごしてきた私個人としては、医薬品研究者の圧倒的多数は、病気の人を本当に救える薬の探索に身を捧げている正直な人びとだと信じている。大手製薬企業に対する世間の風当たりは強いが、医薬品のリコールのほとんどは、詐欺や金銭欲が引き起こしたものではなく、人間の生物学的機能に関する研究の最前線で働いている人びとによる純粋なミスが原因だ。その一方で、現代の新薬開発に膨大な費用がかかることを踏まえれば、開発費を多少とも節約したいという誘惑は依然として強い。

私は、「フェン・フェン」と呼ばれるダイエット薬併用療法の人気が沸騰していたころに、その製造元であるアメリカン・ホーム・プロダクツ（AHP）社の医薬部門で働いていた。食欲抑制薬のフェンフルラミンはAHP社によって一九七〇年代に初めて臨床に導入されたが、一度もたいして普及しなかった。減量効果が長続きしなかったからだ。フェンフルラミンの売り上げはほどほどの状態が続いていたが、一九九二年、ロチェスター大学の研究者たちが、フェンフルラミンともう一つの痩せ薬であるフェンテルミン（やはりAHP社が製造）を組み合わせて服用すると、慢性的な肥満患者の体重を食事療法や運動より効果的に減らせることを示す研究結果を発表した。

フェン・フェン併用療法は瞬く間に評判の的となった。一九九六年には、アメリカで発行されたフェン・フェンの処方箋が年間六六〇〇万枚に達していた。だがまずいことに、AHP社は両方の薬を製造していたとはいえ、フェンフルラミンとフェンテルミンを組み合わせた形での実験をしたことがなかった。私はAHP社の研究仲間たちとともに、急に人気を博した二剤の組み合わせに関する知見を得るための取り組みを社内で始めるべきだと主張した。私たちは経営陣に、AHP社は、十分に理解されていないものを今や何百万人もの人に売っているのだと警告を発した。

　だが、経営陣は私たち研究者の懸念に聞く耳をもたなかった。なんといっても、FDAは両方の薬を承認したのだし、FDAの承認を取得するのは容易ではなく、それには多額の費用がかかっていた。さらに、ロチェスター大学の研究者たちは、フェンフルラミンとフェンテルミンの組み合わせは安全で減量に効果があるとして自主的に推奨していた。役員たちは、わが社ですべきことをすでに全部終えていると主張した。だから、新しい研究や試験にさらなる資源を投じる必要はないというわけだった。しかし彼らは、この予算を惜しむ決断をやがて後悔することになる。

　一九九六年、『ニューイングランド・ジャーナル・オブ・メディシン』誌に、フェン・フェンを用いた二四人の患者について報告する論文が掲載された。その論文では、フェン・フェンと心臓の僧帽弁《そうぼうべん》の機能不全との関連が述べられていた。その年に三〇歳のある女性が、フェン・フェンを一カ月にわたって服用したのち心臓に障害をきたした。その後、女性は死亡した。いくらもしないうちにFDAは、フェン・フェンを服用した患者で僧帽弁の異常による心臓病が起きたとする報告を一〇〇件以上受け取った。さらなる調査により、それぞれの薬を単独で用いた場合に毒性が現れることはごくまれにしかないものの、組み合わせて用いると心臓の不具合がより起こりやすいことが明らかになった。最終的に、

FDAは二剤の組み合わせにおいてフェンフルラミンが有害物質であることを突き止め、一九九七年にフェンフルラミンの回収を命じた。

患者たちが大挙してAHP社に対する訴訟を起こし始めた。『アメリカン・ローヤー（アメリカの法律家）』という雑誌は、フェン・フェンに関する特集記事を載せ、この痩せ薬の併用療法による被害者とされる人びとから五万件を超える製造物責任訴訟が起こされたと伝えた。二〇〇五年の時点で、AHP社（のちに社名をワイスと変更し、現在はファイザー社の一部となっている）は、訴訟を起こした多くの被害者に五〇〇〇ドルから二〇〇万ドルを支払う和解案を提示していた。これらの和解案は、賠償額が低すぎるとして拒絶されることもあった。AHP社の賠償額は、総額で一四〇億ドルにのぼったと推定されている。

フェン・フェンの大事件は、規制の適切なバランスを取ることの難しさを物語っている。エリキシール・スルファニルアミドの開発とはちがい、二つの痩せ薬では、それぞれの開発の各段階で厳重かつ用心深い監視がおこなわれた。AHP社はフェン・フェンの組み合わせについては明確な試験を一度も実施しなかったが、医師が合法的な薬同士を新しい組み合わせで処方することは、珍しくもなければ違法でもなかった。AHP社の経営陣は、フェンフルラミンが突如として爆発的に売れ始めたあとに追加の実験をしないという決断をくだしたが、この決断が倫理的によくないかといえば、白黒ははっきりしない。なにぶん、経営陣はフェンフルラミンが売れることをずっと願っていたし、ＦＤＡの厳格な審査制度では、ある医薬品が広く使われる可能性が想定されている。

エリキシール・スルファニルアミドについていえば、最も基本的な安全性試験すら飛ばしたことでＳ・Ｅ・マッセンギル社の経営者と化学者の両者には明らかに罪があった。一方、ＡＨＰ社には組織として、フェン・フェンの被害者に対する道徳的な責任や法的な説明責任があることに変わりはないが、フェン・フェンの危害をもたらすまずい決断をしたとして、だれか――強欲な悪者なり無知な役員なり――を名指しして倫理的責任を負わせることは難しい。僧帽弁の異常はきわめてまれな副作用なので、大勢の人びとが二つの薬を組み合わせて大量に使い始めるまで、そのようなケースが単に出てこなかったのだ。

私には、ＡＨＰ社は販促のところで一線を越えたように思える。営業担当者がロチェスター大学の研究について医師に伝えること自体はまったく合法的だったが、ＦＤＡがフェン・フェンの使用を実際に認可していない限り、二剤の併用療法をあからさまに促すのは倫理に反しており違法でもあった。それなのに、ＡＨＰ社の営業担当者は医師たちに、フェン・フェンを処方するようにはっきりと勧めた。

エリキシール・スルファニルアミドとフェン・フェンの事件は、新薬の開発につきまとう最も厄介な側面の一つを浮き彫りにする。それは副作用の問題だ。マッセンギル社の薬のケースでは、おもな副作用（腎臓の致死的な障害）の原因は薬の有効成分ではなく製剤――薬を人間が服用するのに適した形につくること――にあった。今日、ＦＤＡの規制は、製薬企業が有毒な添加物を含む製剤を売り出せないように徹底する形で定められている。

それに対し、フェン・フェンの危険な副作用の原因は二つあった。一つめは、二つの薬に含まれる有効成分の予期せぬ相互作用で、二つめは、臨床試験中には一度も現れなかったフェンフルラミンのまれな副作用の発生だ。薬の相互作用による副作用は、今日でも依然として珍しくないリスクである。たとえば、アルコールとベンゾジアゼピン系薬（抗不安薬のリブリウムなど）の組み合わせや、抗うつ薬のモノアミン酸化酵素阻害薬（ナーディルなど）と抗うつ薬の選択的セロトニン再取りこみ阻害薬（プロザックなど）の組み合わせは死を招く恐れがある。ＦＤＡは、薬の併用によって起こりうる思わぬ副作用を迅速に突き止めるため、薬の発売後も有効性や安全性を監視する。だが、ＦＤＡに承認された薬同士の新たな組み合わせによって、危険な副作用や命に関わる副作用が今後また起きないとは限らない。

では、そもそもなぜ薬には、そんなに多くの望ましくない副作用があるのだろう？　しかも、一種類の薬を一つの理由で服用した場合にも副作用が起こるのはなぜなのか？　私の意見では、それには二つの基本的なメカニズムに基づく説明がある。一つめは、体のさまざまな部分にえてして同じような生物学的標的が存在するため、多くの薬が体内で複数の生理学的標的に影響を及ぼすことだ。その好例として、ガンを攻撃する古典的な化学療法薬がある。これらの「化学療法薬」は、ガン細胞の急速な細胞分裂プロセスに作用することでガン細胞を殺す。だが、体内ではほかの多くの細胞も（新しい血液をつくり出す骨髄細胞など）、やはり急速に細胞分裂をしているので、それらも化学療法薬によって悪影響を被る。もう一つの例として、バイアグラがある。バイアグラはペニスに存在する5型ホスホジエステラーゼ（PDE5）という酵素を標的とする。だがPDE5は循環系にも存在するので、バイアグラを服用すると、意図せぬほてりや頭痛が起こることがある。さらに、PDE5とよく似たPDE6という酵素が目の網膜に存在するので、バイアグラの用量が高いと失明につながる恐れがある。

どんな種類の受容体も、体内で複数の場所に存在することが多く、ほかの種類の受容体と似ていることもあるため、たった一つの特異的な生理学的標的にのみ作用する化学物質を見出すのはきわめて難しい。だがときには、ある薬が同時にいくつもの標的に作用することがかえって好都合な場合もある。たとえば、抗精神病薬は複数の標的を活性化するが、二つの標的（ドーパミン受容体とセロトニン受容体）に対する作用によって、偶然にも互いへの作用が打ち消される。抗精神病薬がドーパミン受容体に作用すると、自分の意志とは無関係な運動を引き起こすことがあるが、同じ薬がセロトニン受容体にも作用することによって、こうした不随意運動が減少する。

薬が望ましくない副作用を生じる理由として、基本的なメカニズムによるものがもう一つある。それは薬が化学物質だということだ。異質な化学物質が体内に入ったときには必ず、それらが、体内でよどみなく流れている自然の化学物質（健康な生理学的プロセスの副産物で「代謝物」と呼ばれる）と望ましくない形で相互作用する可能性がある。薬はそうした代謝物の不完全な代替物として働くことがあり、その結果、たとえば体のさまざまなプロセスがおかしくなってしまうことがある。また、薬が体内の代謝物と直接化学反応を起こして、新たな化合物や、ときには有毒な化合物を生じる可能性もある。

化学物質が、好ましくない副作用や有害あるいは危険な副作用を生じずに有益な効果のみを生じることは、一言でいえばほぼありえない。そのためドラッグハンター（それにFDA）はつねに、これらの肯定的な反応と否定的な反応を天秤にかけたうえで、なんらかの薬が、人間が使うのにふさわしいかどうかを判断する必要がある。

新しい治療薬や治療法を見つけるためには、多少のリスクを冒す覚悟がなくてはならない。リスクを負わなければ、これまでにない新しい薬を開発できるはずがないからだ。規制を厳しくすればこのリスクは減らせるが、規制が増えれば新薬の開発費用はますますかさむ。今日では一つの新薬を開発するのに平均で一四〜一六億ドルかかると推定されている。財政面のハードルがこれほど途方もなく高いと、有望な薬が設計段階から先に進むことはほとんど見込めない。フェン・フェンが引き起こしたような大事故がまた起こる可能性を排除したければ、新薬承認に対する規制を拡大し、さまざまな薬の組み合わせに関する評価を義務づけるしか解決策はないが、そうすれば新薬の開発費用は膨らむばかりだ。そうなると、新しく登場する薬はさらに減るだろう。このジレンマは、現代の新薬探索を阻む最大の障害であり続けている。新薬の安全な探索には信じられないほどの金がかかるが、安全を確保するための法外な費用なくしては、弱い人びとは健康を損なったり死亡したりするかもしれない。

さらに、ＦＤＡは政府の官僚機構なので、どうしても無駄を排除できない体質が残っており、そのせいで有用な薬の開発が混乱に陥ったり遅れたりすることがある。一例を紹介しよう。一九八〇年代後半に、私が働いていたサイアナミッド社の同僚が、上司たちに対する怒りを募らせて会社を辞め、ＦＤＡの職を得た。大手製薬企業からＦＤＡへのこうした転職はよくあることなので、私はあまり気にせず、引き続き新薬開発の日々の仕事にいそしんだ。しかし、それから私は、ＦＤＡに提出した書類の一部が、やたらと厳しい目で審査されていることに気づき始めた。私たちが報告書を提出するたびに、FDA側は些細でどう見ても故意ではないミスを見つけ出し、研究内容を修正して結果を再提出するように要求してきた。スケジュールの遅れはどんどんひどくなった。さらに悪いことに、関係書類の再提出を迫られるたびに開発費が積み上がっていった。

とうとうサイアナミッド社は、なぜFDAのお役所仕事にこれほど振り回されるのかを探り出すことにした。原因は元同僚だった。彼はFDAでの新しい地位を利用して、私たちの新薬探索を邪魔していたのだ。これは、表向きは違法ではなかった。彼は、私たちへの異議や妨害理由をなんの根拠もなくでっちあげていたわけではなかったからだ。ただ、提出書類のあらを、どうでもいいことだろうと微々たることだろうといちいち探し出し、その不備により全体的な（そして多くの費用を要する）修正が必要だと難癖をつけてきた。それが悪意に満ちた復讐だったことに疑いの余地はない。だとしても私たちには、こちらを苦しめる元同僚が、なにかの理由でFDAの上司たちに腹を立ててFDAも辞めてくれたらしめたものだが、と願うしかなかった。

現在もFDAは、アメリカでエリキシール・スルファニルアミド事件のような重大事故の再発を防ぐ最大の盾である。しかし、この防御力には大変な出費を伴う。二〇〇一年九月一一日の同時多発テロから約二週間後、私は所用によりニュージャージー州からボストンに飛ばなくてはならなかった。ちなみに、そのルートはよく使っていた。ニュージャージー州のニューアーク空港に着いてみると、空港は閑散として人気《ひとけ》がなく、じつに不気味だった。私のフライトは、たいていは過剰予約のせいで、一〇〇人以上の乗客が飛行機に乗ろうとして押し合いへし合いをするのだが、その日はわずか二十数人の乗客しかいなかった。私は通路側の席に身を沈めた。通路をはさんだ席には、女性が腰をおろした。その一分後、肌が浅黒くふさふさとした黒い顎ひげを生やした男性が、機内を私たちのほうに重い足取りで近づいてきた。女性が私の手をつかみ、おびえたように声を震わせてつぶやいた。「ああ神様……」

もちろん、何事も起きなかった。その男性は中東の人に見えたが、出身地はほかにもいろいろありうるし、その人も機内のほかの乗客と同じように不安を感じていただけだろう。そのように不安や疑心暗鬼が渦巻く状況では、だれもが運輸保安庁（TSA）の設立をありがたく思った。そして9・11後の何年かは、空港に頼もしいTSAの職員がいることを喜んで受け入れた。

しかしいうまでもなく、最近ではみながTSAに対して不満を抱いている。飛行機で移動するたびに、ポケットの中身を空にし、靴を脱ぎ、ベルトをはずし、ノートパソコンを引っぱり出さなくてはならない。もはや飲み物も持ちこめないし、シャンプーや練り歯みがき、シェービングクリームといった一般的な洗面用具のたぐいもすべて、つい置き忘れそうな小型サイズのもの以外は持ちこみが禁じられている。保安検査の列は延びる一方だし、長く待たされたせいで搭乗口に着くのが遅れ、フライトを逃してしまう場合もある。

社会をテロから守るためには、安全性と、個人の自由およびコスト（安全性を強化するための増税や運賃の値上げなど）のバランスを絶えず取り直すことが欠かせない。それと同じく、社会を危険な薬から守るためには、安全性と、コストおよび重要な薬の実用化が遅れることとのバランスを絶えず取り直すことが求められる。

7 新薬探索のオフィシャルマニュアル

薬理学が科学になる

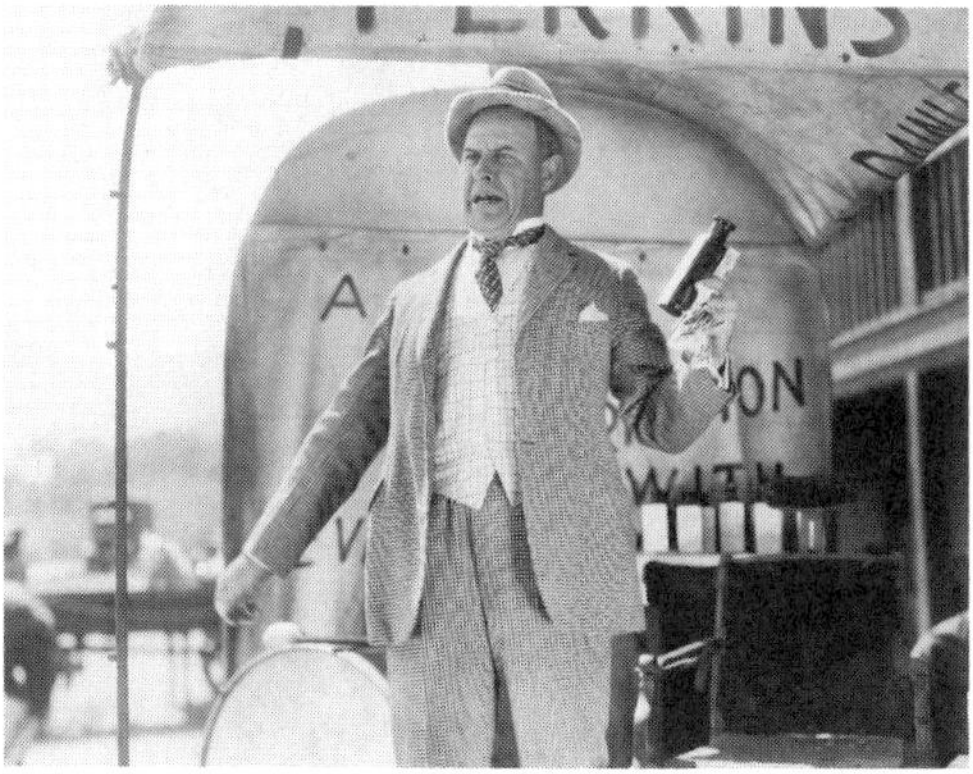

スネークオイルのセールスマン

「私がエール大学にいたころ、ハーバードとエールの学生は、どちらの薬理学講座のほうが最悪かについてよく議論したものだ」

――ルイス・S・グッドマン博士、『治療学の薬理学的基礎』(邦訳は『グッドマン・ギルマン薬理書』(高折修二・橋本敬太郎・赤池昭紀・石井邦雄監訳、廣川書店)) 著者一九世紀後半、大陸横断鉄道を建設するため何万人もの中国人労働者がアメリカになだれこんできた。これらの移住者たちは、お気に入りの民間療法の一つをもちこんだ。弱い毒をもつ中国のドロヘビから抽出した油脂状の万能薬である。中国人労働者は、関節炎や滑液包炎の痛みを和らげるため、この塗り薬を関節にすりこんだ。多くの実業家が、この異国の軟膏がアジア人移住者のあいだではやっているのを目撃し、スネークオイルのアメリカ版をつくれないかと思案し始めた。

こうした利にさとい資本家の一人に、やがて「ガラガラヘビ王」として知られるようになる男がいた。それがカウボーイだったクラーク・スタンリーで、彼は、ホピ族の祈禱師《きとうし》から、大草原《プレーリー》に生息するガラガラヘビの油の驚くべき力について伝授されたと豪語した。

そして、自分で調合したスネークオイルを一八九三年のシカゴ万国博覧会で呼び売りした。スタンリーの販促法は、新しい薬の商品を宣伝するさいに演出がいかに大事かという点を彼がわきまえていることを示していた。デモンストレーションに見とれている見込み客たちの前で、スタンリーはうごめく袋に手をつっこんで毒牙をむく長いガラガラヘビを取り出す。次にナイフで手際よく内臓を抜き取ると、煮立った釜にヘビを放りこむ。脂肪が釜の湯に浮いてきたら、ガラガラヘビ王は脂肪をすくい取って透明な高さ一〇センチほどの瓶に入れる。心を奪われた見物客は、われ勝ちにクラーク・スタンリーのスネークオイルを買った。

じつのところ、スタンリーのスネークオイルには、ガラガラヘビだろうがなんだろうが、たいていヘビの油は一滴も入っていなかった。スネークオイルの瓶に含まれていたのは鉱油の混合物、牛脂、赤唐辛子で、それに少量のテレピン油を加えて薬らしい匂いをつけてあった。ただし、スタンリーの客たちが完全にいんちきな商品を買っていたのだとしても、ほとんど問題ではなかった。本物のヘビの油にせよ偽の油にせよ、どんなヘビの油にも治療効果はまったくないからだ。

スタンリーのスネークオイルが、かつがれやすい大衆に万博で販売されてから約半世紀が過ぎたころ、エリキシール・スルファニルアミド事件が一九三七年に起こり、規制されていない医薬品の危険性が浮き彫りになった。その事件は、五〇年以上続いた無法な西部開拓時代の終わりを告げ、アメリカで薬を売る場合になにをしてもかまわないというアプローチはもはや許されなくなった。ただし、エリキシール・スルファニルアミドが多くの犠牲者を出したことで、製薬業界への政府の関与に対する社会の意識が大きく転換し、それが強力で積極的なFDAに具体化されたとしても、新薬探索にまつわる特に厄介な事実の一つは変わらなかった。それは、薬理学が依然として首尾一貫した科学ではなかったことだ。

一九四〇年代に入り、消費者は、新薬開発に対する政府の監視を強化すべきだと要求していたにもかかわらず、FDAが監視の指針として頼れるハードサイエンスはほとんどなかった。一九四〇年代には、医学部の大多数に薬理学科がなく、薬理学の講座すらほとんどなかった。その一因は、医薬品科学には根本的な理念や学問の軸となる因果律がまるでなかったことにある。その点は、たとえば航空科学とは異なっていた。航空科学は飛行に関わる四つの力ベクトル（推力、抗力、揚力、重力）を中心に構築されているので、関係者は翼をもつ構造からどれだけの揚力が生み出されるのかを正確に予測できた。一方、薬理学は微生物学、生理学、化学、生化学からの思想が入り交じって混沌としていたうえ、さまざまな状況における薬の効果についての相容れない臨床観察結果が一緒くたになっていた。

新薬開発の分野では、事実と嘘が入り乱れて大混乱があったため、ほとんどの医師は、薬理学の原則を医学生に教えても無駄だと考えていた。なにしろ、あまりにも混乱が多いので、役立つことを教えるのと同じくらい誤りを教えてしまう可能性があったのだ。そのため、学生は薬の性質について、自分の研修病棟を担当する医師から直接教わった。つまり、年上の医師がさまざまな薬に関する自らの経験を単に分け与えたということだ。というわけで、どんな状況でどの薬を使えばいいのかに関する指針は、師匠から弟子に伝えられるきわめて個人的な知恵であり、そんな状況は中世の薬剤師のやり方となんら変わらなかった。薬について書物や科学文献から学ぶことは、はっきりいって無理だった。

薬の探索法、試験法、投与法をめぐるストーリーがついにれっきとしたものになったのは、エール大学にいた二人の若者が類のない科学的試みを発案したことによる。一九三〇年代の終わりごろ、アルフレッド・ギルマンとルイス・グッドマンは、エール大学医学部薬理学科の助教授に新しく任命された。当時、薬理学科は全米でも数少なく、二人は薬理学を医学生に教えるという嫌な役目に就かされたのだった。二人が直視せざるをえなかった最大級の問題の一つが、まともな薬理学の教科書が一つもなかったことだ。既存の教科書は、記述がお粗末か、どうしようもないほど時代遅れなものばかりだった。しかも、ほとんどの教科書には両方の欠点があった。

そこでギルマンとグッドマンは、力を合わせて自分たちの教科書を執筆することにした。コルドゥスが五〇〇年前に画期的な薬物事典の『薬法書』を著したように、二人の若い科学者は、薬について知られている情報をすべて盛りこんだ包括的な概論と呼ぶべき書籍の創作に乗り出した。そしてコルドゥスのように、彼らは実際的で根拠《エビデンス》に着目した姿勢でこのプロジェクトに臨み、言い伝えではなく発表された研究のデータをよりどころにした。だがギルマンとグッドマンは、コルドゥスも成しえなかったことにまで踏みこんだ。ほかの医学の知識を活用して、薬について知られているわずかばかりの情報を、人間の生理機能や病変、治療原則について知られている、より大きな枠組みのなかに位置づけるという非常に独創的な試みをしたのだ。二人による特に果敢な決断の一つは、この教科書を、薬力学を中心として構成するというものだった。薬力学は薬の用量と生理学的影響の関係を研究する分野で、生まれてからまだ日が浅かった。今日、薬力学は現代薬理学の主要な概念だが、一九三〇年代当時には、グッドマンとギルマンの同僚の多くは、薬力学にはほとんど価値がないと見なしていた。しかしグッドマンとギルマンは、薬について知られている情報のうち、事実に基づくものや実証ずみのものをすべて一箇所にまとめたいと思った。

それで当然ながら、その教科書づくりは巨大プロジェクトとなった。まもなく二人はその仕事で時間をすっかり取られるようになり、教授活動に集中することが難しくなるとともに、自分たちの研究にも手が回らなくなった。これにより、教科書作成プロジェクトはたいそう危険な賭けとなった。終身在職権を得る見込みも含めて、グッドマンとギルマンの学者としてのキャリアは、独自の研究を論文で発表することで築かれるものであり、学生向けの新しい教科書を執筆することはキャリアとして評価される活動ではなかった。それでも二人は執筆を続行し、薬に関するより綿密な情報を収載していった。それとともに、教科書に含まれる語数もますます増えていった。

あなたの目の前にある本書の原書には、約七万五〇〇〇語の単語が含まれている。標準的な英訳聖書とされるジェームズ王欽定《きんてい》訳聖書の単語数は、旧約聖書と新約聖書を合わせて七八万三一三七語だ。しかし、出版社のマクミラン社がグッドマンとギルマンの完全原稿をようやく受け取ってみると、語数が一〇〇万語を超えていたので編集者は仰天した。

ただちにマクミラン側は、原稿を切りつめるように働きかけた。だが二人の著者は、一文たりとも削らないと譲らなかった。なぜなら、薬の科学に関する幅広い科学的概説を初めてまとめたと自負していたからだ。それでマクミランは仕方なく、最終的に無削除版の『グッドマン・ギルマン薬理書』を一九四一年に出版することに同意した。ただし、一二〇〇ページに及ぶその本に一二ドル五〇セントの値をつけた（今日の価格に換算すれば約一八五ドル）。それは、当時出回っていたほとんどの医学教科書と比べて五〇パーセント以上高かった。売れ行きを疑問視していた出版社は、こんなに法外な小売価格ではほとんど売れまいと予測し、三〇〇〇部しか刷らなかった。そして、初版が四年以内に売り切れたらボーナスとしてスコッチウイスキーを一ケース（一二本）出すと、二人に約束した。

グッドマンとギルマンは、約束のスコッチウイスキーをもらった。しかもそれは、出版からわずか六週間後のことだった。初版は八万六〇〇〇部以上売れた。『グッドマン・ギルマン薬理書』は、薬学を統合したバイブルとして薬学界にすぐさま受け入れられた。その教科書には、既知のあらゆる薬に関する詳細で根拠に基づく情報が含まれていた。それだけでなく、薬の情報を、指針となる科学原理を中心にしてまとめ、雑多な知識の寄せ集めから深遠な秩序感覚を引き出そうとしたのは、その教科書が初めてだった。こうしてついに、ある薬について確かなことを学びたい、あるいは薬の科学全体について独学したいと思ったら、『グッドマン・ギルマン薬理書』を丹念に調べれば事足りるようになった。ちなみに、この教科書に重要な欠点があるとしたら、専門性がずいぶん高かったことだ。そのため、本来は学生向けの教科書だったが、学生には難しすぎて読めないこともあった。

その教科書が出版されていたころ、グッドマンとギルマンはアメリカが第二次世界大戦に参戦したことを受けて軍の仕事に就いた。そして、『グッドマン・ギルマン薬理書』で説明した考えを取り入れ、新薬探索で合理的な取り組みをおこなった。アメリカ陸軍はエール大学と契約し、有機リン化合物やナイトロジェンマスタードといったドイツの毒ガス兵器の解毒剤を開発するように要請した。ギルマンとグッドマンは、この毒ガス対策プロジェクトを任され、研究中に、ナイトロジェンマスタードが細胞毒性を示すことに気づいた。つまり、その毒ガスは人間の細胞を破壊するということで、特に骨髄や消化管、リンパ組織のような増殖の早い細胞を殺した。二人は、ナイトロジェンマスタードを別の目的に転用して悪性リンパ腫の治療に使えないだろうかと考えた。健康な細胞を殺すことなく、増殖の早い腫瘍細胞を狙うことができるのではないかと思ったのだ。

当時、ガンの治療法は、どのガンに対しても手術か放射線療法しかなかった。グッドマンとギルマンは、リンパ腫を発症したマウスでナイトロジェンマスタードを試した。マウスの腫瘍はすみやかに消失した。次に彼らは、もはや放射線療法が効かない末期リンパ肉腫の患者にナイトロジェンマスタードを使ってみた。効果は目覚ましかった。二日以内に患者の腫瘍が柔らかくなり、四日以内に腫瘍が触知できなくなった。それから数日後、腫瘍が完全に消えた。グッドマンとギルマンは、ガンに対する化学療法の最初期の形を発明したのだった。これは合理的な新薬探索の印象的な成果だ。

ルイス・グッドマンは、神経系に影響を及ぼす薬にも関心をもっていた。そのような薬の一つがクラーレだった。クラーレは、熱帯の樹木に巻きつく蔓《つる》性の種子植物の樹皮から抽出される。アマゾン川上流域を探検したヨーロッパ人たちは、先住民族がクラーレに浸した矢か吹き矢を使って狩りをすると報告した（「クラーレ」という言葉はカリブ周辺で使われていた、「鳥を殺す」を意味する「ウラリ」という言葉に由来する）。クラーレは呼吸筋の麻痺を引き起こし、最終的には窒息をもたらす。興味深いことに、クラーレは口から飲みこんだ場合には害を及ぼさない。なぜなら、消化管内面の粘膜を通過できず、血管に入れないからだ。そのおかげで南米の先住民は、クラーレの毒でしとめた獲物を安全に食べることができた。一九四〇年代まで、クラーレは医学界でおおむね異郷の珍奇な薬物としか見られていなかったが、グッドマンはクラーレを手術用の麻酔薬として使えないだろうかと考えた。

手術用麻酔薬には、次にあげる二つの性質が備わっていなくてはならない。（1）患者を無意識にすることと、（2）痛みを遮断することだ。クラーレがこれら二つの要件を満たすかどうかを判断するため、グッドマンはユタ大学医学部麻酔科長に、クラーレを注射してどうなるかを見させてほしいと頼みこんだ。グッドマンの研究チームは年上の麻酔科長に高用量のクラーレを注射し、針で彼の皮膚を突いた。チームはまた、麻酔科長の意識の程度について、あらかじめ打ち合わせておいた、まばたきによる意思の疎通という手段で監視した。

残念ながら、麻酔科長は質問に対してまばたきをして答え、完全に意識があることを示した。すなわち、麻酔薬としての要件の一つめは満たされなかった。なお悪いことに、麻酔科長はまだ痛みを感じ、針で突かれるたびにひるんだ。これで二つめの要件も満たされないことがわかった。実際のところ、クラーレは麻酔科長の意識になにも変化を及ぼさなかった。単に筋肉を麻痺させて動けないようにしただけだったのだ。それどころか、用量が高すぎて、注射後三〇分もすると麻酔科長の呼吸が止まってしまった。グッドマンの新薬探索実験は、あわや麻酔学科長の死亡事故となるところだったが、幸いにもグッドマンはゴム袋を使って、クラーレの作用がなくなるまで麻酔学科長の肺を換気することができた。このときは、興味深い化合物の新しい治療用途を確立しようとしたグッドマンの試みは失敗に終わったが、やはりこの実験から、新薬候補を体系的で合理的な方法で評価できることがグッドマンにはわかった。

今日、グッドマンとギルマンの大著はなおも分量を増している。本書の執筆時点で第一二版をかぞえる『グッドマン・ギルマン薬理書』は、二一世紀の医学生にとっての優れた薬理学の教科書、あらゆるドラッグハンターにとってのバイブルであり続けている。それはまた、子どもの名前のきっかけになった唯一の教科書かもしれない。アルフレッド・ギルマンは歴史的な教科書の二人の著者にちなんで、息子を「アルフレッド・グッドマン・ギルマン」と名づけた。もっとも、この薬理学の色合いを帯びた名前は、息子の重荷にはならなかったようだ。若いグッドマン・ギルマンは、ダラスにあるテキサス大学サウスウエスタン校の教授になり、医薬品の標的の主要なグループであるGタンパク質共役受容体に関する新薬探索研究によって、一九九四年にノーベル生理学・医学賞を受賞した。

一九四一年の『グッドマン・ギルマン薬理書』の出版とともに、ドラッグハンターたちは、薬の科学に対する一貫した枠組みをとうとう手にした。あとは、それを利用して新しい薬を見つけるだけだった。

8 サルバルサンを超えて
土壌由来医薬品ライブラリー

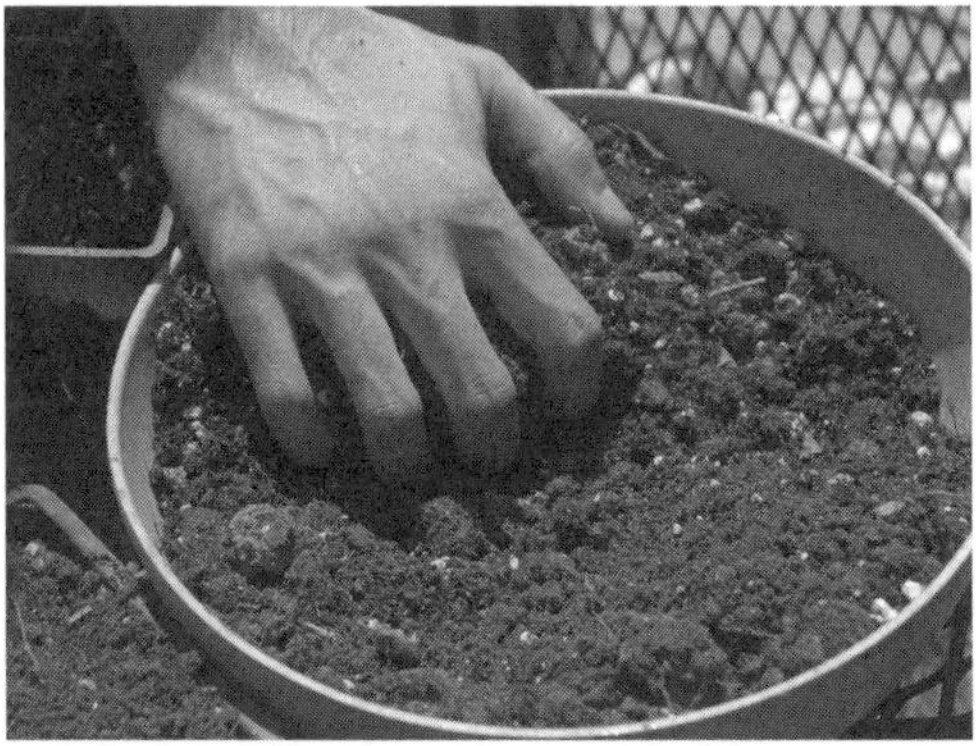

土壌ライブラリー

「地が開いて、救いが実を結ぶように」

――イザヤ書第四五章八節〔『聖書』（新共同訳）より引用〕

梅毒の病原菌を退治するパウル・エールリヒのサルバルサンは、感染症に対する世界初の本物の治療薬として「特効薬」と称えられた。だが、サルバルサンには一つだけ問題があった。梅毒しか治せなかったのだ。

当初、エールリヒは自分の魔法の弾丸がほかの感染性細菌も殺してくれたらと願ったが、一九一〇年代の実験によって、サルバルサンは梅毒トレポネーマという細菌以外には効果がないことがわかった。結核や破傷風、炭疽《たんそ》、百日咳、淋病《りんびょう》、ジフテリア、腸チフス、レンサ球菌咽頭炎、リウマチ熱、ブドウ球菌感染症など、細菌によって引き起こされるほかの病気はみな、相変わらず手のほどこしようがなく命に関わる恐れがあった。サルバルサンは第一次世界大戦中に使われるようになったが、細菌感染による死亡を防ぐことはできず、戦没した全兵士のうち、感染症による死亡者が約三分の一を占めた。

一九二八年、ロンドンのセント・メアリーズ病院で、ある微生物学者が黄色ブドウ球菌の研究をしていた。黄色ブドウ球菌は皮膚に常在する細菌で、通常はおとなしくて害がない。しかし、その細菌がなんらかの方法で人間の血流に入りこむと要注意だ。それで引き起こされる感染症には、子どもで小さな水疱や腫れ物ができる膿痂疹《のうかしん》という軽い皮膚病もあれば、敗血症（血液中毒）や毒素性ショック症候群のように命を脅かすものもある。なお毒素性ショック症候群は致死性が高く、健康な人でも数時間で屍《しかばね》になり果てることがあるくらいだ。この微生物学者は、ブドウ球菌細胞の研究で寒天平板培養法を用いていた。これは、栄養を含むシャーレ（寒天培地）で細菌を培養する方法だ。寒天平板の表面は固体なので、研究者は、細菌の目に見える大きさの集落（コロニー）がシャーレ上で広がる様子を調べることができる。つまり、試験管内で培養したときのように、細菌が飽和して濁った混合液をのぞきこむ必要はない。

ある日、その微生物学者は研究室にやって来て、奇妙なことに気づいた。その科学者の名前がアレクサンダー・フレミングだと伝えれば、次になにが起こったのかを知っている人も多いだろう。言い伝えによれば、フレミングは研究室の窓を開けっ放しにしていた。そして、寒天平板を観察したときに、真菌（カビ）が増殖しているのを見つけた。真菌は窓から部屋に流れこんできたと思われた（もっとも、私はつねづねこの説明を疑ってきた。私は窓を閉めた研究室や窓がまったくない研究室で作業することがよくあるが、それでも寒天培地に雑菌が混入することがままある。真菌の胞子は空気中にいつも潜んでいるからだ）。その真菌がどこから入ってきたのかはよくわからないが、フレミングが確信していた点が一つあった。ブドウ球菌のコロニーは、侵入してきた真菌の近くでは増殖していなかったのだ。フレミングは、その真菌がブドウ球菌にとって有毒な物質をつくり出しているのではないかと推測した。そこで考えをめぐらせた。この謎めいた物質が、別の特効薬の出発点にならないだろうか？

シャーレで増殖していた真菌が青カビのペニシリウム・クリソゲナムだったことから、フレミングはそれにちなんで、まだ正体不明の物質を「ペニシリン」と名づけた。続いて彼は一連の実験をおこない、ペニシリンが細菌を撃退する作用について調べた。うれしいことに、ペニシリンはさまざまな病原性細菌を殺した。フレミングはこの有望な結果を、一九二九年に医学誌の『ブリティッシュ・ジャーナル・オブ・エクスペリメンタル・パソロジー（英国実験病理学雑誌）』に発表した。

フレミングのペニシリンはジフテリアやリウマチ熱、レンサ球菌咽頭炎などのたちの悪い病気に強い効果を示したが、ペニシリンを医薬品として商品化するにはまだ二つの障害があった。一つめは、ペニシリンの大規模な製造法がわからなかったことだ。サルバルサンは染料分子の化学構造を少し変えてできた合成分子だったので、必要な原料の化学物質があれば、サルバルサンをいくらでも容易に製造できた。だが、ペニシリンはちっぽけな真菌によってつくり出された。そのため、ペニシリンをより多く得るには、ペニシリウム・クリソゲナムをより多く増殖させて、培養真菌からペニシリンを抽出するよりなかった。フレミングがペニシリンを発見した当時には、真菌を大量に増殖させる方法は知られておらず、小さな町の住民をまかなえるだけのペニシリンをつくることもできなかった。ましてや、イギリスじゅうに行き渡る量を確保することなど論外だった。じつのところ、既存の真菌増殖技術によってつくり出せる量では、片手でかぞえられるくらいの患者しか治療できなかった。

二つめの問題としてフレミングが気づいたのは、ペニシリンが細菌を根絶するのに長時間かかることだ。今では、この結論がまちがいだとわかっている。フレミングが思い違いをしたのは、ペニシリンの投与法が悪かったからだ。フレミングはペニシリンを患者に投与するさい、注射剤か錠剤のように薬を患者の血流に送りこむ方法ではなく局所薬の形を用いた。ペニシリンが効果を発揮し始める前に人体によって分解されるのではないかと心配し、ペニシリンを患者の皮膚にすりこむことを選択してしまったのだ。さらに、ペニシリンの用量が低かったことも効果の弱さにつながった。もっともこれは、ペニシリンの生産が困難だったので仕方ないことではあったが。

ペニシリウム・クリソゲナムの増殖が難しいうえ、ペニシリンの効果が出るのが遅いように見えたことから、フレミングは精製度の高いペニシリンをつくり出すのを助けてほしいと化学者を説得することができなかった。希望を失いながらも、フレミングは一九三〇年代を通して、自分が発見した真菌由来の抗菌薬に関する研究を断続的に続けたが、研究は医学界から見向きもされなかった。ペニシリンが市販の薬となって役に立つことはありえないと思われていたからだ。一九二九年から一九四〇年にかけて、ペニシリンは放置されたままだった。研究室で生まれた珍品のたぐいにすぎず、用いられもしなければ、ほとんど検討もなされなかった。ペニシリンは、次に紹介する二人の移民がそれを見直してみようと思い立たなければ、歴史上で特に有名な薬にはならなかったかもしれない。

ハワード・フローリーとエルンスト・ボリス・チェーンは、二人とも科学者で生まれはイギリスの外だったが、それを除けば二人の生い立ちは似ても似つかなかった。チェーンは一九〇六年にベルリンでユダヤ人の家庭に生まれた。ハワード・フローリーは一八九八年にサウスオーストラリア州のアデレードで生まれた。チェーンの父親は化学者で、化学工場をいくつも所有していた。チェーンは父親と同じ道を歩み、一九三〇年にフリードリヒ・ヴィルヘルム大学で化学の学位を取得した。その後まもなくナチスが権力を掌握したため、チェーンは一九三三年、わずか一〇ポンドをポケットに入れてイギリス海峡を渡らざるをえなくなった。一方のフローリーはアデレード大学で医学を学び、ローズ奨学金を獲得した。そのお金が、イギリスの大学院で病理学の研究を進める資金となった。

一九三九年、ローズ奨学金受給者とユダヤ人避難者は、オックスフォード大学のフローリーの病理学研究室で手を組んだ。目的は、ペニシリンが本当に用途の広い抗菌薬として有用なのかを試すという、ただ一つの使命を追求することだ。二人はフレミングの論文を読み、純度と濃度がより高いペニシリンならば、フレミングが用いた純度の低く薄いペニシリンより細菌を殺す効果が高いかもしれないと推測した。化学者として高度な訓練を受けていたチェーンは、高純度のペニシリンをつくる研究に取りかかった。チェーンの仕事が終わると、二人の科学者は、できた薬をマウスで試した。ペニシリンのより強力なバージョン——今日、それはベンジルペニシリンだとわかっている——では、フレミングがつくったペニシリンよりはるかにすばやく見事に細菌感染症を治療できた。二人は、新しく得られたこのすばらしい結果を一九四〇年に発表した。

この論文を見て大喜びしたフレミングは、さっそくフローリーに電話をかけ、数日以内に彼らの研究室を訪ねると伝えた。フレミングがペニシリンに関する最初の論文を発表してから一〇年以上が過ぎていたので、チェーンはフレミングがまもなく訪ねてくると聞いて、こう口にした。「そりゃすばらしい！　彼はもう亡くなったとばかり思っていたよ」

一九四一年、フローリーとチェーンは初めての患者を治療した。アルバート・アレクサンダーという男性で、彼はバラのとげで顔にひっかき傷をこしらえていた。アレクサンダーにとっては不運なことに、そのとげには非常に危険な細菌がついていた。傷口が感染し、感染はみるみる広がった。数日で顔全体、頭皮、両目がひどく腫れあがった。目の感染があまりにもひどくなったので、医師たちは、感染が患者の脳に広がって患者が死ぬのではないかと恐れ、摘出手術を断行した。要するに、アレクサンダーの目玉をくり抜いたのだ。この思いきった処置でも、貪欲な細菌を止めることはできなかった。死が迫り、知られている治療法はほかになかったため、アレクサンダーはペニシリンを試すのにうってつけの候補者だった。

フローリーとチェーンは、注射でペニシリンをアレクサンダーの血流に直接送りこんだ。二四時間もしないうちに、患者の症状は快方に向かい始めた。ただ残念なことに、フローリーとチェーンは、精製したペニシリンを初回の投与ですべて使いきってしまった。アレクサンダーのケースのように進行した感染を一掃するには、その量では少なすぎて治療期間も短すぎることが今日ではわかっている。出だしは幸先《さいさき》がよかったが、アレクサンダーの感染症はぶり返した。ペニシリンの注入によって一部の細菌は食い止められたが、残っていた細菌は容赦なく増殖し続けた。数日後、アレクサンダーは息を引き取った。フローリーとチェーンは、ペニシリンの抗菌特性を十分に試験したければ、大量に生産する方法を考え出さなくてはならないということを実感した。

当時、ペニシリンを真菌からつくる方法で唯一知られていたのは「表面発酵法」だった。それは、ペニシリウム・クリソゲナムを寒天培地上で培養する方法だ。フローリーとチェーンは、培養容器の表面積を最大にするため、病院のベッド温め器〔熱い石炭を入れてベッドを温めるための鍋状の器〕をかき集めて寒天で満たしたが、こうして成長培地を拡大したところで、ペニシリンの大量生産法として使える見込みはまったくなかった。そこで彼らは、その後の実験をすべて子どもでおこなうことにした。子どもなら体が小さいので、薬の量も少なくてすむからだ。ほどなくフローリーとチェーンは、ペニシリンがさまざまな細菌感染症の治療にきわめて有効であることを示すことができた。ただしその効果は、ペニシリンを注射で血流に直接送りこみ（ベンジルペニシリン製剤は経口投与では効果がなかった）、十分に高い用量を使った場合に限られた。高い用量が必要とされたことは、ペニシリン不足に追い打ちをかけた。

ペニシリンがサルバルサンよりさらに優れた奇跡の薬だということが証明されると、今度はどの病院も、供給量がまったく足りないなかでその一部をよこしてほしいと強く要求してきた。第二次世界大戦の初期には、ペニシリンの最も確かな供給源は、すでにこの薬で治療を受けた患者の尿だった。というのは、ペニシリンのほとんどが活性な形のまま尿中に排泄されたからだ。そのようなことから病院の職員たちは、尿に含まれている貴重なペニシリンをリサイクルするため、大変な労力をかけて患者の尿を一滴残らず回収した。

ペニシリンの製造は、にわかに工業生産上の苛立たしい問題となった。そのころイギリスは、まさに存続をかけてナチスドイツと戦争をしていた。だから、必死の戦争遂行努力がなにより優先され、薬がいかに重要なものだとしても、限られた工業資源を薬の製造に振り向ける余裕はなかった。そんなおり、フローリーの研究に資金を提供してきたロックフェラー財団がフローリーに声をかけ、アメリカを訪れてイギリスの同盟国に援助を求めるように強く促した。一九四一年七月、フローリーはニューヨークに飛び、政府機関や民間企業の担当者と面会した。フローリーやイギリスにとっては幸いにも、アメリカ合衆国農務省がこの件への関与を決めた。

農務省は、培養真菌の増殖を促進するため、すでにイリノイ州ピオリアの研究施設で発酵法の研究を進めていたが、このときピオリアの研究チームは、ペニシリウム・クリソゲナムの増殖を促す方法の探索に乗り出した。農務省の科学者たちは、最終的に二つの点で貢献した。一つめは、カビの生えたカンタロープ（メロンの一種）で増殖しているペニシリウム・クリソゲナムのある株をピオリアの青果市場で見つけたことだ。その株は、ペニシリウム・クリソゲナムの既存の株よりはるかに多くのペニシリンをつくり出した。二つめは、ペニシリンをずっと多く、ずっと迅速につくり出せる真菌の培養法を発見したことだ。それは、コーンスティープリカー（トウモロコシの製粉過程で生じる安価な液体副産物）を含む深底タンクでその真菌を培養し、真菌を注入したリカーに空気を送りこむやり方（「スパージング」というプロセス）だった。なんといっても、この深底タンク発酵法では生産規模を拡大することができた。そうした技術改良がついに、微生物に由来する世界初の広域抗菌薬の工業生産につながった。[*1]

　アメリカの主要な製薬企業コンソーシアムがペニシリンの生産に向けて協力し始め、情報を共有するようになった。これらの企業――メルク社、スクイブ社、ファイザー社、アボット社、イーライリリー社、パーク・デービス社、アップジョン社――は製薬業界で「ペニシリンクラブ」として知られるようになり、当時の大手製薬企業を代表していた。ここで、それらの企業がその後どうなったかに一言触れるのもおもしろいだろう。今あげたかつての大手製薬企業のうち、現在も独立した企業として存続しているのはアボット社とイーライリリー社の二社だけだ。スクイブ社はやがてブリストル・マイヤーズ社に買収された。メルク社はシェリング社との合併を余儀なくされた。パーク・デービス社は、以前は世界最大の製薬企業だったがファイザー社に吸収され、現在ではファイザー社が史上最大の製薬企業である。

さて、一九四三年の最初の五カ月間にアメリカで生産されたペニシリンの量では、約四人の患者を治療するのが精一杯だった。次の七カ月間には、二〇人の患者を治療できる量が生産された。生産方法の改良が続けられ、連合軍が一九四四年六月六日のDデイにフランスに上陸するころには、連合軍のすべての需要に対応できるようになった。こうして初めて、負傷兵は戦場で受けた傷に起因する感染症からすみやかに回復できるようになった。チェーンはのちに、自分の母親と女きょうだいがドイツの強制収容所で殺されたことを知ったが、自分の研究がナチスの打倒に重要な役割を果たすことを確信できた。

一九四四年の終わりには、深底タンク発酵による生産法がようやく完成し、ファイザー社は毎月一〇〇〇人ぶんのペニシリンを量産して世界最大のペニシリン生産企業となった。ペニシリンはまさに奇跡の薬だったが、細菌感染症のなかにはペニシリンが効かないものも依然としてあった。[*2] おそらく、これらの病気で最も恐れられたのは結核だろう。[*3] 結核は、貧血が起きて患者の顔色が青白くなることから「白死病」として知られていた。[*4] 一九世紀には、「ロマンティックな病気」という見方もなされた。なぜなら、患者が痩せて蒼白で物憂げな見た目になることが、しばしば「恐るべき美」と見なされたからだ。劇作家や詩人はこの病気に魅せられた。それは、悲劇的で憂うつな面があったからであるとともに、患者をじわじわと殺していくので、患者は劇的な死を迎える前に、人生のさまざまな出来事を清算したり壊れた人間関係を修復したりする時間の余裕があったからだ。プッチーニの『ラ・ボエーム』やベルディの『椿姫』に登場するヒロインは、どちらも結核にかかってオペラの最終場面で死を迎える。たとえば『椿姫』では、医師がヒロインの死を宣言するなかで幕が下りる。案外、結核がなければ、世界の名だたる歌劇場は今ごろ閉まっていたかもしれない。

実際には、結核にロマンティックや美しいなどと見なされうる要素はほとんどない。結核菌は肺に感染し、ゆっくりと、だが有無をいわせず気道をむしばんでいく。それで患者は痛々しいほど衰弱していき、喀血してますます血の気が失せ痩せ細っていく。結核患者はだんだん消耗していくように見えるので、結核はよく「消耗病」と呼ばれる。結核はまた、非常に感染しやすい。なぜなら、患者が咳やくしゃみをしたり痰を吐いたりすると、結核菌がやすやすとほかの人にうつるからだ（つばや痰を吐くことを禁じる法律は、もともと結核の広がりを防止するために成立し、現在でもアメリカのほとんどの自治体で効力がある）。ペニシリンが発明されたとき、結核の治療法として唯一知られていたのは、患者を療養所に隔離してこの病気が自然に軽くなることを願うことだけだった。もっとも、そうなることはめったになかった。

結核菌は宿主をとりわけゆっくりと死に至らしめる。それは、結核菌がきわめて高度に進化した病原体であることを物語っている。エイズウイルス（ＨＩＶ）、ＳＡＲＳ《サーズ》ウイルス、ニパウイルスのように新しく出現した病原体は、宿主を急いで殺す傾向がある。このような戦略は、病原体の側から見ればまずい。自らの食料源を破壊しているのと同じことだからだ。作用が迅速な病原体はさっさと宿主を殺すので、多くのほかの宿主に広がる機会を逸してしまう。一方、高度に進化した病原体は、宿主を可能な限り長いあいだ食い物にするので、ほかの宿主に感染する機会を長いあいだ得られる。結核は人間がかかる病気のなかでも特に進んだものの一つで、人類の誕生と同じくらい昔から存在するようだ。今日でも、地球上の約三人に一人が感染し、新しい感染が毎秒起きている。幸い、結核のほとんどのケースではまったく症状が出ない。それでも、二〇一六年には慢性例が世界で一四〇〇万件あり、毎年およそ二〇〇万人が死亡する。

一九〇五年、ロベルト・コッホは、結核を引き起こすヒト型結核菌を発見した功績によりノーベル賞を受賞した。この細菌に対してサルバルサンが試され、のちにペニシリンも試されたが、どちらの抗菌薬も、この並外れて頑強でしぶとい細菌には効かなかった。多くの研究者が、ヒト型結核菌のような細菌の特定の系統は、薬ではとうてい殺せないのではないかといい出した。しかし、ちがう見方をした男がいた。

セルマン・エイブラハム・ワクスマンは、ロシア領だったキエフに近いプルィルーカで生まれたが、アメリカに移住してニュージャージー州のラトガース大学に入学し、一九一五年に農学の学士号を得た。作物の成長は、作物と耕作地の相互作用に左右される。もちろん、耕作地に生息する微生物の作用も重要だ。ワクスマンはこの相互作用に興味を抱き、なかでも土壌、すなわち作物を育む肥沃《ひよく》な黒土に関心をもった。そこで、土壌、とりわけ土壌に生息する微生物を調べることで研究者としてのキャリアを踏み出した。土壌微生物は、地面に落ちた植物の葉や実、生物の排泄物や死骸などの有機物を分解するのに不可欠で、それらの有機物を、植物が育つのに必要な栄養物に変換する。ワクスマンは農業高校に勤めていたとき、土壌微生物に対する理解を深めることが最終的に収穫量の改善に結びつけばと願った。

科学の世界ではしばしば、なにかについて研究し始めた科学者が、別のなにかに思いがけず出くわしたことで非常に重要な発見がなされることがある。たとえば生物学者のバーバラ・マクリントックは、なぜトウモロコシの穀粒にさまざまな色があるのかを理解しようとして研究を始め、現代生物学の特に重要な成果の一つであるトランスポゾンの発見に行き着いた。ちなみにトランスポゾンとは、DNAの一つの部位から別の部位へと動く遺伝要素である。また、神経学者のスタンリー・プルシナーは神経科での研修期間中に、クロイツフェルト・ヤコブ病の患者を診る機会があった。クロイツフェルト・ヤコブ病は死を免れられない神経変性疾患だ。当時、この不治の奇病を引き起こす原因はまったくわかっていなかった。というのは、病原体が特定されたことがなかったからだ。しかし、プルシナーは患者を助けようとして徹底的な研究を続けるなかで、ついにプリオンを発見した。プリオンはタンパク質からなるまったく新しい病原体で、それまで科学界では知られていなかった。マクリントックもプルシナーも、想定外の発見によってノーベル賞を受賞した。そしてワクスマンも、意図せぬ発見によってのちにノーベル賞を受賞することになる。[*5]

ワクスマンは、土壌中のありふれた真菌がつくり出すペニシリンが薬として成功したことを知るや、ほかにも抗菌性をもつ土壌微生物がいるのではないかと考えた。ワクスマンが何年も前から研究してきた微生物のなかに、ストレプトマイセス属というグループがあった。ストレプトマイセス属の細菌は土壌中に多く生息しており、特有の「土臭さ」を発する。それは土を掘り返した直後にかぎ取れるたぐいの臭いだ。ワクスマンは一九三九年、ストレプトマイセス属のなかに細菌を殺すものがないかどうかを調べることにした。ただし、細菌を殺すといっても、どの細菌でもよかったわけではない。ワクスマンは最初から、最も破壊的でペニシリンが効かない結核の治療薬を狙った。

ワクスマンは、土壌微生物の増殖法や分離法をすでに知っていた。なにしろそれが専門分野だったからだ。しかし、ストレプトマイセス属がつくり出す化合物が結核菌を殺せるかどうかを見るための効果的な評価法は、どうやって構築すればよいのかわからなかった。原理上は、単に結核菌をシャーレで増殖させて、試験化合物を加えればよかった。これは、フレミングがペニシリンの抗菌効果を発見した方法でもある。だが当然ながらワクスマンは、生きた結核菌を大規模に培養する状況で研究するのは危険だろうし、研究チーム全員が感染してしまうのではないかと恐れた。

これは、突きつめるとスクリーニング法の問題だった。ワクスマンは、スメグマ菌という細菌を使ってストレプトマイセス属由来の化合物をスクリーニングするやり方で、この問題を解決した。スメグマ菌は結核菌の近縁種だが、人間には無害である。おまけに、結核菌より増殖がはるかに速いので、実験を進めやすい。ワクスマンは、結核菌の代役細菌を殺す物質が結核菌も殺すことを期待した。私たちみなにとってありがたいことに、ワクスマンの仮説は正しいと判明した。

ワクスマンの研究室は、最初の抗菌薬候補を一九四〇年に発見した。それはアクチノマイシンとして知られる化合物だ。アクチノマイシンは、結核菌を含むさまざまな病原菌に対して著しい効果を示した。だが、ワクスマンの興奮はつかの間しか続かなかった。アクチノマイシンを動物で試したところ、毒性が強すぎて薬には不向きだとわかったのだ。ワクスマンはふたたび、ストレプトマイセス属がつくり出す化合物のスクリーニングに戻った。一九四二年、彼の研究室は別の抗菌薬候補を発見した。それは現在、「ストレプトスリシン」と呼ばれる。ストレプトスリシンも細菌を殺す効果がじつに高かった。そしてストレプトスリシンを動物で試してみると、今度は動物が死ななかった。とりあえず、最初のうちは。

最終的にワクスマンの研究チームは、ストレプトスリシンが腎臓に少しずつ障害を及ぼすことを突き止めた。動物は短期間ならストレプトスリシンの投与に耐えられたが、長期的な繰り返し投与が必要となると、腎不全をきたして死んでしまった。抗菌薬は、細菌が増殖しているときにそれらを攻撃する。だが細菌が芽胞や嚢子《のうし》のような休眠状態のときには、抗菌薬は効かない。一般的にいえば、細菌の増殖が速いほど、抗菌薬は細菌を容易に殺せる。だがあいにく、高度に進化した結核菌は、ことのほか増殖が遅い。つまり、抗菌薬で結核菌をすべて殺すまでには特に長期間かかる。というわけで、ストレプトスリシンも薬としては不適だった。

ワクスマンは二度めの落胆を味わったが、この不屈のドラッグハンターは、自分の研究チームが抗菌薬の探索に成功することを確信し続けた。研究チームはストレプトマイセス属がつくり出す化合物のスクリーニングを続け、一九四三年、入手したばかりの種を試した。それは、ニワトリの気管から見つかったストレプトマイセス・グリセウスという種だった。研究チームは、この珍しい種が、結核菌を含めて幅広い種類の細菌に有効な抗菌薬をつくり出すことを見出した。その物質を動物で試してみると、うれしいことに、動物には毒性がないとわかった。彼らはこの物質を「ストレプトマイシン」と名づけた。ストレプトマイシンはメルク社によって開発が進められて売り出され、一九四九年には結核に対する初の治療薬として世界中で使われ始めていた。短期間に、ストレプトマイシンは何百万人もの命を救った。

アメリカでは、結核は貧しい移民のあいだで特に蔓延した。そして患者の半数以上が、結核と診断されてから五年以内に死亡した。一九世紀後半の当時、利用できる結核の治療法で最もよいものは日光と新鮮な山の空気だと思われていた。日当たりのよい療養所が全米で次々に建てられ、なかでもロッキー山脈諸州には療養所が集中した。そのような結核療養所で特に評判がよかったのが、ドワード・リビングストン・トルドーという医師がニューヨーク州北部のサラナクレイクという町に設立したトルドー研究所だ。皮肉にも、トルドー研究所はべつに日当たりがよかったわけでも山地にあったわけでもないが、それはあまり問題ではなかった。どこの結核療養所だろうと、治療効果はほとんどないといっていいからだ。

だが、抗結核薬が登場したことで状況は大きく変わった。結核患者は、病気が自然に軽くなることを祈りながら療養所でなすこともなく待つのではなく、本当に全快するという見込みを抱いて家に戻れるようになったのだ。今日、結核患者は抗結核薬の多剤併用療法による治療を受ける。エイズの治療で多剤併用療法が使われるようなものだ。現在、結核の多剤併用療法で推奨されているのはイソニアジド、リファンピシン、ピラジナミド、エタンブトールという四種類の抗菌薬で、投与がきちんとおこなわれれば、ほとんどのケースでは治る。

ワクスマンのノーベル賞受賞につながった発見は、「土壌ライブラリー」の門戸を開き、それを機に製薬企業が土壌ライブラリーに殺到した。何百人ものドラッグハンターが、細菌を殺す新しい微生物が見つかることを期待して世界中の土を掘り起こし始め、現在では「抗菌薬研究の黄金時代」と見なされる時代が始まった。今の二一世紀に使われている多くの抗菌薬が、この黄金時代に発見された。代表的なものには、バシトラシン（一九四五年）、クロラムフェニコール（一九四七年）、ポリミキシン（一九四七年）、クロルテトラサイクリン（一九五〇年）、エリスロマイシン（一九五二年）、バンコマイシン（一九五四年）などがあり、ほかにもたくさんある。

棚上げされていたペニシリンがフローリーとチェーンによって開発し直されたことは、体内の病原菌を根絶してすべての症状をなくすとともに、その病気が他人に広がるのを確実に防ぐ抗菌薬が存在することを、医師に、科学者に、そして一般大衆に示した。「感染症の治療薬」、それこそは二〇世紀はじめの新薬探索における聖杯だった。それは「土壌時代」の始まりを画した。その時代には、どのおもだった製薬企業にも土壌の徹底的な探索に力を注ぐ研究チームがあった。しかし、ペニシリンによって別のことも明かされた。それはじつに厄介な問題だった。なんと病原性細菌は、抗菌薬にさらされたことをきっかけに、その薬によるダメージを受けないように特性を変えることができたのだ。それはあたかも、その病原菌が、薬という武器による攻撃をかわすべく特別にデザインされた新たな甲冑《かっちゅう》一式をまとったかのようだった。

病原菌がペニシリンに対する耐性を生じたことが初めて報告されたのは一九四七年で、ペニシリンの大量生産が始まってからわずか四年後だった。しかし、もとは奇跡の薬だったのに奇跡的な効果がなくなってしまったのは、ペニシリンだけではない。やはり初期に開発された抗菌薬のテトラサイクリンについては、発売から一〇年未満で耐性菌が現れた。耐性菌が出現するまでの年数は、エリスロマイシンでは一五年、ゲンタマイシンでは一二年、バンコマイシンでは一六年だった。当初、科学者は困惑した。新しい夢の薬がそろいもそろって、年老いる種馬のように、いつしか効力を失ったのだ。だが科学者はまもなく、病原菌が進化していることに気づいた。

これにより、薬理学における最大級の戦い、いやはっきりいえば医学全体における最大級の戦いが始まった。それは病気と治療薬の果てしない軍拡競争だ。そのパターンはいつも変わらなかった。ドラッグハンターが新しい抗菌薬を土壌から掘り起こす。その新薬は病原細菌をしばらくのあいだは殺す。だが、やがて複製の速い細菌のゲノムが突然変異を起こし、その薬は効かなくなる。

ときには、製薬研究者が抗菌薬の化学構造を改良し、構造がわずかに異なる化合物（「類似化合物」と呼ばれる）をつくる。それは突然変異した病原菌も殺すことができるが、いずれまた病原菌が突然変異を起こし、その類似化合物も効かなくなる。抗菌薬耐性の問題は、現在も解決されていない。私たちの前には、今なお多くの抗菌薬耐性菌が立ちはだかっている。それらは、ペニシリンが発見される以前のように致命的になってしまったか、現在そうなりつつある。そのような細菌をいくつかあげれば、黄色ブドウ球菌（MRSA。メチシリン耐性黄色ブドウ球菌感染症を起こす）、淋菌（淋病）、緑膿菌（肺炎や敗血症）、大腸菌（下痢）、化膿レンサ球菌（咽頭炎や皮膚炎）などだ。結核菌でも、標準的な抗結核薬の多剤併用療法で死滅しない耐性菌が出現している。

致命的な細菌感染がきわめて現実的な脅威であり続けているのに、大手製薬企業が一九八〇年代から新しい抗菌薬の開発を断念し始めたと聞いたら、あなたは驚くかもしれない。なぜ明らかに需要がある製品をあきらめるのだろう？　その理由は、抗菌薬からは、製薬企業にとって特に儲かるビジネスモデルが生み出されないからだ。大手製薬企業は、高血圧や高コレステロール血症の薬のように、何度も繰り返して服用される薬を開発したがる。そのような慢性病の治療薬は、患者が一生のあいだ毎日飲み続けなくてはならないので、莫大な売り上げをもたらす可能性がある。一方、抗菌薬の服用期間はせいぜい一週間くらいしかない。それで患者は回復し、その薬はもう必要とされないのだ。これでは利益が大幅に制限される。

しかし、治療が一時的なもので終わること以上に抗菌薬の経済性を悪化させる事情がある。新しい抗菌薬が登場してもいずれ病原菌が耐性を生じることを医師たちが認識し始め、新しい抗菌薬が発売されると、それをいざというときのためにしまいこむようになったのだ。医師たちはそれらの新しい薬を、抗菌薬耐性菌によってひどい感染が起きた患者のみに使うようになった。これは新しい抗菌薬の効果を温存する賢明な方法だったが、製薬企業が苦心して新しい抗菌薬を（巨額の金を投じて）開発しても、医師はそれを処方せずしまっておきたがるので、売り上げのさらなる落ちこみは避けられなかった。

一九五〇年には、実質的にどの製薬企業にも抗菌薬開発部門があった。だが一九九〇年には、アメリカの大手製薬企業の多くは抗菌薬の研究を主流からはずすか、完全にやめていた。じつはその年に科学界では、抗菌薬への関心が急に復活した。そのきっかけとなったのが、MRSAをはじめとする抗菌薬耐性菌の急増だ。しかし、製薬業界はこうした関心の再燃にも素知らぬ顔で、感染症との戦いからだんだん手を引いていった。一九九九年、ロシュ社が抗菌薬の開発から撤退した。二〇〇二年には、ブリストル・マイヤーズ スクイブ社、アボット・ラボラトリーズ社、イーライリリー・アンド・カンパニー社、アベンティス社、ワイス社が、抗菌薬探索プログラムをすべてやめていたか大幅に縮小していた。ファイザー社は最後まで粘っていた企業の一つだったが、主要な抗菌薬開発センターを二〇一一年に閉鎖した。おそらく、これは「土壌時代」の黄昏《たそがれ》を告げるものとなっただろう。今日、製薬企業の世界上位一八社のうち一五社が、抗菌薬市場から完全に撤退している。[*6]

私は、伝統的な大手製薬企業の抗菌薬探索プログラムで研究した健在の人びとのなかで最年少の部類に入る。その研究の一環で、ライムグリーンのマイクロバスに乗ってチェサピーク湾を走り回ったのだ。それは、細菌を殺す未知の微生物を掘り起こせるのではないかという期待を胸に珍しい土壌を探す時代が終焉に向かいつつある時期だった。私自身は、デルマーバ半島の土壌で新しい抗菌薬をついに一度も見つけられなかった。だが、たとえ見つけていたとしても、開発を進めて商品化にこぎつける前に、きっと開発は中断されただろう。

今日、事態は危険な状況に達している。FDAで医薬品評価研究センターの所長を務めるジャネット・ウッドコック博士は最近、次のように述べた。「われわれは、全世界で抗菌薬の新薬候補化合物がないという重大な危機に直面している。それは現在すでに悪い状況で、感染症に対処する医師は焦燥感に駆られている。しかし、今から五年、一〇年後を想像すると、状況はさらに悪いといわざるをえない」。アメリカでは現在、かつては抗菌薬で容易に治療できたのに今や耐性をもつ細菌の感染症により、毎年、二万三〇〇〇人以上が亡くなっている。犠牲者の数は、エイズ（原因はウイルス）で毎年死亡するアメリカ人の数より多い。

アレクサンダー・フレミングは、人類の歴史において特にすばらしい発見の一つを成し遂げた。それは多くの病気を治す一つの薬だった。しかし残念ながら、この治療薬は永続的に使えるものではない。治療薬は、絶えず新しいものが投入されて新しいものに入れ替わっていかなければならない。治療薬も病気そのものと同じように、動的に刻々と変化しなくてはならないのだ。

9 ブタからの特効薬
バイオ医薬品ライブラリー

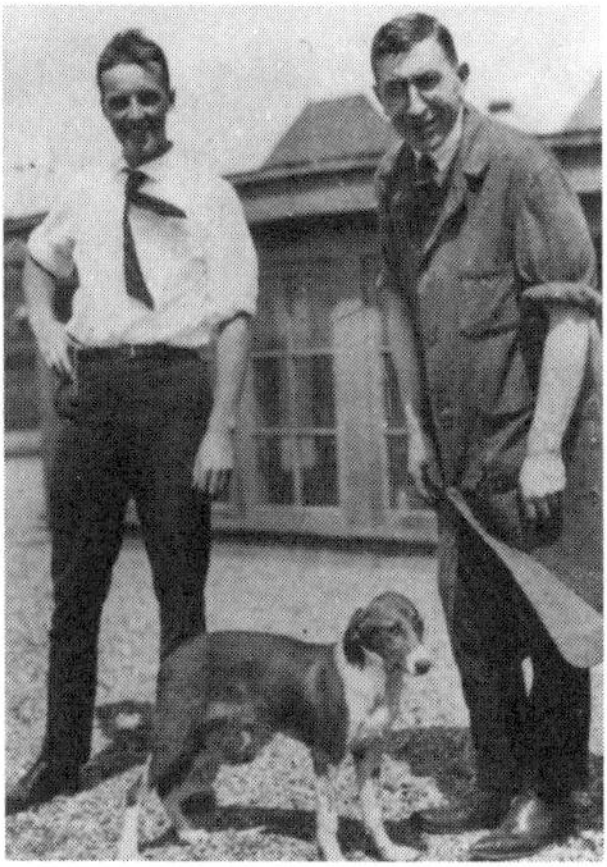

フレデリック・バンティング、チャールズ・ベスト、
そしてイヌ408号

「平安は内からもたらされる。外に求めてはならない」

——仏陀《ブッダ》

人類がこの広大な緑の惑星に存在しているほとんどの期間にわたり、ドラッグハンターは新しい膏薬や痛みを和らげる香油を求めて多様な植物ライブラリーを探し回ってきた。植物からは多くの薬が見出された。それにひきかえ、貧弱な動物ライブラリーは、薬の源《みなもと》としてずいぶん見劣りがした。その単純な一つの理由は、地球上で動物の種類が植物よりはるかに少ないことだ。それでも古代から現代まで、人類は動物から無数の薬を抽出してきた。そのうち一握りの薬には、実際に効き目があった。だがほとんどは、効くという思いこみによる改善効果（プラセボ効果）を除いて、まったく恩恵をもたらさなかった。

たとえば、サイの角《つの》を見てみよう。粉末にしたサイの角が伝統的な漢方医学で催淫《さいいん》薬やガンの治療薬として用いられたという話は、よくある誤解だ。実際には、そのような用途が記された中国の医学文書はない。その代わり漢方医学では、サイの角が熱や痙攣を治す薬として奨励されていた。もっとも、これらの症状に対する治療効果は、ガンに対する効果と同じだ。つまり、まったく効果がない。現に、最近出版された『漢方薬：薬物学（*Chinese Herbal Medicine: Materia Medica*）』という専門書では、サイの角は人間の指の爪と同じ成分なので、粉末にされたサイの角を消費することは、切った指の爪を消費することと同じだとされている。

それでも、中国人がサイの角を催淫薬として用いたとする誤解により、ベトナムなどの東南アジア諸国では、珍しいサイの角の売り上げが押し上げられてきた。こうした需要がサイの密猟に拍車をかけてきた結果、国際自然保護連合は現在、五種類いるサイの亜種のうち三種を、絶滅の深刻な危機にさらされている種に分類している。

似たような状況が、トラの体の各部についても当てはまる。漢方医学では、トラの骨や目、ひげ、歯が、マラリアや髄膜炎、皮膚障害といったさまざまな病気の治療薬として用いられてきた。漢方医学では、トラの体のほとんどの部分が治療に使えるとされている。鉤爪《かぎづめ》――不眠の緩和。歯――解熱。脂肪――ハンセン病やリウマチの治療。鼻の皮――浅い傷や虫刺され用の軟膏。眼球――てんかんやマラリアの治療。ひげ――歯痛の緩和。脳――怠惰《たいだ》の解消。ペニス――すりつぶして煮ると媚薬に。糞《ふん》――痔《じ》の万能薬。おそらく想像できるように、これらの薬剤のどれにも、治療効果があることを示す証拠はひとかけらもない。

そして不幸なサイの運命と同じく、トラに由来する丸薬や粉薬や薬用ワインには治癒力があるとする誤った観念のせいで、この優美な大型ネコ科猛獣は悲劇的な状況に陥っている。トラにはもともと九種の亜種がいたが、過去八〇年間で三種が絶滅した。残っている亜種のうち四種は絶滅の危機に瀕しており、二種は絶滅の重大な危機に瀕している。国際自然保護連合の推定によれば、現存する六種の亜種の総個体数は四〇〇〇頭を下回っている（一方、飼いネコはアメリカだけで四〇〇〇万匹以上いる）。

植物ライブラリーから引き出された古い『弁明の書』で二一世紀まで存続しているものは、モルヒネ、麦角《ばっかく》（現在では使用が禁じられているが、一九三〇年代までは分娩誘発や堕胎のために用いられたので一応あげておく）、ジギタリス（心臓病の治療に今でも用いられる）など少数だ。一方、二〇世紀より前に動物ライブラリーからつくられた薬のうち、現代まで使われているものは一つもない。なぜ有用な薬になる化合物は、動物より植物ではるかに多く見つかるのか？　はっきりとはわからないが、ある説によれば、植物は何億年ものあいだ昆虫から身を守ってきたので、植物の免疫系は、多種多様な捕食性昆虫を追い払ったり傷つけたり殺したりするために驚くほど多彩な化合物をつくり出すという。これらの防御化合物（植物学では「植物毒素」と呼ばれる）は、生体に対する作用が強い。なぜなら、植物毒素は昆虫の生理機能を左右したり損なったりすることができるようにつくられているからだ。人間の生理機能はカブトムシやガに比べればはるかに高度だが、基本的な生化学的組成のなかには、やはり昆虫と共通するものもある。だから特定の植物毒素が、昆虫に及ぼす作用とまったく同じではないにせよ、人間の生理学的プロセスになんらかの影響を引き起こすことがあり、場合によっては、それが人間にとって有益なこともあるのだ。どうやら、生理学的プロセスを阻害する可能性をもつ物質は、動物では植物に比べてはるかに少ししかつくられない傾向があるらしい。なぜなら動物には、昆虫や、体をかじるほかの生物を撃退する必要性があまりないからだ。とはいえ、捕食者や獲物の生理的機能を阻害するための毒素をつくり出す動物も少しはいる。毒ヘビやサソリ、ヒキガエルなどがそうだ。同じく、土壌微生物は太古の昔から互いに戦争を繰り広げてきたので、真菌や細菌を撃退するじつに多彩な毒素をつくり出す。それらを人間の薬として取り出せるわけだ。

一九〇〇年には、動物に由来する薬剤はまるで役立たずだという認識で生化学界は一致していた。だから製薬企業もドラッグハンターも、動物の体の部分から有用な化合物を探し出そうとする試みをすっかりやめていた。それでも二〇世紀に入ってから二〇年後、歴史上で特に重要な薬の一つがイヌの臓器から発見された。

イヌに由来するこの『弁明の書』の裏話は、一八九七年に始まる。バイエル社がアスピリンを一般市民向けに売り出して歓迎され、大金を儲けたところだ。この合成薬が世界的な成功を収めたことから、新薬の開発でまったく新しい世界が開けた。製薬企業は、本当に独創的な薬を手にしたら莫大な収益を見込めるということに気づいたのだ。二〇世紀に入ると、多くの大手製薬企業が新しい治療化合物を求めて分子ライブラリーを探索する創薬部門を立ち上げ始めた。アメリカの製薬企業で、いち早く独自の薬を開発しようとした企業の一つがイーライリリー社だった。

同社は一八七六年、南北戦争の帰還兵で薬剤師でもあったイーライ・リリー大佐によって、インディアナポリスで設立された。イーライリリー社が初期に扱っていた製品のほとんどは、手作りの糖衣錠、エリキシル剤、シロップ剤などで、「サクセス・オールテランス」というベストセラー製品もあった。ちなみにサクセス・オールテランスは、梅毒や「特定の種類のリウマチ、とりわけ湿疹や乾癬《かんせん》をはじめとする皮膚病など」の薬として販売された製剤だが、効果はなかった。イーライ・リリーの死後は息子のジョサイア・リリーが一八九八年に家業を引き継ぎ、最終的にジョサイアの息子イーライ（祖父の名をもらった）が社長兼取締役会長になった。三代めの社長であるイーライ・リリーは、バイエル社がドイツで新薬を開発して成功するのをうらやましそうに見つめ、自分の会社も新薬探索ビジネスに参戦すべきだと決断した。

リリーは一九一九年、あちこちに出向いてチャンスを嗅ぎつける役回りとしてアレック・クラウズという科学者を採用した。クラウズの仕事は新製品を生む機会を探り出すことで、現代でいえばライセンス部長の役割に近い。クラウズは、ガンの研究者としての経歴をもっていた。ニューヨーク州バッファローの名だたるロズウェルパーク記念研究所で一八年間働き、卓越した科学者として名を成していた。クラウズには企業家精神にあふれた気質もあったので、リリーの目には、自社を薬の再包装企業から創薬企業に脱皮させてくれる適任者として魅力的に映った。一九一九年、クラウズは各種の病気や体の不調について調査を始め、新薬の開発チャンスが最もありそうなのはどれなのかを見つけようとした。彼の目はすぐさま、それまで治療法がまったく知られていない一つの慢性病に留まった。糖尿病である。

紀元前二千年紀（紀元前二〇〇〇年から紀元前一〇〇一年まで）、インドの医師たちが、アリが特定の患者の尿に引きつけられると述べている。[*1] また、だいたい同じ時代に書かれた古代エジプトの文書には、一部の患者が悩まされている症状として「尿があまりにも出すぎる」という記述がある。これらが糖尿病の症状を詳述する報告として最も古いものだ。

インド人はその病気を、「蜜の尿」を意味する「マドゥメハ」と呼んだ。ギリシャ人は、「通り過ぎる」を意味する「ディアベテス（diabetes）」と呼んだ。これは尿が大量にあふれ出ることを指している。一六七五年、あるイギリス人医師がその病気を「diabetes《ダイアビーティス》 mellitus《メリタス》」と名づけた。diabetes に「甘い味がする」を意味するラテン語の *mellitus* をつけ加えたのだ。今日、糖尿病のこのタイプは「1型糖尿病」という呼び名で最もよく知られている。

1型糖尿病はほとんどの場合、小児期に発症し、治療しなければ死を免れられない。患者はたいてい、いくら水を飲んでも喉の渇きがいやされず、いくら食べても満腹にならない。それなのに、大量の水や食物を摂取しても徐々に痩せていき、徐々に衰弱する。糖尿病は血行も悪くし、神経も損傷する。血行不良で血液が十分に網膜に届かなくなると失明が起こることもあるし、手足が壊死して切断を余儀なくされることもある。それに糖尿病は神経を少しずつ破壊するので、患者はだんだん痛みを強く感じるようになる。

クラウズがリリー社に入社した当時、糖尿病と診断された患者のほとんどは、それから一年以内に死亡した。「蜜の尿」の病気が初めて記録されて四〇〇〇年が経過しても、まだ治療法は知られていなかったのだ。「植物時代」には何千という植物性化合物が糖尿病に試されたが、どれにも効果がなかった。「化学時代」も、まともな治療薬を一つも生み出せなかった。だが、クラウズはそんな状況を変えたいと願った。

幸い、糖尿病に効く可能性がある薬の種類に関して、一つの概念が広く受け入れられていた。それは思いがけない偶然から得られた洞察だった。一八八九年、ヨーロッパのヨーゼフ・フォン・メーリンクとオスカル・ミンコフスキーという二人の医師が一連の実験をおこない、胃と小腸のあいだにあって「膵臓《すいぞう》」として知られていた謎の細長い器官の機能を突き止めようとした。彼らの手法は単純だった。まず、健康なイヌから膵臓を摘出して様子を観察した。すると、イヌは排泄のしつけをされていたにもかかわらず、実験室の床で小便をし始めた。しかも一日中。

フォン・メーリンクとミンコフスキーは、頻尿が糖尿病の症状だと知っていたので、そのイヌの尿を検査した。尿糖値が高かった。二人は、イヌの膵臓を取り除くことによって、初めての人工的な糖尿病の例をたった今つくり出したのだと考えた。次に彼らは、健康な個体で糖尿病を予防しているとおぼしき膵臓が、実際になにをしているのかを明らかにしようと努力した。そして、イヌの膵臓は、体内におけるグルコース（糖）の代謝を調節するホルモンを産生していると提唱した。それが、現在「インスリン」と呼ばれているホルモンだ。

グルコースは、細胞の主要なエネルギー源として使われる。インスリンは鍵のように働き、細胞膜上にある特別なドアを開いて、血液中を流れるグルコースが空腹の細胞に入れるようにする。インスリンがないとグルコースが血液中に多くたまるが、グルコースは細胞壁を通れないので細胞にエネルギーを与えることができない。血液中のグルコースが多い状態が続くと、腎臓がグルコースを再吸収しきれなくなり〔腎臓は血液を濾過《ろか》して尿のもと（原尿）をつくるが、通常は原尿中に移行したグルコースを再吸収して血液中に戻す〕、過剰なグルコースが尿中に漏れ出てくる。そのため、糖尿病の特徴である「蜜の尿」が出るのだ。

科学者たちはフォン・メーリンクとミンコフスキーの先駆的な研究に基づき、1型糖尿病は患者にインスリンを与えれば治せるはずだと推測した。ならば、健康な膵臓を摘出してすりつぶしてからインスリンを抽出して糖尿病患者に注射すればすむだろうと、ドラッグハンターたちは当初、考えた。ところが、機能する状態のインスリンを取り出すことはほぼ不可能だと判明した。インスリンの抽出がだれしもの予想より難しかった理由は、膵臓が独特で、生理学的に複雑な珍しい機能があるからだ。膵臓のおもな機能は二つあり、その一つはインスリンなどのホルモンをつくり出すことだ。だが膵臓にはもう一つ、小腸で使われるタンパク質の消化酵素をつくり出すという機能もある。運の悪いことに、インスリンはタンパク質だ。そのため、科学者がインスリンを抽出しようとして膵臓をすりつぶすと[*2]、どうしてもタンパク質のインスリンとタンパク質消化酵素が混ざり、インスリンが分解されてしまったのだ。

こうした手強い難題があったものの、インスリンに関する次のような医学界の共通見解は揺るがなかった。インスリンを確実に得られる方法をなんとかして見つけ出したら、糖尿病の治療法が手に入る。そこで、世界中の科学者が動物からインスリンを抽出するいろいろな方法を調べ始めたが、どれも失敗に終わった。このインスリンの追求にあとから加わったのが、フレデリック・バンティングだ。

バンティングはカナダのオンタリオ州にある農場の生まれで、医学の道に進み始めたのは遅かった。一九一〇年にトロント大学の教養課程に入学したが一年めで落第した。それでも、一九一二年にトロント大学の医学課程にどうにか入れた。一九一四年にカナダが第一次世界大戦に参戦すると、バンティングは軍医として入隊しようとした。しかし拒絶された。彼はふたたび志願したが、視力が弱いせいでまたもや拒絶された。それから三度めに志願したときに、ようやく受け入れられた。おそらく、そのころは軍医に対するニーズが高かったのだろう。バンティングは卒業した翌日から軍で働き始めたが、戦争が終わると、さらなる職業上の困難にいくつもぶつかった。まず、トロント小児病院で研修医の身分にありついたが、研修期間が終わると終身的な地位を確保できなかった。それで自ら開業するしかなかったが、それも軌道に乗らなかった。

落胆や失敗ばかりの経歴を重ねるうちに、バンティングは職業上の侮辱を受けることに過敏になった。この点は、彼が新しいキャリアに乗り出してからもつきまとうことになる。バンティングは、膵管を縛る実験に関する一九二〇年の科学論文を読んで、インスリンの追求に興味を抱いた。膵管は、膵臓でつくられた消化酵素を小腸に運ぶ管で、その論文では、膵管を遮断すると膵臓の消化酵素産生細胞が死ぬことが報告されていた。しかし、そこには驚きの展開があった。インスリン産生細胞はそれでも生きていて、機能したのだ。

バンティングはこの論文を読み、膵管を遮断した膵臓の消化酵素産生細胞で消化酵素がつくられなくなるのなら、いよいよインスリンを無事に抽出できるのではないかと見当をつけた。それはかなりよいアイデアだった。というより、はっきりいえば非常によいアイデアだったので、実際にはすでにほかの研究チームが試していた。しかし、それまでの試みはずっと失敗していた。バンティングは、過去の取り組みが失敗続きだったことにまったく気づいていなかった。そして、てっきり独創的だと思いこんでいた方法で糖尿病を治せる可能性に触発され、突如思い立って専従の医師から専従のドラッグハンターに転向した。

バンティングは、インスリンの抽出という夢を追いかけるためには、自分が働ける設備の充実した研究室が必要だということに気づいた。そこで、トロント大学の世界的に著名な生理学者であるJ・J・R・マクラウドの研究室を訪ねた。マクラウドはバンティングの提案を聞いたが、半信半疑どころではなかった。バンティングとはちがい、インスリンを抽出する試みがことごとく失敗していたのをよく知っていたからだ。それでもしまいには、バンティングの情熱と意欲に動かされた。マクラウドはまもなくトロントを離れて夏休みをスコットランド高地で過ごす予定だったので、不在中にバンティングが己《おのれ》のアイデアを試してみても不都合はあるまいと判断した。マクラウドは気前よくバンティングに研究スペースを提供し、おまけに一人の医学生をバンティングの助手として指名した。

一九二一年の焼けつくようなトロントの夏、バンティングと若い助手のチャールズ・ベストは、イヌの膵管を縛る実験を開始した。この手術はおそろしく難しいことがわかった。それまでにインスリンの単離を試みた研究チームが失敗していたのも、それが一因だったのだ。バンティングとベストが手術した一匹めのイヌは、麻酔薬の過剰投与により死んだ。二匹めは出血多量で死亡。三匹めは感染症で死亡。最終的に七匹がこの手術を生き延びたが、膵管の結紮《けっさつ》プロセスは相変わらず困難を極めた。傷口の綴《と》じ合わせがきつすぎると、感染症が起こった。だが、逆に綴じ合わせが緩すぎると、消化酵素産生細胞が萎縮せず、死なない。手術を乗り切った七匹のうち五匹は手術後もインスリンをつくり出したが、消化酵素産生細胞はちっとも萎縮しなかった。二人がこれらの五匹にふたたび手術をして二回めの膵管結紮を試みると、さらに二匹が合併症で死んだ。

バンティングとベストの研究プログラムは中途まで進んだとはいえ、努力は報われていなかった。そのうえ、実験用のイヌが足りなくなってきた。二人はトロントの通りをしらみつぶしに調べて野良イヌを探し、見つけたら研究室に連れ帰った。それで不運なイヌたちは、捕まったが最後、切開を伴う手術という報いを受けるのだった。三週間後、バンティングとベストはついに、うまく結紮できたイヌから、萎縮した膵臓を初めて摘出できた。二人は膵臓をすりつぶし、事前に膵臓を摘出して糖尿病を引き起こしておいた試験用のイヌに抽出物を注射した。やっとうまくいった！　一時間もしないうちに、イヌの血糖値は半分ほどにまで下がった。

バンティングとベストは大変な手間をかけて、ほかの糖尿病のイヌで同じ実験を繰り返した。すべてのイヌが彼らのインスリン治療に反応したわけではないが、二人が実現可能な糖尿病の治療法を生み出したことを確実に示すに足る数のイヌが反応した。この大成功は感激と喜びをもたらすものだったとはいえ、彼らのインスリン抽出プロセスは依然として確実性に乏しく、インスリンがまったく産生されないこともあった。さらに、手術に身を捧げるイヌ一匹あたりがつくり出すインスリンは、わずか数回分の投与量しかなかった。この方法では、一人の糖尿病患者を救える量のインスリンすらつくれないのは明らかだった。なにしろ患者は、インスリンの投与を毎日数回、一生にわたって続ける必要がある。それを踏まえれば、この暫定的なインスリン抽出法を用いて全米の糖尿病患者の全員を治療するという考えなど笑止千万としかいいようがなかった。

確かに、バンティングの斬新なインスリン抽出プロセスにはまったく先例がなかった。それまでは、市場に出た薬は、植物から抽出されたか合成化学によってつくり出されたものばかりだった。バンティングとベストは、有用な薬を動物の体から直接抽出するという、いまだかつてない方法を発明したのだ。とはいえ、このプロセスを利用して、せめて少数の糖尿病患者だけでも治療できる量のインスリンを供給したければ、どうにかして工業規模で生産できるようにしなくてはならなかった。彼らのプロセスはごく小規模で、かろうじてうまくいくという程度だったからだ（それに、糖尿病の子どもを一人救える量のインスリンを得るための方法が、ずいぶん多くの哺乳動物を殺すことしかないという気がかりな事実を考慮する人もいるだろう）。

秋にスコットランドから戻ってきたマクラウドは、アマチュア科学者と若い医学生が、ともかくも世界で初めてインスリンの単離に成功したことを知って驚いた。そして大量生産の問題を把握し、インスリン抽出プロセスを最適化できる人物が必要だという点をすぐさま見抜いた。そこで、トロント大学で高く評価されている生化学者のジェームズ・コリップに声をかけ、このプロジェクトに加わるように依頼した。コリップは、イヌから抽出したインスリンを精製して純度を高めるため、最先端の生化学的手法を応用した。[*3]

こうした事態の展開をバンティングが喜んだのではないかと思った人もいるかもしれない。バンティングのチームは、人類が大昔から苦しめられてきた特に有害な病気の一つに対する本格的な治療法に手が届く寸前まで来ていたからだ。しかし職業上の挫折をずっと味わってきたせいで、バンティングはコリップを、手柄をかすめ取ろうとしゃしゃり出てきたライバルと見なした。実際、バンティングはコリップをひねくれた態度であしらい、しょっちゅうコリップにけんかをふっかけた。けんかが口論ですまなくなることもあった。あるとき、バンティングはコリップの関与に激怒し、二人の言い争いはエスカレートして殴り合いになった。結局、コリップは目のまわりにあざをつくる羽目になった。

一九二一年後半には、バンティング、ベスト、コリップ、マクラウドからなる気まずい研究チームは、イヌの膵臓からインスリンを抽出する確かな方法を見出し、まだ生産規模は拡大できなかったものの、このインスリンでイヌの糖尿病を治せることを示した。しかし、インスリン治療の有効性を人間で証明したければ、抽出プロセスをさらにスケールアップする必要があった。だがバンティングが、自分の栄光を盗もうとしていると見なす相手に誰彼かまわずけんか腰で接するため、その見込みはだんだん薄くなっていった。そして、ここでイーライリリー社がこの話に絡んでくる。

アレック・クラウズはイーライリリー社で新薬開発の機会探しを任されたとき、インスリンが大型新薬《ブロックバスター》になる可能性が高いことを知っていた。もっともそれは、だれかがインスリンの大量生産法を見つけ出したらの話だった。一九二一年、クラウズはエール大学で開かれたある学会に参加し、バンティングが自分の研究について初めて大々的に発表するのを聞いた。バンティングが有望な結果を話すうちに、クラウズの胸は湧き上がる興奮で満たされた。発表が終わると、クラウズはすかさずインディアナポリスにいるリリーに三つの単語からなる電報を送った。「This is it（これだ）」

バンティングの反応はまったくちがった。まず、発表の前にマクラウドが聴衆に自分を紹介してくれたとき、控えめな口調で功績がすべてマクラウド自身にあるかのように語ったことが気に食わなかった。さらに、発表を終えると科学者がこぞってマクラウドのもとに詰めかけ、自分ではなくマクラウドに質問を投げかけたのも不愉快だった。バンティングは失望と怒りと自分に対する扱いへの不満を抱きながら学会をあとにし、自分が苦労の末に立てた手柄をまたもや他人が横取りしようとしていると思いこんだ。

クラウズは、エール大学のキャンパスがあるニューヘイブンを去る前にマクラウドの宿泊ホテルに書き置きを残し、リリー社がインスリンの市販用製剤を開発するためマクラウドの研究チームと協力したがっていることを伝えた。だがカナダ人のマクラウドは、アメリカの製薬企業が関与するのを好まなかった。トロント大学と提携関係にあるワクチン製造会社のコンノート研究所と組めたらと願っていたからだ。それでマクラウドは、クラウズの申し出を拒絶した。

クラウズには引き下がるつもりはなかった。それからの四カ月間にトロントを四回訪れ、マクラウドを繰り返し説得した。会合のたびに、マクラウドはインスリンの開発をカナダ国内で続けたいと主張したが、クラウズは、リリー社がこのプロジェクトにもたらせるメリットを売りこんだ。マクラウドは、自分の研究チームが崩壊寸前でなかったら意志を貫けたかもしれない。

一九二二年の最初の数カ月間にチームのメンバー間の関係は急激に悪化しており、コンノート研究所の科学者たちとのやり取りは対立をいっそう煽っただけだった。いがみ合いのほとんどは、バンティングの嫉妬による不安が引き金となって起きた。彼はあくまでもインスリンの抽出をわがプロジェクトと見なしていたので、それに対する自分の功績が認められなくなってプロジェクトの采配を振ることができなくなるのではないかと恐れていたのだ。四月はじめには状況がひどく悪化し、マクラウドはとうとうクラウズの執拗な説得に根負けした。マクラウドはクラウズに手紙を書き、もう少しでインスリンの単離方法を完成させられる見込みであり、その方法を商業生産に向けて新たな拠点で使ってもらう手もあるということを伝えた。その拠点は、トロントから、すなわち口論の絶えない研究チームから遠く離れた場所が望ましかった。

マクラウドは、インスリンの生産をリリー社に許可するための交渉を始めた。一方のクラウズは、インディアナ州にあるリリー社の拠点が、来《きた》るべき提携に備えてブタとウシの膵臓を大量に得られるように急いで手配した。その間《かん》、トロントの研究チームはトロント総合病院を見回して、人間の実験台第一号となってもらえそうな糖尿病患者を探し始めた。それで見つかったのがレオナルド・トンプソンという少年だ。トンプソンは、一四歳なのに体重は三〇キロを切るほどしかなかった。その痩せ細った少年は三年前から糖尿病を患っており、昏睡状態に陥り始めていた。糖尿病性昏睡が起こると、患者は死ぬと決まっていた。研究チームは、トンプソンはいずれにせよまもなく死ぬので、インスリンを試すことは正当化できるだろうと踏んだ。ところがこのパイロットテストは、ある問題で予想外に意見が割れて立ち往生した。その問題とはこれだ。だれの手で、レオナルド・トンプソンにインスリンの注射を実際に打ち始めるか？

駆け引きは熾烈だった。むろんバンディングは、自分が注射を打つべきだと思っていた。なにしろ、自分が単独でインスリン抽出法を発明したと見なしていたからだ。しかし、トンプソン少年が入院していたトロント総合病院の研修棟長はそれを認めようとしなかった。研修棟長は、バンティングではなく、糖尿病の治療に関する専門知識をもった医師が注射をおこなうべきだと主張した。そして、自分の監督下で働いている研修医を、この歴史的な注射の実施者として選んだ。バンティングは怒りを爆発させた。自分が、自らの偉大な発明を初めて試す場から閉め出されつつある一方で、発明にまったく関与しておらず適当に選ばれたどこかの若造が、名誉ある役割を与えられたのだ。

バンティングは、自分こそが注射器を扱うべきだと強く求めた。結局、一風変わった妥協案として、研修棟長は、バンティングとベストがつくったインスリン製剤を研修医が注射することに同意し、コリップがつくったはるかに純度の高いインスリンは使われないことになった。こうすれば、たとえバンティングの指が実際に注射器を扱わなくても、注射器の中身はバンティングの個人的な労力によって直接もたらされたものだということを正当に主張できた。これでバンティングの怒りもなんとか収まったが、この歩み寄りは、蓋を開けてみたらとんでもない過ちだった。

バンティングとベストが用意したインスリンでは、トンプソンの容態はさほど回復しなかった。それどころか、その製剤はアレルギー反応を引き起こした。おそらく、精製されていないインスリンに汚染物質が混入していたのだろう。バンティングが自分で用意したにこだわった結果、病気の少年の命はいっそう危ういことになってしまった。研究チームは、まだ間に合ううちにコリップがつくった高純度のインスリンを試すことを迷わず決断した。今度は効果が現れた。トンプソンの血糖値は劇的に下がり、体力や活力が回復し始めた。空腹感や喉の渇きも減少し、体重が増え始めた。

人間の糖尿病患者の治療が功を奏したのは、それが初めてだった。

トンプソンは引き続き、（精製された）インスリンの注射を受けた。インスリンによって糖尿病が治ったわけではないが、彼はその後一三年間生きられた。以前には、糖尿病と診断された子どもは、それから丸一年にわたって生きられればよいほうだった。現在では、インスリンを毎日注射することによって、糖尿病患者は充実した人生を送ることが期待でき、平均の寿命は、糖尿病ではない人と比べてわずか一〇年短いというところまできている。クラウズには、イーライリリー社が本物のブロックバスターを手にしたということがわかった。それはどの製薬企業も思い描く夢のシナリオだった。当時、アメリカには糖尿病患者が一万人以上おり、1型糖尿病は子ども四〇〇〇人あたり一人の割合で発症するので、毎年、新しい患者が出た。そして患者一人一人が、インスリンを生涯にわたって何度も繰り返して必要とするのだ。リリー社に必要なのは、インスリンを大量生産することだけだった。しかし、薬の製造法として唯一知られているのが、生きている膵臓でその薬をつくらせる方法である場合には、どうやって生産規模を拡大すればいいのか？

クラウズは、商業的なインスリンの生産法を完成させるには少なくとも一年はかかるだろうと見積もった。リリー社は開発費をまかなうため二〇万ドルの予算を組んだ（今日の価値では約二五〇万ドル）。コリップとベストはさっそくインディアナポリスに向けて出発し、リリー社の化学者にインスリンの精製について知っていることをすべて説明した。数週間以内にリリー社の化学者は、コリップとベストによる小規模な生産法を追試した。それからわずか二週間後、工業規模による最初の生産運転が完了し、トロントの研究チームが用いていた方法と比べて一〇〇倍のインスリンがつくり出された。ほどなくリリー社のインスリン生産工場は、一〇〇人を超える科学者が関わって昼夜三交代制で稼働するようになった。二カ月以内に、インスリンの生産量は大幅に増加した……。ただし有効性が低下した。開発は一進一退のような状況だった。それで結局、約二年がかりとなったが、一九二二年後半、ついにリリー社は、効力のあるインスリンを工業規模で生産する確実なプロセスをつくりあげた。

一九二三年、インスリンは糖尿病患者向けに北米中で初めて売り出された。カナダでは、カナダの製薬企業であるコンノート研究所がインスリンの販売権を保有していたが、リリー社はアメリカでの独占販売権を与えられた。インスリンは医薬品における革命だっただけでなく、医療行為における革命でもあった。注射器に大改革がもたらされたのだ。皮下注射器は一八五三年に発明されていたが、注射器を扱えるのは訓練を受けた医師に限られていた。だがインスリン療法の登場により、患者が自分で注射をおこなうことが必要になった。なぜなら、1型糖尿病ではたいてい一日に三〜四回の注射が必要だったが、そんなに何度も医師を訪ねるのは難しかったからだ。そこで一般の子どもや一般の親が、インスリン自己注射の指導を受けた。

イーライリリー社のインスリン製剤は効いたが、ウシやブタからつくられたインスリンはヒトのインスリンと同じではない。そのため、患者がウシやブタ由来のインスリンを使うと、アレルギー反応が起こることがある。発疹が出る患者もいるが、動物インスリンに対する反応で最も多かったのは、皮下脂肪が減少する皮下脂肪萎縮だ。もちろん、れっきとしたヒトのインスリンがあれば問題は解決するだろう。だが、どうやって人間からインスリンを得るのか？　インスリンを得る方法で唯一知られているのは、膵臓を摘出してそれをすりつぶすことだが、自分の膵臓を差し出してもいいなどという奇特な人はそうそういなかった。そのため、インスリンが市場に出てから五〇年以上ものあいだ、糖尿病患者は動物インスリンを使うよりなく、不快なアレルギー反応に悩まされることも多かった。

だが、イヌの膵臓からインスリンが抽出されてから半世紀が過ぎた一九七〇年代に新しい機会が訪れた。一九七二年、ウイルスについて研究していたスタンフォード大学教授のポール・バーグが、二〇世紀の大変重要な実験の一つをおこなった。[*4] 細菌の細胞からDNA断片を取り出して、サルの細胞のDNAに挿入したのだ。バーグは、サルに感染する無害なウイルスに細菌のDNAをくっつける方法でそれをやってのけた。ウイルスを一種のトロイの木馬（運び屋）として利用し、サルの細胞の防御システムを突破して細菌の遺伝子をサルのゲノムに直接送りこんだのだ。このプロセスは「組み換えDNA（recombinant DNA）」として知られる。英語で「ふたたび組み合わせた」を意味するrecombinant という言葉が使われているのは、二種類の生物――細菌とウイルス――のDNAが組み合わされるからだ。

なぜ、この実験がそれほど重要だったのか？　その理由は、外来DNAである細菌のDNAがひとたびサルの細胞に取りこまれると、細菌の遺伝子は、細菌の細胞内でつくり出すのと同じタンパク質をサルの細胞内でつくり始めることができるからだ。いいかえれば、細菌の遺伝子はサルの細胞機構を勝手に用いて、サルの細胞に、サルのタンパク質とはちがうタンパク質をつくるように仕向けることができる。ドラッグハンターにとっておおいに期待がもてたのは、いわば反対向きの組み換えDNAだった。つまり、哺乳類から遺伝子を取り出して細菌に挿入することだ。一九七五年、ウサギのヘモグロビン遺伝子がシャーレ上で大腸菌に挿入され、哺乳類の遺伝子がほかの生物に導入された世界初のケースとなった。これらの大腸菌細胞は、遺伝子が組みこまれたことでウサギのヘモグロビンをつくり出せるようになった。この出来事は、遺伝学における重要な分岐点を示すとともにバイオ医学の誕生を画すものだった。

同年、組み換えDNA研究の目覚ましい進展における最初期の、特に重要な会議が開かれた。コールド・スプリング・ハーバー研究所の主催による、定量生物学をテーマとしたシンポジウムだ。私は、シンポジウムから戻ってきた私の論文の指導教官が、現地で学んだことを興奮冷めやらぬといった面持ちで教えてくれたのを覚えている。「人間のどんな遺伝子も、今や試験管内で人間のタンパク質をつくるために利用できるぞ」と、教官はまくしたてた。「それで、最初に手をつけるべきターゲットははっきりしている。インスリン遺伝子をクローン化し、それを用いてヒトインスリンをつくるべきだ」

バイオ医薬品を開発する初期の試みにおいて、インスリン遺伝子は結果的にすばらしい選択だった。その理由は、インスリンに対する需要が大きかったからというだけではない。インスリン遺伝子は非常に短く、短い遺伝子ほど操作しやすいのだ。一九七六年、カリフォルニア大学サンフランシスコ校の生化学教授のハーブ・ボイヤーとベンチャー投資家のロバート・A・スワンソンが、新しい組み換えDNA技術を用いた新薬の開発を目指してサンフランシスコに新しい会社を興《おこ》した。それがジェネンテック社で、同社が最初に取り組んだプロジェクトがヒトインスリンの製造だった。

これは新薬探索のまったく新しいアプローチだった。「植物時代」に植物を調べて新しい分子を探索したり、「合成化学時代」に既存の分子に対する新しい合成化学的修飾法を探索したり、「土壌時代」に土壌を調べて新しい抗菌薬を探索したりするのとはちがった。ジェネンテック社は、タンパク質でできた有用な薬をつくれそうなDNA断片を求めてヒトゲノムをくまなく調べた。ただし、バイオ医薬品の候補が眠っているライブラリーは新しいものだとしても、新薬探索のパターンはほかのライブラリーの場合と変わらない。要するに、有用な新薬を見出すことは極端に難しく、探索が続くほどいっそう困難で時間が長くかかるようになる。

ジェネンテック社がヒトインスリン遺伝子を単離するまでには一年以上かかり、そのころには資金が急速に底をつきかけていた。同社には、新薬の開発資金を援助し続けてくれる新しい財政パートナーが必要だった。つまり、インスリンプロジェクトが商業的な成果につながるまで資金を十分に提供してくれるパートナーが欠かせなかった。ジェネンテック社がパートナーの候補としてまず思い浮かべたのが、二つの企業だ。イーライリリー社とE・R・スクイブ社である。リリー社は一九七〇年代後半になってもインスリンの生産で確固たる優位性を保っており、アメリカのインスリン市場の約九五パーセントを握っていた。一方のスクイブ社ははるかに小さなニッチプレイヤーで、インスリン市場のシェアは残りの五パーセントしかなかった。ジェネンテック社の経営陣は、スクイブ社を選んだほうがよさそうだという結論に達した。なぜなら、スクイブ社は低い市場シェアを高めたがっているものと思われたし、組み換えヒトインスリンは、まさにそれを実現するためのまたとない機会をもたらしたからだ。

ジェネンテック社はスクイブ社に接触して協力をもちかけた。スクイブ社は大手製薬企業で研究員も大勢いたが、組み換えDNA技術を扱ったことはなかった。そこでスクイブ社は、新しい科学分野に関する知識がないときにどの大手製薬企業もするように、コンサルタントを雇った。オックスフォード大学の医学欽定《きんてい》教授だったサー・ヘンリー・ハリスは、すばらしい経歴をもつ製薬コンサルタントだった。彼は医師としての教育を受けたのち、腫瘍細胞の研究で立派な仕事をしてきた。だがあいにく、ハリスが生物学研究室で培ってきた経験はどれも、ジェネンテック社の提案を評価するには役に立たなかった。それは最先端の遺伝子技術に関わることであり、ハリスはその手の技術に出会ったことがなかったのだ。しかし、ハリスには適切な専門知識が欠けていたとしても、自信は欠けていなかった。

ハリスは、ジェネンテック社が提案してきた、細菌細胞でヒトインスリンを製造する方法をつぶさに検討し、次のように分析した。タンパク質は三次元の分子である。どんなタンパク質でも、その正確な三次元構造は、そのタンパク質が関与する生理学的プロセスの働きを大きく左右する。どんなタンパク質分子でも、それを構成する特定のアミノ酸はさまざまな配置で結合してさまざまな構造を形成しうるが、タンパク質が体内で正常に機能するためには、体がそれをきちんと認識して利用できるように正確な構造を取っていなくてはならない。ここまでの分析は申し分なかったが、ハリスはここで次のような根拠のない主張をした。

もしヒトインスリン遺伝子を細菌の細胞に入れたら、細菌はインスリンのタンパク質分子を、ヒトの細胞でつくられるときとは異なる三次元構造でつくるだろう。そうしてまちがった形につくられたインスリン分子の構造を変えることは不可能だろうから、ジェネンテック社は本物のヒトインスリンを決してつくり出せないだろう。ということで、ハリスはスクイブ社に、ジェネンテック社の提案を見送るべきだと告げた。

スクイブ社は、ハリスが熟慮したうえで述べた意見を重く受け止め、ハリスの助言に基づいてジェネンテック社からの協力依頼を拒絶した。ジェネンテック社はスクイブ社の反応に驚いたが、ハリスの考えが誤っている理由をいくら真摯に説明しても、スクイブ社の経営陣は信じようとしなかった。結局のところジェネンテック社は、インスリンの立体構造問題を解決できるという見込みを示すのが精一杯で、解決できることを裏づける具体的な証拠は提示できなかった。

そこでジェネンテック社はイーライリリー社を頼《たよ》った。

リリー社はこの状況をまったくちがう角度から評価した。そして、ジェネンテック社がヒトインスリンをつくり出せる可能性が、少ないながら無視できないほどあることを見て取った。もしリリー社が関与しないままでジェネンテック社の取り組みが成功すれば、リリー社にとって大変な事態になるだろう。インスリンは同社にとって、市場で独占販売権をもっている特に重要な製品の一つだった。じつのところリリー社は、唯一知られている糖尿病の治療法を独占していたので、市場全体を失いかねないリスクを冒すことは断じてできなかった。たとえ失う可能性がどんなに低かろうとも。そのようなことから、一九七八年、リリー社はジェネンテック社との共同開発に同意した。

サー・ヘンリー・ハリスは、組み換えDNA技術を用いてまともな構造のタンパク質をつくり出すのは困難だと分析したが、その結論はまちがっていた。ハリスは、大腸菌に挿入されたヒトの遺伝子からつくられたインスリンの構造は異常だろうと推測した。その点については、彼の読みが正しかった。だが、ジェネンテック社はこの手強そうな問題を迅速に解決した。ある生化学的プロセスを開発し、大腸菌から回収した正しくない構造のインスリンが正しい構造にうまく折りたたみ直されるようにしたのだ。リリー社の資金援助を得て、ジェネンテック社はヒトインスリンの最初のロットをつくった。その貴重なタンパク質を試験管内で製造したのだ。一九八二年、ヒトインスリンが初めて売り出された。今日では、ほぼすべてのインスリンが組み換えDNA技術によって生産されている。そしてイーライリリー社は、今日まで引き続きインスリンの生産で世界首位の座を保っている。

じつは、サー・ヘンリー・ハリスの誤った意見により、私自身のキャリアがただならぬ影響を受けた。一九七〇年代後半、私は組み換えDNA技術のあれこれの発展にいたく興味をかき立てられ、その新技術を新薬探索にぜひ利用したいと思った。しかし、私は一九八一年にスクイブ社に雇われ、それはハリスがバイオ医薬品に関する悲観的な見解を述べた直後のことだったので、上司から、わが社には組み換えDNA技術でタンパク質医薬品をつくる気はいっさいないと告げられた。そのようなことで、スクイブ社は新薬探索の歴史できわめて重要な革命を逸した。私もだ。代わりに私は、分子生物学的手法を用いて従来型の薬を開発することになった。それが、以降の職業人生で私が取り組んだことにほかならない。

私が土壌ライブラリーや合成化学ライブラリーで従来型の新薬を探索しているあいだに、

新しく開けた遺伝子ライブラリーの棚めがけて製薬企業が押し寄せた。各企業が競い合うように、細菌の内部で増やせるタンパク質で新しく薬になるものを見出した。多くのホルモンがタンパク質でできているので、初期の探索研究では薬になるホルモンが注目された。組み換えインスリンが大成功を収めたあと、次に発売された遺伝子組み換えタンパク質は小人症の治療に用いられるヒト成長ホルモンで、発売年は一九八五年だった。ジェネンテック社がヒト成長ホルモンを製造したのは、インスリンに比べて市場規模ははるかに小さいものの、組み換えDNA技術を用いてつくるのが比較的やさしかったからだ。ヒト成長ホルモンに続いて、一九八六年にはインターフェロンがガンの治療薬としてバイオジェン社から、一九八九年にはエリスロポエチンが腎不全の治療薬としてアムジェン社から、そして一九九二年には血液凝固因子のⅧ因子が血友病Aの治療薬としてジェネティックス・インスティテュート社から発売された。

製薬大手各社は、組み換えDNA技術があれば、タンパク質の欠損によって起こる病気の治療法をほとんど無限に開発できるということに気づいて小躍りした。しかし、最初に駆けめぐった興奮はじきにしぼんだ。じつをいえば、タンパク質の欠損が原因で起こる病気はたいして多くない。組み換えDNA技術を利用した新薬が十数種類つくり出されたのち、一九九〇年代はじめには、治療すべき病気がそれ以上見つからなくなってきた。新薬探索はいつもの成り行きをたどった。つまり、新薬になりそうな分子の新しいライブラリーが発見され、主要な発見がいくつかなされ、業界全体がそのライブラリーじゅうに群がって短期間でライブラリーが枯渇する。もちろん、探索に値する新しいライブラリーがなくなることはないようで、ほどなくバイオテクノロジー業界は別のライブラリーを見つけた。それは「組み換えモノクローナル抗体」として知られる。

ここで、モノクローナル抗体の働きについて説明しよう。病原体が体内に入ると、その存在に反応して体内の白血球が抗体をつくる。ちなみに抗体とは、侵入してきた細菌やウイルス、真菌（カビ）、寄生生物などの異物を攻撃するタンパク質だ。ただし病原体はそれぞれ異なっており、ずいぶん異なっている場合もあるので（たとえば、水虫を引き起こすカビとサナダムシがどれほどちがうかを考えてみよう）、病原体によって、効果を発揮する抗体の種類も異なる。そのため、侵入病原体を殺したければ、体は適切な種類の抗体をつくり出す必要がある。あるいは、病原体に特異的な抗体を複数種類つくり出せるとさらによい。それぞれの抗体が、標的の侵入病原体に異なるダメージを与えるわけだ。白血球は、非常に高度なプロセスを用いてこれを成し遂げる。体で病原体の存在が感知されると、白血球（具体的には白血球のB細胞）がすみやかに増殖し始める。だがこのとき、分裂してできたそれぞれの細胞は、もとの白血球とは少し異なっている。体はごく短期間に、文字どおり数百万種類もの白血球をつくり出せる。これらの白血球は、それぞれ異なる種類の抗体をつくり出す。というわけで、体は必要なときに必要なだけつくる「オンデマンド武器」を利用するといっていいかもしれない。敵のジェット戦闘機を発見したら各種の対空ミサイルをつくり、敵の戦車を発見したら各種の対戦車ロケットをつくり、敵兵を発見したら各種の銃をつくるようなものだ。

ドラッグハンターが、特定の種類の抗体が有用な薬になりそうだと思ったら、次のようなステップを踏むことになる。まず、ヒトの白血球をシャーレに入れてそれらを操作し、望ましい抗体をこしらえる専門の白血球細胞をつくらせる（一般には、必要な専門の白血球の形成を引き起こす物質に白血球をさらす方法が用いられる）。次に、目的の抗体をつくる専門の細胞を単離する。それから組み換えＤＮＡ技術を用いて、これらの細胞から抗体をつくる特定の遺伝子を抽出する。これらの遺伝子を用いれば、その抗体を必要なだけ生産できる。そして最終的に、この抗体が有用な薬になる。このようにしてつくられた抗体は、「モノクローナル抗体」と呼ばれる。それは、抗体が一つのきわめて特異的な白血球からつくられるからだ（*mono-clonal*〔モノ‐クローナル〕は「一つの枝」という意味）。モノクローナル抗体ライブラリーは現在、組み換えＤＮＡ技術による新薬開発を支える柱であり、これまでに多発性硬化症や関節リウマチを含めてさまざまな病気に対する薬が生まれている。

さて、インスリンに話を戻すと、ノーベル賞委員会は、動物に由来するインスリン製剤の独創的な開発につながった歴史的な研究活動を認め、一九二三年にノーベル生理学・医学賞をフレデリック・バンティングとJ・J・R・マクラウドに授与した。だがご想像のとおり、バンティングはノーベル賞受賞の知らせを喜ばず、誇らしげに受け止めもしなかった。むしろ、ノーベル賞委員会の決定により、賞をマクラウドと分け合うことを強いられて憤慨した。バンティングの頭には、イヌの膵管を縛ることでインスリンを抽出するという基本的なアイデアを思いついたのは自分なのだから、功績はすべて自分にあるという考えがあったのだ。たとえ、マクラウドが実験室や助手、生化学者、さらに信憑性を与えてくれなければ、自らの漠然とした（そして独創的ではない）アイデアを決して実現できなかっただろうとしても。バンティングはストックホルムでおこなわれた授賞式への出席を拒否し、ただ家に閉じこもっていた。

私は、ドラッグハンターは総じて礼儀正しくて寛大だということを読者のみなさんにお伝えできればと思う。ただしバンティングは、私の職業につきものの特に根強い一面を示している。それは、成功するドラッグハンターは一人一人が、その人物が発見した薬と同じく個性的だということだ。

10 青い死からβ遮断薬へ
疫学関連医薬品ライブラリー

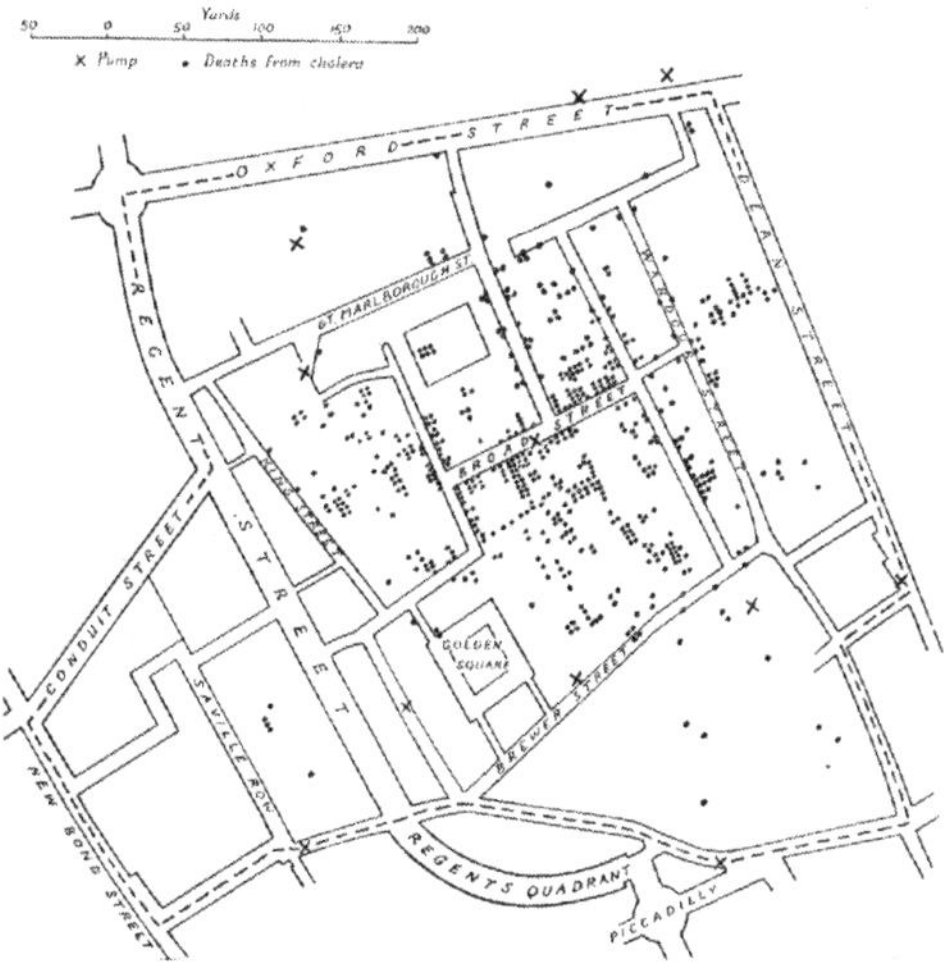

ジョン・スノウが描いたコレラの地図

「優れた医者は病気が起こるのを防ぎ、並の医者は病気がはっきりと明らかになる前に治療し、劣った医者は病気がだれの目にも明らかになってから治療にあたる」

――『黄帝内経《こうていだいけい》』

コレラはとりわけたちの悪い小腸の病気だ。おもな症状として、魚の腐敗臭を放ち「米のとぎ汁」と形容される水様性下痢がある。患者は下痢により、一日に多くて二〇リットル近くもの水分を失う。コレラでは嘔吐や筋肉の痙攣もよく起こる。それによって激しい脱水症が起こることがあり、患者の電解質のバランスが崩れ、心臓や脳が弱る。コレラは「青い死」と呼ばれる。その理由は、大量の体液が失われることによって患者の皮膚が青灰色に変色するからだ。治療しなければ、患者の約半数が命を落とす。

一九世紀を通じて、ヨーロッパをはじめ世界の多くの地域でコレラの大流行が次から次へと起こった。一八四九年に発生した二回めの大流行ではアイルランドが大打撃を被り、ジャガイモ飢饉《ききん》を運よく生き延びた人びとの多くが死んだ。続いてコレラは、アイルランド人移住者でひしめき合う船を介してアメリカの海岸に上陸し、とうとうジェームズ・K・ポーク大統領も感染して死去した。それからコレラはアメリカ西部へと急速に広がり、カリフォルニア街道、モルモン街道、オレゴン街道を通った旅人のうち六〇〇〇人から一万二〇〇〇人ほどを死に至らしめた。そのほとんどは、カリフォルニアのゴールドラッシュで一攫千金を狙ったものの、不幸にもコレラにより夢を絶たれた開拓者だった。この猛威がやがて下火になっていったころ、また新たなコレラがインドから突然発生し、世界の各地に広がって一八五三年にロンドンを襲った。

青い死は、一年間で一万人を超すロンドン市民の命を奪った。そのころ、この恐ろしい小腸の病気のことを寝ても覚めても考えるようになった男がいた。それがジョン・スノウという名のイギリス人医師だ。スノウは炭鉱労働者の息子で、ヨークの最貧困地区の貧しい家庭に生まれ育った。一家が住んでいたあばら屋は、近くを流れるウーズ川がしょっちゅう氾濫するたびに浸水した。コレラの新たな流行が起きたとき、スノウは麻酔医としてロンドンのセント・ジョージ病院で働いており、一八五四年八月三一日、住まいのあるソーホー地区のコレラ患者を受け持つことになった。それからの三日間で、ソーホーの住民一二七人が死亡した。次の週末までに、ソーホーの全住民のうち四分の三が死亡し、人のいなくなった区域はゴーストタウンと化した。翌月末には、生き残っていたわずかな住民のなかで、さらに五〇〇人が死亡していた。犠牲者の数は、イギリスのほかの地域よりはるかに多かった。のちにスノウはこのときの大流行について、「この王国で起きたコレラの大発生のなかで最悪だった」と振り返っている。

コレラの原因や危険因子がなんなのかについては、だれにもまったくわからなかった。ロンドンでコレラが大発生したのは、ルイ・パスツールが病気の細菌説を発表する七年前、ロベルト・コッホ（細菌が結核の原因であることを示した功績でノーベル賞を受賞）が、コレラなどの病気が本当に病原体によって引き起こされることを医学界にようやく納得させる四〇年前のことだ。スノウは感染性病原体に関する知識がないなかで、人間に苦しみをもたらす特に忌まわしい病気の一つの原因解明に乗り出した。当時は、病気の原因を説明する説としては瘴気《しょうき》説が有力だった。

瘴気説は、病気は「悪い空気」によって引き起こされるとする概念で、確かにコレラの原因の説明として妥当な印象を与えた。コレラは下層階級が住む多くの界隈で流行し、そのような地区では当然、動物や人間の排泄物の強烈な臭気と生ゴミの湿っぽい腐臭が混ざり合った悪臭が漂っていたからだ。もう一つ、下層階級の人間は道徳的に堕落していると思いこまれており、それでとにかく健康が損なわれるため病気によりかかりやすいという見解もまかり通っていた。しかしスノウは瘴気説と堕落説の両方を疑い、水中になんらかの原因があるのではないかとにらんだ。だが、病原体に関する知識も病原体を検出する技術もない場合、どうすれば水に病原体が潜んでいることを確認できるのか？

スノウは完全に独自の方法で調査に取り組んだ。実際のところ、それは非常に独創的であり、のちに医学のまったく新しい研究分野の確立につながる。スノウはソーホー地区の地図を綿密に調べ、コレラが発生した場所の記録を取り始めた（今日この地区は、ウェストミンスター地区の繁華街であるカーナビー通りに相当する）。そして、ソーホー地区のコレラ患者が住んでいたそれぞれの場所に短い横線を引き、そこに面した通りから垂直の方向に、患者の人数ぶんの横線を積み上げていった（本章の扉写真を参照）。この作業により、全部で五七八本の横線が描かれた。次にスノウは、ソーホー地区の公共井戸のポンプがある場所に一つ一つ印をつけた。ロンドンの給水は、住民が浅い公共井戸からポンプで水をくみ上げて家庭に持ち帰る仕組みだった。これらの井戸は、入り乱れた送水管を通じて水が供給されており、送水管を管理している会社が十数社もあった。ロンドンの水道システムは複雑だったが、下水システムは輪をかけて混沌としており、場当たり的につくられていた。家庭のおまるの中身は、汚物だめや地下室や途方もなく入り組んだ下水管に捨てられた。最悪なことに、ロンドンでは地下水を含む地層の性質により、汚物だめと井戸の液体が混ざりやすかった。

スノウは印をつけた地図を見て、いくつかの興味深い特徴に気づいた。ブロード通りのポンプからすぐ北に位置するソーホーの大型救貧院には五〇〇人以上の貧困者が収容されていたが、そこではコレラに倒れた者はほとんどいなかった。また、ブロード通りのポンプから一ブロック東にある醸造所の作業員でコレラにかかった者は一人もいなかった。これら二つの例外はあったが、スノウの地図から一つの事実がくっきりと浮かび上がった。コレラで死亡した人のほとんどは、ブロード通りのポンプの近くに住んでいたのだ。

スノウは、コレラの原因がなんであるにせよ、その出所《でどころ》はブロード通りの井戸にちがいないと確信し、市議会に接触してポンプの撤去を要請した。市議会側はスノウの話を疑った。あの井戸がどうして汚染されようか？　なんといっても、ブロード通りの水はソーホー地区のほとんどのポンプからくめる水より澄んでいるし味もいいではないかと、議員たちは指摘した。事実、多くの人が最寄りの井戸を避け、わざわざブロード通りのポンプまで足を運んできれいな水をくんでいた。特に、悪臭を放つカーナビー通りのポンプの近くに住んでいる人びとはそうしていた。

だがスノウは食い下がった。彼は、コレラ患者がほとんど発生していないブロード通り近くの救貧院には自前の井戸があることを示した。さらに、ブロード通りに近い醸造所で従業員が一人もコレラにかかっていない事実をあげた。従業員は好きなだけビールを飲んでよかったので、スノウは、ビールに関するなにかのおかげでコレラが予防されているのだろうと推測した（ビールの醸造では麦汁を一時間ほど煮沸《しゃふつ》するので、ほとんどの細菌が死滅する）。おそらく最も有力な説得材料になったのは、カーナビー通り近くの住民でコレラにかかった者の全員が、ブロード通りのポンプまで出向いてきれいだとされている水をくんできていたことに、スノウが気づいたことだ。

ようやく市議会は譲歩し、くだんの井戸の閉鎖をスノウに認めた。スノウはただちにブロード通りのポンプのハンドルをはずし、水をくめないようにした……そして、ソーホー地区のコレラの蔓延は終息した。

今では、ブロード通りの井戸がコレラ菌で汚染されていたことがわかっている。その細菌によって、住民は水を飲むたびに感染していたわけだ。しかし、こうした知識がなくとも、地理と集団の両方に着目したスノウの独創的な調査法から、コレラの有効な予防手段が得られた。これは疫学で初めての科学的事例だった。疫学とは集団を対象として病気の発生パターンを研究する研究分野だ。今日、ジョン・スノウは「疫学の父」と見なされている。

ある意味で、スノウはとても運がよかった。実験では原因と結果を示すことができるが、疫学調査では因果関係を証明できない。疫学調査で示せるのは、相関関係の有無だけだ。

スノウの事例でいえば、犠牲者がいた場所と水道ポンプの場所に相関関係があることは彼の調査で示された。しかし、水や水道ポンプ以外のものがコレラの原因だった可能性もあり、スノウの地図だけを用いてコレラの原因を断定することはできなかった。ブロード通りの井戸に汚染物質があるとしたスノウの結論は結果的に正しかったが、疫学調査では実験と比べて誤解を招く結論が導かれやすい。

そのような例を一つあげよう。一九三〇年代におこなわれた疫学調査によって、精糖の消費量とポリオ（急性灰白髄炎）の発生率とのあいだにきわめて高い相関性が見出された。砂糖を食べるとポリオになるのか？　そんなことはない。ポリオはウイルスによる病気で、コレラのように飲み水から感染する。では、ポリオと精糖にどんなつながりがあるのだろう？

赤ん坊は、ポリオに対する免疫をもって生まれてくる。母親から防御抗体を受け継ぐからだ。しかし、これらの抗体は生後数カ月するとだんだん失われていく。赤ん坊は、母親から受け継いだ抗体がまだあるうちにポリオウイルスにさらされても発症しない。その代わりおおいに注目すべきことに、感染によって自分の免疫が誘導されて自分の抗体がつくられるようになる。そのおかげで、その後一生にわたってポリオから守られるのだ。

一方、母親からもらった抗体がなくなったあとにポリオウイルスに初めてさらされたら、本格的に発症する。感染によってやはり患者自身の抗体はつくられるが、ほとんどの場合、これはもはや手遅れで、最悪の後遺症である麻痺が一生残る。というわけで、乳児のときにポリオにかかったとしても、感染にほとんど気づかない程度ですむ。しかし、子どもや大人になってからポリオにかかったら、恐ろしい悪影響を被る。衛生設備の整っていない貧しい国では、ほぼすべての人が乳児のころにポリオウイルスにさらされる。だがそれは問題ない。母親から受け継いだ抗体が体内にまだあるからだ。しかし、ポリオワクチンが開発される以前には、衛生設備の整った先進国の人びとは、小児期後期や成人期になるまでポリオウイルスに遭遇することがふつうはなかった。それで悲惨なことになったのだ。

では、ポリオと砂糖にどのようなつながりがあるのか？　ポリオに関する疫学調査が実施された一九三〇年代、裕福で衛生設備もすばらしい国の市民には精糖を食べるぜいたくが許されていた。しかし、貧しくて衛生設備のお粗末な国の人びとには、精糖を食べる金銭的余裕がなかった。すなわち、ポリオと精糖消費量に相関関係はあったが、それは因果関係ではなかったということだ。

一方、疫学によって医学における従来の見解を覆す新しい洞察が得られ、新薬探索の思いがけない新たな機会が開けることもある。このよい例が、医学界で非常に有名な疫学調査によって、高血圧に関する原則を打ち砕く意外な新事実が明らかにされたことだ。現在では、高血圧は健康に悪いので治療すべきだということをだれでも知っているだろう。だが一九六〇年代までは、多くの医師が逆の見方をしていた。その信念は、古風な医学用語である「本態性高血圧」――英語は「不可欠な高血圧」を意味する「essential hypertension」――に反映されている。医学界ではそれまで数十年にわたり、高血圧はよい健康を維持するために不可欠だと考えられていた。たとえば、リバプール大学医学部教授のジョン・ヘイは一九三一年に次のように記し、当時の優勢な意見を表明している。

「『高血圧の人にとっての最大の脅威は、高血圧が見つかることにある。なぜなら、そうすると、どこかのばか者が血圧を下げようとするに決まっているからだ』――この格言にはある程度の真実が含まれている」

医師たちの考えでは、高血圧は、心臓が血液を正常に送り出すことを持続させるための自然の代償機構だった。フランクリン・デラノ・ルーズベルト大統領は生涯にわたって高血圧を患っていたが、主治医たちは、血圧を下げるのは危険かもしれないと恐れてそのまま放置した。大統領は四期めの最中に脳卒中で亡くなった。脳卒中が未治療の高血圧によって引き起こされたのは、ほぼまちがいない。だが、「不可欠な高血圧」という概念は、実施期間が史上最長に及ぶ「フラミンガム心臓研究」という疫学研究によって、ついに誤っていることが証明された。

フラミンガム心臓研究は一九四八年に始まり、当初はマサチューセッツ州のフラミンガムに住む五二〇九人の人びとが追跡された。そこは労働者階級が住む小さな自治体で、ボストンから三〇キロあまり西に位置していた。研究の目的は、一九四〇年代におもな死亡原因の一つだった心血管疾患の発症に関わる危険因子を特定することだった（その目的は今も変わっていない）。このフラミンガム心臓研究によって、心臓病の予防に対する食事や運動の効果が初めて示された。

コレラの原因を探ったジョン・スノウのように、フラミンガム心臓研究に当初関わった研究者たちは、そのころ支配的だった医学理論に疑いを抱いた。ほとんどの医師は、心臓病は老化の自然な成り行きで起こるものだと信じていた。そのため、心臓病を予防する薬を見つけることは、伝説上の「若返りの泉」を見つけることとほぼ同じ、つまり不可能だと考えられていた。一方、フラミンガム心臓研究に関わった科学者たちは、心臓血管の健康は生活スタイルや環境によって左右されるだろうと推測した。彼らは、大規模な疫学調査をすれば心臓病を引き起こす生活スタイルや環境要因が特定され、心血管疾患や脳卒中のリスクを下げる新たな治療法の開発につながるのではないかと期待した。

フラミンガム心臓研究から確固たる結論を得られるまでに長い年月がかかることは初めからわかっていた。最初の信頼できる結果が報告されたのは、研究開始から一〇年以上がたった一九六〇年代はじめになってからだった。この結果から、特に脳卒中の発生が、次にあげる三つの独立した健康状態と関連することが示された。動脈がつまること（アテローム性動脈硬化）、血清コレステロール値の上昇（脂質異常症）……そして高血圧だ。

しかし、あらゆる疫学研究と同じく、フラミンガム心臓研究で相関関係が見出されても、それは因果関係とは限らないので、高血圧が本当に脳卒中を引き起こしたのか、高血圧と脳卒中の両方を引き起こす共通の原因がほかにあるのかは明らかではなかった。後者は、一九三〇年代に精糖の消費の多さとポリオの発症が、両方とも先進世界の生活スタイルによってもたらされたのと同じようなものだ。たとえば、フラミンガム心臓研究に批判的な医師のなかには、高血圧も脳卒中も老化による避けられない副次的な結果だとほのめかす者もいた。しかし、「不可欠な高血圧」は結局のところ不可欠ではないかもしれないという驚くべき考えを支持する根拠が思わぬところにあった。ジウリルという薬だ。

一九五〇年代、メルク社には、炭酸脱水酵素という酵素を阻害する化合物の探索プログラムがあった。炭酸脱水酵素阻害薬は血液の酸性度を下げた。血液が酸性側に傾くことはよくある病状で、しばしば腎臓や肺の障害から引き起こされた。健康を保つためには、血液の酸性度がきわめて狭い範囲内で保たれなくてはならない。そうでないと、頭痛やめまい、疲労感が生じる。さらに、血液が酸性側に大きく傾くと、人は昏睡状態に陥る可能性もある。炭酸脱水酵素阻害薬は血液の酸性度を健康なレベルに保つのに役立ったが、予期せぬ副作用も引き起こした。患者の尿が多く出るようになったのだ。なお、排尿を促すその手の薬は「利尿薬」と呼ばれる。

尿量が増加すると血液量が減るので、血圧が下がる可能性がある（全身をめぐる血液の量が少ないと、心臓は全身に血液を送り出すためにあまり働かなくてよいので血圧が下がる）。そのようなことから、メルク社の炭酸脱水酵素阻害薬は、同社の目論見どおりに血液の酸性度を下げたが、意図せずして高い血圧も下げた。

もちろん、当時は高い血圧を下げることが医学的に必要とは認識されていなかった。だがメルク社は、利尿薬が手元にそろっているからには患者が排尿を増やしたいと思いそうな理由がほかにないものかと探した。そしてほどなく、炭酸脱水酵素阻害薬のほかの使い道を特定した。むくみ（浮腫）に悩む患者を助けることだ。浮腫とは、皮下組織や体の組織間隙に過剰な水分がたまって体がむくんだ症状を指す。たとえば、肺水腫は肺が腫れた状態のことで、心臓が弱って肺から血液をうまく送り出せなくなり、体液が肺胞に貯留することで起こることがある。メルク社は、炭酸脱水酵素阻害薬が肺水腫の効果的な治療薬になりそうだと気づいた。なぜなら、排尿を増加させて血液量を減らせば、（1）肺のあたりにたまる体液の量が減り、（2）全身の血液量が減って、心臓が肺から血液を送り出しやすくするからだ。

幸運が訪れたのはこの瞬間だ。メルク社は最も強力で効き目のある炭酸脱水酵素阻害薬を見つけようとする過程で、炭酸脱水酵素を阻害しないのに手持ちのほかの薬よりさらに強力な利尿作用がある薬を期せずして見つけた。メルク社は最終的にその薬を「ジウリル」と名づけた。ジウリルが作用する仕組みはまったくわからなかったが、肺水腫患者にジウリルを試してみたところ、その薬が安全できわめて効果的なことがわかった。このような次第で、血液の酸性度を整える薬の探索は、まったく異なる症状である肺水腫を治すためのまったく新しい種類の薬につながった。だが、話はそれで終わりではなかった。メルク社のカール・ベイヤーという科学者は、ジウリルをさらに別の目的に使えると考えた。その目的こそが、高血圧の「治療」だった。

いうまでもなく、当時、高血圧の治療という考えは、あくびの「治療」をどう考えるかということに似ていた。いたって自然でふつうの状況に、いったいなぜ手出ししたいのか？　それでも、高血圧は健康のよい目印ではなく危険ではなかろうかと考える医師も少しはいた。ベイヤーは医師でもある仲間のビル・ウィルカーゾンにジウリルをそっと手渡し、数人の高血圧患者にこっそりと処方してどうなるかを見てほしいと頼んだ。予想どおり、患者たちの血圧は下がった。それでベイヤーには、ジウリルが臨床効果のある初の降圧薬になる可能性があるとわかった。ただし、そのような医薬品に対する市場はまだ存在していなかった。ジウリルは一九五八年に発売されたが、おもな用途は浮腫の治療だった。

それでも、メルク社が効果的な降圧薬をつくり出したことにほかの製薬企業が気づき、知られざる将来のビジネスチャンスを逃すのではないかという不安から、めいめいの降圧薬の開発に乗り出した。これが、ジウリルおよびその模倣薬からなる「チアジド系（サイアザイド系）」という薬のグループ全体の開発につながった。それらは降圧薬であり、ジウリルの発売から数年以内に六品目を超えるチアジド系降圧薬がＦＤＡから承認された。

当初、これらの利尿作用をもつ降圧薬はあまり使われなかった。しかし、それからフラミンガム心臓研究の一回めの結果が発表され、高血圧と脳卒中の発生に関連があることが示された。多くの医師がこの結果を懐疑的に受け止めたが、一部の医師は、安全で効果的なチアジド系の薬が血圧を下げるために使えることを知っており、高血圧患者にチアジド系を処方した場合には危険より効果が上回ると判断した。フラミンガム心臓研究で示された高血圧と脳卒中の結びつきが本当に因果関係ならば、チアジド系の薬によって高血圧患者が脳卒中になる可能性が下がるだろう。一方、その結びつきが因果関係ではないとしても、チアジド系を処方してもほとんど害はなかろうと、それらの医師は予想した。ＦＤＡも、高血圧患者にさまざまな降圧薬を処方することを支持した。なぜなら、高血圧と脳卒中の関係が、フラミンガム心臓研究で示された単なる相関関係ではなく因果関係であることを科学者が確かめる唯一の方法は、高血圧の人の血圧を実際に下げてみてどんな効果があるかを観察すること、いいかえればにわか仕立ての実験をすることしかなかったからだ。

全米国民を対象として脳卒中の発生率を監視していたアメリカ疾病対策センターは、しばらくすると脳卒中で倒れる人の数が明らかに減ったことに気づき、降圧薬を服用している患者が増えたおかげだと結論づけた。医学界はすみやかに方針を転換し、高血圧は治療すべきだと忠告し始めた。こうして「不可欠な高血圧」は「不健康な高血圧」になった。これは、疫学と大手製薬企業の連携により、通念が覆されて一つの主要な病状に対する意識の劇的な転換につながった最初期の一事例であり、そのおかげで多くの命が救われた。アメリカにおける脳卒中の発生率は、一九五五年から一九八〇年にかけて約四〇パーセント下がった。

降圧薬の有用性が明らかになったことを受け、ドラッグハンターたちが完璧な降圧薬の探索を始めた。チアジド系は血圧を下げる作用がそれほど強くないうえ、明らかにまずい副作用が一つあった。頻尿だ。血圧を下げる効果がより高くて不快な副作用がない薬を見つけ出せたら、莫大な利益が見こめるだろう。なぜなら、降圧薬を必要とする患者は、その薬を毎日、一生にわたって飲み続けなくてはならないと考えられるからだ。そして、そのようなことを考えたドラッグハンターにジェームズ・ブラックという男がいた。

ジェームズ・ブラックは稀有なドラッグハンターだった。ブラックは一九二四年にスコットランドのアディングストンという小さな町で生まれ、学校で優秀な成績を修めてセント・アンドルーズ大学で医学を学んだ。だが困ったことに、大学を卒業するころには借金の山を抱えていた。それで給料の最もよい仕事を選ぶしかなく、シンガポールのマラヤ大学で教職に就いた。その後ブラックは、獣医科大学の教授陣に加わることで、ようやくスコットランドに戻れた。その職場も好ましいものではなかったが、ブラックは最善を尽くそうとし、人間の心臓に対するアドレナリンの作用について研究し始めた。彼が特に関心を向けたのが、狭心症患者の心臓だった。

アドレナリンの役割は、おそらく闘争・逃走反応でよく知られているだろう。[*1] たとえば、銃をもった見知らぬ人間など、なんらかの危険に遭遇したら、アドレナリンが一挙に放出され、体はいつでも行動できる超警戒態勢を取る。しかし、アドレナリンにはほかの生理的役割もあり、血圧を調整するホルモンとしても働く。そのようなことからブラックは、アドレナリンを遮断する薬は血圧を下げるはずだと結論づけた。この有望な考えで理論武装し、ブラックは一九五八年、イギリスの製薬企業であるＩＣＩファーマシューティカルズ社に接触して新薬探索研究者の職に応募した。[*2] ブラックは獣医学教授で薬学関係の経験はまったくなかったが、研究者として高い評価を得ていたのでＩＣＩ社に採用された。ブラックは入社すると、アドレナリンの作用を遮断しそうな化合物の探索にさっそく取りかかった。

アドレナリン受容体には、α《アルファ》受容体とβ《ベータ》受容体という二つの種類があることが知られていた。さまざまな研究から、血圧調節に関与しているのはβ受容体だということが明らかになった。ブラックは、β受容体を遮断できれば血圧を下げられるのではないかと考えた。しかし、α受容体を遮断せずにβ受容体だけを遮断する方法を見つけ出すのは難題だった。α受容体はβ受容体とよく似た分子であり、血圧とは無関係ないくつかの生理的機能を調節する。ブラックは、二種類のアドレナリン受容体への結合しやすさが異なる化合物の探索に着手し、一九六四年にβアドレナリン受容体を選択的に遮断するプロプラノロールという薬を見出した。これが高血圧を下げる「β遮断薬」として世界で初めて誕生した薬だった。

プロプラノロールは、チアジド系のような利尿作用を示さずに血圧を下げた。この薬は一九六〇年代後半から一九七〇年代にかけてすみやかにベストセラー医薬品の仲間入りを果たし、世界中で処方された。ブラックは革新的な研究をおこなったことが評価され、一九八八年にノーベル生理学・医学賞を贈られた。

β遮断薬はチアジド系に比べると明らかな進歩といえたが、β遮断薬にはまだ大きな欠点が二つあった。βアドレナリン受容体は肺にも存在し、気道の大きさを調節している。肺のβ受容体を遮断すると、気道が収縮する（じつは、喘息発作の治療に用いられる現代の吸入器には、肺のβ受容体を刺激する薬が含まれている）。というわけで、プロプラノロールをはじめとする初期のβ遮断薬には、はなはだ厄介な副作用があった。呼吸を苦しくさせたのだ。そのため、喘息患者にβ遮断薬を処方することは、大変危険なことになりうる。おまけに、β遮断薬はもう一つの副作用を男性に対して引き起こす。それは気道の収縮と比べれば身体的にははるかに危険度が低いかもしれないが、心理的にはやはりつらいことになりうる勃起不全だ。

そのようなわけで、そのころに使えた降圧薬には、どれにもかなり重大な欠点があった。降圧薬の聖杯は見つからないままだった。しかし、それがついに見出された場所で私は働いた。一九八〇年代はじめ、私は製薬業界で初めて仕事をしたスクイブ社で二人のヘビ使いと親しくなった。デイブ・クッシュマンとミゲル・オンデッティだ。彼らはスクイブ社のドラッグハンターで、クサリヘビがつくり出す毒にたまたま強い興味を抱いた。クサリヘビの猛毒は、血圧を急激に下げて意識を失わせることで獲物をいちころにする。クッシュマンとオンデッティは、血圧を下げるクサリヘビの毒を単離して降圧薬に変換することができるはずだと推論した。

二人はまず、ヘビ毒の特に強い活性成分の一つであるテプロタイドという物質の研究から始めた。そして、テプロタイドが体内のアンジオテンシン変換酵素（ACE）という酵素を阻害することを見出した。[*3] 血圧の調節にはアドレナリンも関与しているが、血圧の「主制御因子」はACEだということが今ではわかっている。実際、ヘビ毒はACEを阻害することによって、体が血圧を調節する能力を止める。そして、調節が利かないことにより血圧が下がる。

クッシュマンとオンデッティは、テプロタイドを使いものになる薬に変える研究に着手した。二人が編成した新薬探索チームは独特だった。なぜかといえば、二人は陰と陽の対《つい》をなすように見えたからだ。クッシュマンは話し好きな薬理学者で、活力にあふれ茶目っ気があった。一方のオンデッティはきちょうめんな化学者で、まじめで思慮深かった。クッシュマンは科学に情熱を注いだが、おそらく同じくらいマンガにも夢中だった。クッシュマンがコピー機のところにいたら、科学論文をコピーしている可能性が五割で、新しいマンガを部署の同僚にも見せようとしてコピーしている可能性が五割というところだった。

このように性格は正反対だったが、二人はきわめて効率的なチームを形作っていた。

彼らはまず、純粋なテプロタイドの化学構造をほとんど変えずに、ともかく薬として使えないかどうかを検討してみた。すると、たちまち深刻な問題に突き当たった。テプロタイドは口から服用すると効果がない。胃の消化酵素によって分解されてしまうのだ。それは考えてみれば筋が通っている。なぜなら、その毒はクサリヘビの口のなかでつくられるのだが、経口で有効な場合、ヘビがそれを自分で飲みこんだら悲惨なことになるからだ。しかし、テプロタイドが注射でしか投与できないとすると、患者は一日に何度も注射しなくてはならないし、それが毎日続くことになる。注射の苦痛が延々と続くと思うだけで、ストレスホルモンが分泌されてテプロタイドの血圧低下作用を打ち消すくらい血圧が上昇しかねない！

毒の注入はヘビの獲物にとってありがたくないが、薬の注射も高血圧患者にとってありがたくない。クッシュマンとオンデッティは、テプロタイドの売り物になるバージョンをつくり出すつもりならば、経口で有効な化合物を手に入れる必要があるということに気づいた。そこで二人は、人間の胃の過酷な環境に耐えられる化合物が生み出されることを願いながら、テプロタイドと似た化合物の合成を始めた。通例ならば、この段階で数千種類から数万種類にのぼる化合物の評価をおこなう。これは、どのドラッグハンターも避けては通れない試行錯誤のスクリーニングだ。しかし、クッシュマンとオンデッティはスクリーニングプロセスで目新しい方法を取ったことにより、わずか数百種類の化合物を合成して評価をおこなうだけで候補化合物を見つけた。

二人の科学者はACEの作用の背後にある生化学的メカニズムを理解していたので、その酵素を阻害する可能性の高い化合物のタイプを予測することができた。その結果、彼らが最初に合成したいくつかの化合物もそれなりによい効果を示したので、二人は次に、化合物の構造を変えたら薬の作用の強弱がどうなるかに関する洞察に基づいて、これらの化合物の構造をさらにいじった。そして構造をいじるたびに、できた新しい化合物の作用を測定して自分たちの予測が的確かどうか評価をおこなった。薬のスクリーニングが、ふつうならスロットマシンをあてずっぽうに回すようなものだとしたら、クッシュマンとオンデッティの方法は、スロットマシン内部の仕組みを把握して、マシンからコインが吐き出される寸前にレバーを引くことに近かった。

この方法（今では薬の「合理的設計」と呼ばれる）を用いることにより、クッシュマンとオンデッティはきわめて効果の高いACE阻害化合物を短期間で合成し、それを「カプトプリル」と名づけた。この合理的設計プロセスも、新薬探索の歴史における画期的な出来事の一つだった。パウル・エールリヒは染料分子に毒素を搭載することを思いつき、薬をゼロから設計するためのまったく独創的な方法を初めて考案した。とはいえエールリヒはやはり、有毒な弾頭になりうる多数の化合物の作用を試すうえでやみくもな試行錯誤に頼った。一方、クッシュマンとオンデッティも薬をゼロから設計するための独創的な方法を考案したが、やみくもな試行錯誤に頼るのではなく、化学や生化学や人体生理学に関する知識を活用し、根拠に基づく予測を重ねて予測精度を高めていくことにより、目指す化合物を記録的な速さで、しかも最小限の費用で見出せた。

カプトプリルは、ACEの作用を阻害することによって血圧を下げた。しかも経口で有効で、強烈な酸性の胃液にも耐えられた。こうしてクッシュマンとオンデッティは強力な薬を手に入れた。ならば、彼らがいよいよ新薬探索のゴールに差しかかったと思う人もいるかもしれない。しかしなんというか、ドラッグハンターの人生は一筋縄ではいかないものなのだ。

スクイブ社の経営陣は、新薬開発の次の段階であるカプトプリルの有効性と安全性の試験を認めたがらなかった。なぜなら、そのためには巨額の費用がかかる大規模な臨床試験が必要になるからだ。スクイブ社はすでに降圧薬としてβ遮断薬のナドロールを販売しており、それはよく売れていた。そのため幹部たちは、カプトプリルを市場に投入すればナドロールのシェアが奪われる恐れがあり、カプトプリルから利益が得られたとしても、そのぶんナドロールの売り上げが食われてしまうと主張した。試算では、カプトプリルの年間売上高はせいぜい数億ドルにとどまると見こまれた。数億ドルならすごい額ではないかと思われるかもしれないが（特に一九七〇年代のことなので）、それでも臨床試験や販促にかかる桁外れの費用を正当化するには不十分だった。そのようなことで、スクイブ社はカプトプリルの棚上げを決断した。

クッシュマンとオンデッティは、控えめにいっても大きな失望を感じたが、彼らは科学者だったので、得られた知見を発表する許可を経営陣に求めた。そうすれば、少なくとも画期的な研究の功績が自分たちにあることを主張できるからだ。たいていの製薬企業は、ライバル企業が有利になるかもしれない情報を社員が発表することをひどく嫌がるが、クッシュマンとオンデッティは、カプトプリルには特許による鉄壁の守りがあるので、発表しても自社が脅かされる可能性はほとんどないと指摘した。とうとうスクイブ社の経営陣は二人の願いを許可した。彼らのきわめて独創的な薬の開発に終止符を打ったことを気の毒に思ったからという面もあっただろう。

クッシュマンとオンデッティは、カプトプリルの詳細についていくつかの薬学系の一流雑誌に発表した。医学界はただちに強い関心を示した。スクイブ社の二人の科学者が、血圧を調節するまったく新しい薬を発見したことに気づいたのだ。いくらもしないうちに、主要な大学の医学部に所属する多くの著名な医師がスクイブ社に接触を図ってきた。これらの医師は、スクイブ社がこの興味深い新薬の臨床試験をまもなく開始するだろうと期待し、自分も参加して所属大学の医学部で臨床試験を実施したいと思ったのだ。

開発を中断した薬に対して、医学界からそれほど圧倒的な関心が寄せられたことはかつてなかった。そこで私の会社の幹部たちは改めて協議し、ついにカプトプリルの臨床試験を許可した。それから臨床試験がおこなわれ、カプトプリルが安全ですばらしい降圧薬であることが示された。一九八一年、カプトプリルはＦＤＡから承認された。そして、発売翌年の丸一年間で一〇億ドルを超える売り上げをたたき出した。実際の話、カプトプリルの収益力は非常に高く、スクイブ社が販売しているほかの医薬品をすべて合わせたより多くの富をもたらした。*4

さて、あなたは、大型新薬《ブロックバスター》を世に出したことでスクイブ社の株価は急騰しただろうと想像したかもしれない。ところが、私（それに私の上司たち）にはついぞよくわからない理由により、カプトプリルの売り上げがぐんぐん伸びていくわりに株価の動きは遅々としていた。だがライバル企業であるブリストル・マイヤーズ社はスクイブ社の業績と株価の乖離を見逃さず、一気に買収攻勢を仕掛けてスクイブ社を割安で買収した。こうして、運命の皮肉としかいいようのない展開により、独立した企業としてのスクイブ社は、疫学研究から開発された最初期のブロックバスターによって終焉を迎えた。

11 ピル
大手製薬企業の外で金脈を掘り当てたドラッグハンター

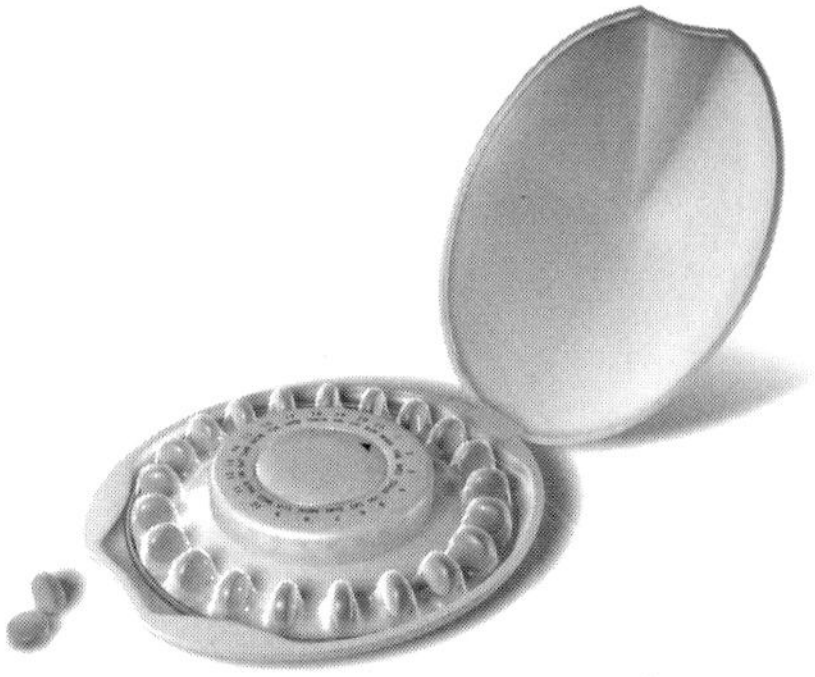

経口避妊薬

「自らの体を所有し支配していない女性は、自らを自由とは呼べない。母親になるかどうかを自ら選べるようになるまでは、女性は自らを自由とは呼べない」

――マーガレット・サンガー『産児調節論』、一九二二年これまでに私たちは、植物時代、合成化学時代、土壌時代、バイオ医薬品時代に足を踏み入れてきた。どの時代も、探索しがいのある分子が含まれた新しいライブラリーの開館で幕を開け、新世代のドラッグハンターが自らの『弁明の書』を探し求めてそこになだれこんだ。だがまれに、薬が主要なライブラリーの外部、すなわち資金の潤沢な大手製薬企業の研究室から遠く離れたところで発見されることがある。こうした「大企業に依存しない」新薬探索の物語は、えてして複数の大陸にまたがった数十年に及ぶものであり、一風変わった雑多な登場人物が関与し、まちがいや誤解や不運に踊らされながらも、すべての最後に世界の歴史を変える薬が生み出される。そして、このように大企業とは無関係に開発された薬から、現代文明の基本的な社会機構をなによりも変えたと思われるものを一つ選び出すとしたら、特に有名で影響力の大きなあの薬がふさわしい。いわゆる「ピル」として知られることになった経口避妊薬だ。

一九七〇年代はパニック映画の黄金時代で、ハリウッドでは『ポセイドン・アドベンチャー』や『大地震』、『タワーリング・インフェルノ』などのサスペンスあふれる古典的作品が次々に製作された。このような映画は、お決まりの図式に従っていた。多種多様な面々からなる登場人物群がそれぞれ勇敢な行為を成し遂げ、それらの偉業が合わさることで最後に人びとが救出されるのだ。たとえば、沈没しつつある船のブリッジで、ファッションモデルがブランドもののイヤリングを負傷した通信士に渡し、通信士がそれを使って壊れた無線通信機を応急修理する。船の深部では、メキシコ人の料理人がニンジンの皮むき器を機関士に渡し、機関士はそれを用いて給水ポンプを修理する。三等船室では、酔っぱらいの元ボクサーが馬鹿力で船内を仕切る隔壁を開けて、閉じこめられていた乗客を助け出す。筋書きは一本道ではなく、だれか一人がリーダーシップを発揮するのでもなく、人びとの貢献が結集されて最終的に危機からの脱出が成し遂げられる。そして各人の努力の意義は、みながずぶ濡れで傷つきながらも生きて無事に岸に上がってから初めて明らかになる。

経口避妊薬の物語も、これと同じ図式をたどる。

ピルの発明に関与した多様な人びとの集まりは、製品開発チームというよりもアーウィン・アレンが手がけた『ポセイドン・アドベンチャー』や『タワーリング・インフェルノ』などの映画キャストのようで、顔ぶれは次のとおりだ。スイスの獣医、メキシコの辺《へん》鄙《ぴ》な場所にいた変わり者の化学者、評判を失った生物学者、七〇代の女性解放運動家、裕福な女性相続人、そして敬虔なカトリックの婦人科医。しかし、ピルの物語は創薬チームや女性解放運動とともに始まるのではなく、ふつうは医学史に取り上げられないある専門職グループとその奥義とともに始まる。具体的にいえば、スイスの酪農家と、ウシの繁殖力を特に上げるために彼らが用いた奇抜な方法が出発点だ。

酪農は、スイスで昔からずっと一大産業だった。典型的なスイスの光景を思い浮かべるとわかるだろう。アルプス高地の放牧場でウシが草をはみ、首から下がる真鍮のカウベルが鳴り響く。それはマッターホルンの雄姿と同じくらい代表的なイメージだ。酪農場の目標はなるべく多くの牛乳を生産することなので、酪農家はウシが絶えず乳を出してくれるように、しょっちゅうウシを妊娠させる必要がある。酪農のサイクルはわかりやすい。ウシが子どもを産む。子ウシが乳離れするやいなや、農家が乳搾りを始める。牛乳の生産量は、はじめは多いが数カ月すると減っていく。最終的にウシの乳が出なくなって「乾乳期」になるとウシはふたたび妊娠できるようになるので、農家は急いで種つけをおこなって同じサイクルを新たに始める。出産、搾乳、種つけ、出産。これがスイスの酪農家の生活であり、乳牛の一生でもある。

だがこのプロセス全体は、一つの決定的なスキルを頼みの綱としている。それは、ウシの乳が出なくなったらウシをすみやかに妊娠させることだ。スイスの酪農家が最も苛立たしげにこぼす泣き言は、「わが家のウシに子ウシがいない《マイネ・クー・ハット・カイン・カルブ》！」だ。子ウシを産めるウシは金を生むウシだが、子ウシを産めないウシは金食い虫でしかない。なぜなら、農家は不妊のウシに餌をやり続けなくてはならないが、牛乳は生産されないからだ。一九世紀後半、スイス人（現実的で情緒に欠ける国民性だとよく風刺される）は、不妊のウシが妊娠できるようになる時期を早めるために、あれこれの方法を試した。そしてついに、たいそう現実的で情緒に欠ける一人のスイス人獣医が、ウシの肛門に指を挿入して卵巣内のある壊れやすい構造を直腸の壁に押しつけてつぶせば、ウシがすぐにまた妊娠できるようになることを発見した。

その大胆な獣医が見出した方法は、たとえ農家には自分たちが具体的になにを押しつぶしているのかさっぱりわからなかったにせよ、ほどなくスイスの酪農業界にとって「最良の方法」となった。この肛門を通じたへんてこな繁殖テクニックは、スイスのアルプス地方以外では知られていなかったが、一八九八年、チューリヒに住むエルヴィン・チョッケという獣医学教授が、ある科学雑誌でこの方法について初めて報告した。ピルの物語にとってはさらに重要なこととしてチョッケは、押しつぶされている解剖学構造を正確に突き止めた。それは卵巣に存在する黄色っぽい卵形の構造で、「黄体《おうたい》」として知られる。

一九一六年、チョッケの発見を受けてウィーンの二人の生物学者が研究を進め、メスのラットの黄体抽出物によって排卵が抑制されることを示した。この研究から、黄体には妊娠を抑制する役割があることが確認された。そしてその後の実験により、黄体抽出物の活性成分が「プロゲステロン」というステロイドホルモンであることが明らかになった。これらの研究は、純粋に学問的な興味からおこなわれた。すなわち、好奇心にあふれる科学者が生理学的に複雑な生殖の仕組みを解明したいと思って手がけたものだったので、その発見の有用性についてはまったく考えられていなかった。だれもプロゲステロンに実用性があるとは想像せず、ましてや女性の経口避妊薬という用途があるだろうなどとは夢にも思わなかった。それでもチョッケ教授の論文は、いろいろな国、いろいろな時期、いろいろな分野にまたがる複雑に入り組んだ薬学のコラボレーションを、それとわからずに始動させた。

黄体の研究に基づけば、プロゲステロンが女性の生殖系で重要な役割を果たすことが明らかだったので、世界中の生物学者がこのステロイドホルモンの研究を始めた。だが研究者たちの好奇心は、一つの悩ましい事実によって水を差された。合成化学の手法によってプロゲステロンを経済的につくり出す方法がなかったのだ。唯一知られている方法では、高くつくわりにごく少量のプロゲステロンしかできなかった。動物の生殖プロセスにおけるプロゲステロンの作用を研究したがっている生物学者のあいだでは、プロゲステロンの需要が供給をはるかに上回っていたので、プロゲステロンの値段が跳ね上がり、ほとんどの研究にとても手が出せない状況になってしまった。そういうことで、一九二〇年代から一九三〇年代にかけて、プロゲステロンの（安い）合成法を見出すことは化学における最大級の難問《パズル》の一つだった。このパズルが、ある型破りな化学者を引きつけた。

カート・ヴォネガットのSF小説『猫のゆりかご』（伊藤典夫訳、早川書房）では、ノーベル賞を受賞した物理学者のフィーリクス・ハニカーという架空の人物の話が語られる。ハニカーが物事に取り組むのは純粋な好奇心からで、その無垢な動機は政治にも欲望にも常識にもけがされていない。ある日ハニカーはだれかから、暇なときはどんなゲームをして遊ぶのかと訊かれ、こう答える。「どうして人がでっちあげたゲームなんかしなけりゃならんのかね。世の中には、本物がいくらでもあるじゃないか」〔前掲書より引用〕。その小説では、政府がマンハッタン計画の一環で原子爆弾を開発するためハニカーを雇う。ハニカーは爆弾の開発に取りかかるが、あるとき唐突にやめる。マンハッタン計画のリーダーたちが、わけを知ろうとしてハニカーの実験室に駆けつけると、実験室が水槽だらけになっていてカメがたくさんいる。ハニカーは原爆のパズルから次のようなカメのパズルへと、関心をすっかり切り換えたのだ。「亀は、頭をひっこめるとき、背骨を曲げるのかな、縮めるのかな？」〔前掲書より引用〕

業を煮やしたマンハッタン計画のリーダーたちは、ハニカーの娘にどうすればいいのかと助言を求める。娘の話では、心配する必要はないという。解決法は単純だ。ハニカーはただ、なににせよ目の前にあるおもしろそうなものに取り組む。だから、カメをすべて取り上げて原爆研究に差し替えればいいというのだ。リーダーたちが娘の助言に従うと、果たせるかな、翌日になって実験室にやって来たハニカーは、遊べるおもしろいものがほかにないので研究を再開し、ついに初の原爆を設計する。かつて、このフィーリクス・ハニカーを地でいった人物がいた。ラッセル・マーカーという男だ。

ある著名な化学者いわく、「おそらく、どの化学者よりもラッセル・マーカーについての逸話は多い。それらはキャンプファイヤーの傍《かたわ》らで語られるような話で、化学者という職業の要素が凝縮されている」。マーカーは一九二五年にメリーランド大学の大学院に進学して化学研究を一年おこなっただけで、その非凡な実験の才に感服した指導教官から、博士号の取得に十分な研究をやり終えたと告げられた。卒業には、いくつかの科目を修了して大学院の標準的な卒業要件を満たせばすむはずだった。だがマーカーはそうしようとしなかった。指導教官は唖然《あぜん》とし、それらの科目を受けて学位を取得しなければ、「おまえは尿の分析者になりはてるぞ」と忠告した。しかし、マーカーはどこ吹く風といった様子で大学院を退学した。それから彼は、炭化水素を専門に扱う化学品製造業者のエチル社で研究職を得た。

エチル社が取り組んでいたある問題が、すぐにマーカーの興味を引いた。それは、さまざまな車のエンジンの効率を比較する場合に、どうすればエンジン自体の寄与とガソリンの寄与を区別できるかという問題だ。この区別がとても難しい理由は、ガソリンの種類が多いことにある。ガソリンは単一の分子、つまり一貫性のある単一の化合物ではなく、ありうる何千もの炭化水素分子の混合物で、組成も多様である。あるエンジンの燃費が悪い場合、エンジンの設計がお粗末なせいなのかガソリンの質が悪いせいなのかは、どうすればわかるのか？

エチル社に入社したまさに一年めで、マーカーはこの問題を解決した。ガソリンを等級分けする標準化システムを開発したのだ。それは、ガソリン中の入り交じった分子を特定しようとすることはいっさいせず、その代わり、ガソリンが爆発してほしいタイミングで爆発するかどうかを評価する方法だった。マーカーの巧みな方式では、ガソリンのある製造単位《バッチ》を「完全な爆発物」（イソオクタンのことで、ラッセルはこの数値を一〇〇とした）および「完全な非爆発物」（ヘプタンのことで、この数値はゼロ）と比較し、そのバッチの燃焼特性を評価するものだった。これがガソリンの等級を表す「オクタン価」となり、今日でも給油機にはオクタン価の数値が書かれている。

マーカーはエチル社で早々と成功を収めたのに、まもなく炭化水素化学に飽きてしまい、わずか二年で退職した。次に就いた仕事は、名門のロックフェラー研究所での学術研究だった。それからの六年間に、一人の実験助手の手を借りただけで、マーカーは炭化水素化学とはまったく異なる分野の光化学で驚くべき三二本もの論文を発表した。そのうちいくつかは、今でもその分野で第一級の論文と見なされている。ところが、マーカーが新しい化学ゲームで遊びたいと思ったのもつかの間、上司とのあいだに軋轢《あつれき》が生じた。「（上司の）レビーンは私に、旋光性に関するそれまでどおりの研究を続けさせたがった」と、マーカーはのちに説明している。「私は新しいものを探していた」。それでマーカーはまた転職した。今度はペンシルベニア州立大学の化学研究員という地位で、マーカーは新しいパズルに夢中になった。プロゲステロンの合成である。

マーカーは、それが当時における化学上の困難な未解決問題の一つだと知っており、一九三六年、プロゲステロンを工業規模で生産する手法の考案に乗り出した。マーカーの取り組み方はほかの研究者とはまったく異なっており、その単純さが見事だった。プロゲステロンはステロイドホルモンだが、「ステロイド」と呼ばれる化合物群はとても大きな分子なので、組み立てるのが難しい。大きな分子の合成は足し算のゲームだ。化学者は小さな分子から出発し、組み立て玩具でパーツを連結するように、秩序だった方法で分子を順にくっつけていって完全なステロイドを組み立てる。だが、中間分子がまちがった位置にくっついてしまうこともわりとよくある。そうなると合成プロセス全体が台無しになり、最初からやり直すしかない。一般的にいえば、分子が大きいほど合成は難しくなる。アスピリンのような小さな分子を合成するのは、マカロニ・アンド・チーズをつくるのと同じくらいやさしい。だが、プロゲステロンのような大きな分子を合成するのは、詰め物をしたひな鳥のショーフロアをこしらえるようなものだ。

　しかし、ラッセル・マーカーは逆転の発想で問題全体をあべこべにした。プロゲステロンの合成を足し算のゲームとして見るのではなく、引き算のゲームとして見たのだ。それで、ステロイドを小さな分子から組み立てるのではなく、プロゲステロンより大きな分子から出発し、不要な部分を取り除いていってプロゲステロンだけが残るようにしようと決意した（化学用語を使えば、マーカーは「合成」ではなく「分解」をしようとした）。あとは、プロゲステロンより大きな出発分子があればよかった。

マーカーは最終的に、ステロイド類のフィトステロールという一群の化合物を選んだ。フィトステロールはコレステロールに似た大きな分子だが、動物ではなく植物に存在する。マーカーは、フィトステロール分子から不要な部分を削ってプロゲステロン分子が残るようにしようとした。そして研究を始めてからいくらもしないうちに、ジオスゲニンという分子を出発点にして、それを分解することでプロゲステロンを得ることに成功した。ジオスゲニンは、サルサパリラという蔓性植物の根に含まれているフィトステロールの一種だ。そのようなことで、滑り出しは好調だった。だが、その斬新な方法がうまくいくことを示せたとはいえ、この分解法によってプロゲステロンを工業規模で生産できることを示さなくてはならなかった。そのためには大量のジオスゲニンが必要となる。これが新たな問題となった。

サルサパリラの根は糸のように細く、プロゲステロンの商業生産に向けたジオスゲニンの原料とするにはまったく不十分だった。マーカーには、ジオスゲニンが含まれている別の植物が必要だった。大きくて安価でジオスゲニン分子が豊富な植物でなくてはならない。マーカーは、アメリカ南西部にジオスゲニンを含む植物が数種類あるのを知っていた。それらはみな塊茎《かいけい》を形成する植物で根が太い。そこでマーカーは、四〇〇年前のヴァレリウス・コルドゥスのように植物採取の旅に出発した。一九四〇年、彼はテキサス州やアリゾナ州の草木が乱雑に生い茂る灼熱の荒れ地にわざわざ足を踏み入れた。そして根という根をくまなく試してみたが、アメリカの塊茎はどれも厚みがあまりなく、ジオスゲニンが十分には含まれていなかった。

マーカーはいつしかあてどなく南下していき、リオ・グランデ川を渡ってメキシコに入った。そしてメキシコのベラクルス州で、非常に高濃度のジオスゲニンが含まれている植物をついに見つけた。その植物はメキシコのヤムイモ（ディオスコレア・コンポジータ *Dioscorea composita*）だった。それらの黄色っぽいヤムイモには巨大な根がついており、大きなものでは重さが四五キロもあったので、運搬には手押し車がいるほどだった。マーカーは二十数キロあるヤムイモを一個、アメリカに運んだ。税関職員に袖の下を渡して、輸入が禁じられているその農業材料をアメリカにもち帰れるようにしたのだ。ペンシルベニア州に戻ると、マーカーはヤムイモから抽出したジオスゲニンに自らの分解プロセスを適用した。成功だ！　そのヤムイモから、工業規模の生産を実現できるプロゲステロンが得られることがわかった。

マーカーはいくつかの製薬企業に接触を図って自らの巧妙な分解方法を売りこみ、どこか一社がプロゲステロンの商業生産に向けてパートナーになってくれたらと願った。しかし会合はどれも不調に終わった。マーカーは化学者としてはすばらしかったのだが、セールスマンとしての力量はそれほどでもなく、話がつい退屈で専門的すぎる説明になってしまうことがあったのだ。しかし、おそらくそれ以上にマーカーの主張にとって不利に働いたのは、製薬企業の経営陣が、プロゲステロンの聞いたこともない合成法を最初から眉唾《まゆつば》ものと思っていたことだろう。そして、マーカーの分解プロセスでは、革命戦争が終わってから二〇年ほどしかたっていない第三世界の国から大量のヤムイモを仕入れる必要があると知ると、製薬企業の役員たちはあきれ顔で首を横に振るだけだった。

ディオスコレア・コンポジータは、温暖で乾燥したメキシコの気候でしか育たなかった。だが、当時のメキシコは秩序がなく発展がはなはだ遅れており、北隣の裕福で尊大なアメリカに対する反感も強かった。マーカーが接触した製薬企業は、プロゲステロンの工業生産に必要な量のヤムイモをメキシコで確実かつ安全に採取できる見込みはないと信じて疑わなかった。だから、どの製薬企業も彼の提案をはねつけた。

このつまずきに、マーカーは持ち前の奇抜なやり方で対応した。おおいに成果を上げていたペンシルベニア州立大学の研究室を辞め、メキシコシティにある古い製陶所の納屋に自分専用の研究室を設置したのだ。製薬企業が協力してくれないのなら、自分でプロゲステロンを製造してやろうという腹づもりだった。マーカーはメキシコ人労働者に金を払い、一〇トンのヤムイモを掘り出してもらった。大型トラックの荷台がいっぱいになるほどの量だ。それからジオスゲニンの分解を始めた。ただ独りで二カ月間作業し、マーカーは三キロものプロゲステロンをつくり出した。それは信じられないほどの量で、おそらく世界で供給されていた合成プロゲステロンの総量をしのぐほどだったのはまちがいない。プロゲステロンは一グラムあたり八〇ドル――二〇一六年の価値に換算すれば一グラムあたり約一〇〇〇ドル――で売れたので、マーカーは一回めの取り組みで三〇〇万ドル相当を生み出したことになる。彼は合成化学における賢者の石、すなわちヤムイモを金に変える手段を発見したのだった。

それでも、プロゲステロンを販売するためには、やはり製薬企業との提携が必要だった。だがマーカーには、自分を鼻であしらったアメリカの製薬企業と一緒になにかをする気はもはやなかった。かといって、メキシコの製薬業界についてはまったく知らなかったし、スペイン語はいくつかの初歩的な言葉しか話せなかった。それでもマーカーは臆せず、メキシコシティの電話帳のページをめくっていった。ふと、彼の指は一つの有望な名前のところで止まった。その名も「ラボラトリオス・ホルモナ株式会社（ホルモン研究所株式会社）」という小さな製薬会社だった。

ラボラトリオス・ホルモナ社の事業主はドイツ系とハンガリー系のユダヤ人で、彼らは、一九三〇年代にヨーロッパを席巻した反ユダヤ主義を逃れてメキシコに移住してきていた。

彼らはマーカーと手を組み、共同で新しい企業を設立して「シンテックス」と名づけた。この会社は、マーカーの分解プロセスを用いてホルモンを製造することを専門とした。ところが、ペンシルベニア州立大学やロックフェラー研究所、エチル社でマーカーの上役だった人びとなら予想しそうなことに、シンテックス社の設立から二年足らずでマーカーは持ち株を全部売り払ってメキシコを去り、シンテックス社がかつてないほど大量に供給したプロゲステロンに対する権利もすべて放棄した。それだけでなく、科学すら放棄した。マーカーは、以前の友人や化学界の同僚との関係をすべて絶って姿を消した。新しく見つけた好きな道に身を捧げるためだ。情熱の対象は一八世紀の銀細工だった。今度は、興味が冷めなかった。ラッセル・マーカーはこの世を去るときまで、精緻なロココ様式の蓋付き深皿やテーブルセンター〔食卓の中央に置かれる装飾品〕をつくることにほとんどの時間を費やした。

ヴォネガットがつくり出した架空の人物ハニカーと同じで、マーカーは金のことも自分の研究の実用性も決して気にかけなかった。自然が差し出す「現実のゲーム」で遊ぶことがひたすら好きだったのだ。マーカーは変わり者で浮世離れした人物だったが、ほかの科学者がなしえなかったプロゲステロンの工業生産に道を開く画期的な方法を残した。

さて、シンテックス社がいつのまにか成功したのを目撃したアメリカの数社が、ついにマーカーの分解方法を採用し、一九五〇年代はじめには二〇〇種類を超えるプロゲステロン型化合物が市場に出回るようになった。こうして不意に十分な量のプロゲステロンが供給されたことにより、世界中の学術研究所で女性の生殖に関する研究が急増した。このような研究室の一つがマサチューセッツ州のケンブリッジにあり、グレゴリー・ピンカスというユダヤ人生物学者が運営していた。

一九世紀はじめ、裕福で学のあるドイツ系ユダヤ人が集団でアメリカに移住してきた。彼らはアメリカ文化にさっそく溶けこみ、ニューヨークの銀行家、奴隷を所有するプランテーションの農園主、西部の娼家の女将《おかみ》、先住民と戦う騎兵などになった。しかし、次に新しく押し寄せた大量の移民は、まったく異なる道をたどった。一九世紀末にやって来たのは、あまり裕福でない東ヨーロッパ系のユダヤ人で、ほとんどのアメリカ人とは見た目も話し方もずいぶんちがっていた。そんな彼らは、マンハッタンのロウアー・イースト・サイドのような都市中心部のスラム街に向かうことが多かった。

すでにアメリカの主流派に同化していた古参のユダヤ人は、新たにやって来た同胞たちへの懸念を募らせた。これらのすでに地位を確立していたドイツ系ユダヤ人の多くは、東ヨーロッパ系の同胞をアメリカ風にする役割を買って出た。こうした慈善的な取り組みのなかでも特に顕著な例として、ド・ヒルシュ男爵財団があった。ユダヤ人慈善家のモーリス・ド・ヒルシュは、ミネソタに移住してきたノルウェー人たちが早々とアメリカのよき小麦農家になったことに感心した。彼はスカンジナビアからの移民が成功するのを目にして触発され、ある単純明快なアイデアを打ち出した。それは、東ヨーロッパから入ってくるユダヤ人を正真正銘のアメリカ人に変えるためには、彼らをスラム街に行かせるのではなく農家にするほうがよいという考えだった。ノルウェーからの移民がミネソタ州で小麦農家になったように、ド・ヒルシュ財団は、ユダヤ系移民がニュージャージー州で養鶏農家になるのを支援することになる。

一八九一年にはド・ヒルシュ財団の援助金により、ニュージャージー州でウッドバインという町が、東ヨーロッパ系ユダヤ人の農業集落として設立された。財団は、ユダヤ人移民が農地を購入するための補助金を支給し、彼らが新しい生活を送るための訓練費用を出した。しかし、ド・ヒルシュの壮大な夢は、彼が思い描いたとおりにはならなかった。一九世紀にアメリカに移住したヨーロッパ人のほとんどは、ノルウェー人を含めて、ヨーロッパでもともと農業をしていた。だから、彼らは農業の幅広い知識をもって新世界にやって来た。一方、ヨーロッパ系ユダヤ人たちは、ほとんどが貿易商などの商人だった。アメリカに移住してきた東ヨーロッパ系のユダヤ人のほとんどは、農業の技術はもっていなかった代わりに学術的な宗教研究の長い伝統を携えており、日常のもろもろのことに対しても宗教的指導者による導きを求めて、聖典の分析をしょっちゅうおこなった。

ウッドバインでは、移住してきたユダヤ人が、ユダヤの教えであるタルムード学に基づく技能を養鶏に応用した。彼らはニワトリを注意深く観察してこう問いかけた。「ニワトリはどうやって生きるのか?」。東ヨーロッパ系のユダヤ人移民はニワトリを念入りに調べ、どうやって卵を産むのか、どうすれば卵を産む能力を高められるのかという謎を解明しようとした。かつてユダヤ人は、イェシーバー(聖典であるタルムードを学ぶための教育機関)を設立するのがつねだったので、ニワトリの謎に関する調査をまとめあげるため、ウッドバインのコミュニティでド・ヒルシュ男爵農業大学が一八九四年に創設されたのはごく自然な流れだった。これらのユダヤ人が農家になるのなら、学者肌の農家になるに決まっていた。

グレゴリー・ピンカスは一九〇三年にウッドバインで生まれた。ウッドバインで育ったユダヤ人の第一世代にあたる。叔父の二人がド・ヒルシュ男爵農業大学の農学科学者だったので、ピンカスは母なる自然の生態を操作して改良することが可能だという考えに早い時期から触れた。ピンカスは学問好きで勉強に励み、ハーバード大学で生物学の博士号を取得した。それから同大学の一般生理学助教授になったのち、マサチューセッツ州ウースターにあるクラーク大学の実験生物学教授に就任した。その地でピンカスは、ウースター実験生物学財団を設立した。この学術研究所で、ピンカスはプロゲステロンを用いて、彼いわく「いくつかの大問題」、つまり「なぜ卵子は発育を開始し、なぜ発育が続くのか?」について研究した。

ピンカスは、東ヨーロッパ系ユダヤ人をアメリカ人の生活様式に溶けこませるという、ド・ヒルシュが描いた夢をかなえたかのように見えたが、学界では依然としてアウトサイダーだった。一九一〇年代から一九四〇年代にかけては大学の入学定員枠を偏見で定めた「ヌメルス・クラウズス」〔ラテン語で「定員制限」の意〕というシステムがあり、アイビーリーグの大学に入学を許可されるユダヤ人の数は制限されていた。ピンカスは、「WASP《ワスプ》」（白人〔White〕でアングロサクソン系〔Anglo-Saxon〕の新教徒〔Protestant〕）がほとんどを占める同僚たちとは外見も話し方もちがっていた。ピンカスのこの異質な見た目がやがて世間の物議を醸す一因となり、彼はそのスキャンダルによりキャリアを転向することになる。

クラーク大学で、ピンカスはアナウサギ（オリクトラグス・クニクルス *Oryctolagus cuniculus*）の卵子を研究した。アナウサギはふわふわした尾と出っ歯をもつ実験用ウサギだ。しかしほどなく、ウサギの受精の複雑な細部を正確に制御するのは難しいことがわかった。そこでピンカスは、こんなことを思い始めた。ウサギの卵子を体内――生物学用語でいえば「イン・ビボ」――で受精させるのではなく、体外で受精させることは可能だろうか？　ピンカスは何年か実験を重ねたのち、ウサギの卵子をシャーレ内でなんとか受精させることに成功した。これは哺乳類の卵子を試験管内――「イン・ビトロ」――で受精させた、つまり体外受精させた世界初の出来事だった。

ピンカスはこの手柄で世間の注目を浴びたがったわけではないが、新聞各紙が目ざとく気づき、ピンカスを「父親のいないウサギ」をつくり出す現代のフランケンシュタインとして描写した。そうした不当な非難に信憑性を加えたのが、ピンカス本人の容貌だ。ぼさぼさの髪、ゆがんだ眉、黒くて狂気じみた瞳《ひとみ》のせいで、ピンカスはそのころに公開された映画『メトロポリス』に登場する、女性のロボットをつくったロトワングという名の狂った科学者とそっくりな印象を与えた。ピンカスの悪名は、試験管内で人間を発育させるつもりなのかという質問が記者から飛んだのを機に高まった。ピンカスは実際には、「私は実験室で人間の生命をつくり出そうとしていません」と答えたが、新聞はそれを引用するさいに誤って「私は実験室で人間の生命をつくり出そうとしています」と印刷してしまったのだ。

その後ピンカスには、その冒瀆的な（ただし実際にはありもせぬ）「ピンコジェネシス」〔ピンカスの名と「ジェネシス（発生）」の組み合わせで、父のいない子どもづくりを意味する言葉〕のプロセスに関する疑惑がずっとついて回った。異質な外見でユダヤ人であることは、彼を取り巻く非難の声をいっそう強めただけだった。ピンカスは極力、世間の注目を集めないようにしようとしたが、すでに面目をつぶされていたので、研究資金の獲得が難しいことに気づいた。それで、研究室の経済的な破綻を防ぐため、研究室の用務員としての仕事を臨時で入れることまでした。信用を落とし孤立したピンカスには、どうすれば自分の研究室がかつてのように輝かしい研究を再開して大問題――なぜ卵子は発育を開始し、なぜ発育が続くのか？――に取り組むための十分な資金援助を得られるのかよくわからなかった。状況はかなり絶望的だったが、やがてピンカスはマーガレット・サンガーと出会った。

サンガーは一八七九年、ニューヨークでアイルランド人カトリック教徒の労働者階級の家庭に生まれた。当時、アイルランド人でカトリック教徒といえば、その家族は並はずれた大家族だったということだ。サンガーの母親は一一人の子どもを出産したほかに七人を流産し、五〇歳で他界した。サンガーは、母親が死んだのは何度も妊娠して体が衰弱したからだと思いこんだ。それで母親の棺越しに、父親に指を突きつけて叫んだ。「こんなことになったのはお父さんのせいじゃない！　お母さんは子どもを多く産みすぎたのよ！」

制御されていない妊娠に対するサンガーの反感は、彼女がマンハッタンのロウアー・イースト・サイドで看護師として働いたことで一段と強まった。サンガーが面倒を見た貧しい移民たちには、一つの共通点が見られた。それは、子どもをそれ以上多く養うのは無理だと思いつめた女性たちが、五ドルで違法の堕胎に頼ったあげく失敗したということだ。サンガーはこのような女性たちを助けるため、安価で簡便で信頼できる避妊法を切に求めたが、一八四二年に女性用の避妊ペッサリーが発明され、一八六九年に男性用の十分な長さのコンドームがつくり出されて以来、新たな避妊法は開発されていなかった。一九一四年、サンガーは「産児制限」という造語を生み出し、避妊に関する小冊子とペッサリーを女性たちに提供し始めた。それは連邦法に違反する行為だった。

猥褻《わいせつ》物を取り締まるコムストック法が一八七三年に成立していたので、アメリカで避妊に関する情報を広めるのは違法だった。おまけに、三〇の州には避妊具の配布を明白に禁じる法律があった。そのようなわけで、第一次世界大戦中にアメリカ兵は連合軍のなかで唯一、コンドームを支給されておらず、当然ながら性感染症の発生率は、参戦したあらゆる国の兵士のなかでアメリカ兵が最も高かった。

コムストック法のもと、サンガーはペッサリーを郵送したかどで一九一五年に起訴された。そして一九一六年には、全米で初となる避妊指導所をニューヨークで開設したとして、ふたたび逮捕された。それでもサンガーは決してくじけなかった。一九二一年、彼女は

「家族計画連盟」の前身である「アメリカ産児制限連盟」を設立した。そしてそれから三〇年にわたり、産児制限に対する認識を高めてアメリカの女性に避妊具を送り届けるため、力の限りを尽くした。その間《かん》ずっと、ただ一つの夢がサンガーの心を占めていた。アスピリンのように口から飲めて妊娠を制御できる経口避妊薬《ピル》。それを彼女は思い描いたのだ。

サンガーは科学者ではなかった。生殖に関与するホルモンの生物学的作用や新薬開発の科学的方法についての知識はなにもなかったし、製薬業界の仕組みについてもまったく知らなかった。だから、アスピリンのような経口避妊薬が本当のところどれくらい実現可能なのか――あるいはどれほどありそうにないことなのか――見当もつかなかった。サンガーは経口避妊薬の開発をいろいろな製薬企業に何度ももちかけたが、企業側はいつもすげなく拒絶し、コムストック法を引き合いに出したり、カトリック教徒にすべての自社製品をボイコットされる恐れをあげたりした。「それに」と、ある製薬企業の役員はわけ知り顔でサンガーにこう伝えた。「受胎を調節するだけのために、どうして女性がわざわざ毎日ピルを服用したがるんですかね？」

経口避妊薬にかける熱い思いにもかかわらず、一九五一年がめぐってくるころにはサンガーも七〇代となり、ほとんど夢をあきらめかけていた。サンガーはそれまでにおもな製薬企業を一つ残らず訪問し、一部の企業には一度ならず訪れて経口避妊薬の潜在的な価値を訴えたが、一社たりとも説得できなかった。それに彼女にはまだ、想像上のピルをつくり出すことが科学的に可能かどうかすらまったくわからなかった。残された時間がなくなりつつあることを自覚したサンガーは、戦術を変えることにした。製薬企業に勤務していない科学者なら、完全に独力でピルをつくることに挑んでくれるように説得できるかもしれない。

もし彼女が一九五〇年代の新薬開発の現実について多少とも知っていたら、大学に所属している科学者が大学で斬新な薬をつくり出すことなど、とても期待できないとわかっていただろう。FDAの設立以降、新薬の開発費用は、資金がふんだんにある大学の研究室にとっても法外なほどに膨らんでいた。しかし、自分の考えがおよそ非現実的だとはつゆ知らず、サンガーはどの科学者に狙いをつけるかについて思いをめぐらせ始めた。その科学者は、女性の生殖生理学分野で質の高い科学研究をおこなった確かな実績の持ち主でなくてはならない。それに、藁《わら》にもすがりたいほどの窮地に立たされていなくてはならない。そんな境遇の研究者なら、女性自らによる妊娠の制御を手助けするという無謀な夢を追う七〇代の女性解放運動活動家の申し出に耳を貸してくれ、物議を醸すうえ違法にちがいない薬の探索も引き受けてくれるかもしれない。そうしてサンガーは、すべての要件を満たす人物をついに突き止めた。それがグレゴリー・ピンカスだった。

　サンガーは、ピンカスの科学者としての技量は評価できなかったが、ピンカスが公に面目を失い破れかぶれの状況に陥ることになった例の成果――体外受精――から、ピンカスには経口避妊薬をつくり出す才能があると信じた。そこで、家族計画連盟の理事が主催するディナーパーティーにピンカスを招待した。そのパーティーの席でサンガーは、ピンカスが当時進めていた動物の受精に関する研究に家族計画連盟の助成金を出すことを確約した。だがそのときに、世界初の経口避妊薬の開発という真の目的についても、あらましを説明した。ピンカスは、そのような薬を確かに開発できると自信ありげに請け合い、必要なのは巨額の資金だけだと明言した。

　アメリカの実業家キング・C・ジレットは、使い捨て安全カミソリを発明したと見なされることが多いが、むしろ、使い捨て安全カミソリをつくり出したいという考えがジレットの頭にひらめいたという言い方のほうが正しい。ジレットはウィリアム・エメリー・ニッカーソンという冶金《やきん》技術者に、自らのひらめきを製品化する方法を実際に見つけてほしいと説得した。当時、鋼《はがね》の薄い刃の先端を切れ味鋭くする方法は知られていなかったが、ジレットの資金援助を受けて、ニッカーソンはこの難しい工学的問題をうまく解決した。

マーガレット・サンガーとグレゴリー・ピンカスも同様の関係を築いた。サンガーは経口避妊薬をつくるという夢を育んだが、どうやって実現すればいいか知らなかった。そこで、その夢をかなえてくれる人物を探し出した。そして、ジレットがニッカーソンの研究に資金を提供したように、サンガーはピンカスに資金を出す方法を見出した。その方法とは、サンガーの親友であるキャサリン・デクスター・マコーミックに頼ることだった。

マコーミックの人生は、おとぎ話のように始まった。彼女はシカゴの高貴な家系に生まれた。その家系はメイフラワー号にまでさかのぼれるほど由緒があった。彼女は大学で生物学を学び、女性で初めてマサチューセッツ工科大学（MIT）を卒業した。それからスタンリー・マコーミックというさっそうとした若者と結婚した。夫は、農業機械大手であるインターナショナル・ハーベスター社の財産相続人だった。だがまもなく、幸運に恵まれた彼女の人生は崩れた。夫が二〇代前半に統合失調症を発症し、いくらもしないうちに、治る見込みのない精神障害をきたしたのだ。

当時、統合失調症は遺伝すると信じられていたので、彼女は子どもを決してもつまいと誓った。このような事情により、若くて聡明で美しいキャサリン・デクスター・マコーミックは一九〇〇年代はじめ、うなるほどの金と精神障害の夫をもち、子どもはいないという状況にあった。彼女は自らの明晰な頭脳を引きつける対象がどうしてもほしかったので、当時の重要な社会的大義の一つだった女性参政権運動に目を向けた。

マコーミックは、彼女の友人いわく「擲弾《てきだん》兵の力」で女性参政権獲得の闘いに飛びこんだ。そして「女性有権者同盟」の副会長に就任し、機関誌の『ウィメンズ・ジャーナル』に資金を提供し、女性の選挙権を認める憲法修正第一九条の批准《ひじゅん》獲得への運動を成功に導くうえでおおいに指導力を発揮した。そのように女性参政権論者として活動していたマコーミックは、一九一七年にボストンで、ある女性の講演に出席した。講演者のマーガレット・サンガーは、情熱と信念ですぐさまマコーミックの心に感銘を与えた。二人が出会った瞬間から、サンガーはマコーミックに大きな影響を及ぼした。そして、アスピリンのように簡単に服用できる避妊薬という夢をサンガーが初めて語った瞬間に、マコーミックはその夢を信じた。

MITで生物学を学んだマコーミックは、生化学の威力を信じていた。憲法修正第一九条が批准されたあと、経口避妊薬を求めるサンガーの運動はマコーミックの人生に新たな意義と目的を吹きこんだ。マコーミックはペッサリーをアメリカに密輸入してサンガーの避妊指導所に届けることによって、サンガーの避妊推進活動を頻繁に支援した。ただし、莫大な財産があったにもかかわらず、経口避妊薬の研究に資金を提供することはできなかった。夫の精神障害がひどくなるにつれて、その財産をめぐる夫の家族との訴訟争いに巻きこまれていったからだ。それでマコーミックは、夫の親戚が承諾する統合失調症研究などの分野に慈善活動を振り向けざるをえなかった。

しかし、一九四七年に夫がとうとう亡くなると、すべてが変わった。亡き夫の寛大な遺志により、マコーミックは三五〇〇万ドル——今日では三億五〇〇〇万ドル相当——の財産を思いどおりに管理する権利を受け継ぎ、ある友人にいわせれば、巨万の富で知られた「クロイソス王のように裕福」になった。キャサリン・デクスター・マコーミックは七二歳という年齢になって、ついに自分のなすべきことを自由に追求できるようになった。その最優先事項こそ経口避妊薬だった。

サンガーは最初、世界各国のさまざまな研究所に研究資金を提供することをマコーミックに勧めた。だがマコーミックは、そのような手当たり次第に金をばらまく方法ではうまくいかないのではないかと案じた。成果がいつ出るともわからない不確実な基礎研究ではなく、実用的なピルを生み出す可能性のある研究をピンポイントで支援する方法を望んだのだ。なにぶんにも年を取ってきたので、マコーミックは生きているうちにピルの誕生を見届けたかった。

サンガーは一九五三年六月八日、ピンカスが研究しているマサチューセッツ州のクラーク大学にマコーミックを連れていった。二人の七〇代の婦人はピンカスに研究施設を案内してもらったが、見学はすぐに終わった。研究室がずいぶん貧弱だったからだ。それでもマコーミックは、サンガーの熱意とピンカスの自信に打たれた。「あなたこそ、私たちの夢が実現するのをついにその目で見る方だと信じています」とマコーミックは述べ、研究室でピンカスに四万ドルの小切手を書いた。それは相当な額で（二〇一六年の価値で約三五万ドルに相当）、アメリカ国立科学財団の全予算の一パーセントを上回っていた。クラーク大学の研究室をぎりぎりやりくりするのに四苦八苦していたピンカスは、今やアメリカの一流生物学研究室の多くを超える資金を手にしていた。

スキャンダルにまみれたユダヤ人アウトサイダーは、このとき二人の年配女性解放論者――一人は億万長者でもう一人は貧困家庭出身者――と、およそありえない協力関係を結んだ。どちらの女性にも、ピンカスが効果のある経口避妊薬を実際に開発する可能性を判断する資質はまるでなかった。にもかかわらず、三人は共通の絆で結ばれていた。三人とも、世間の議論を呼んで世間から軽蔑のまなざしを向けられたことがあった。彼らは修羅場をくぐり抜けてきた同志であり、さらなる闘いに挑もうとしていることを自覚していた。

ピンカスはサンガーに、目標は口から飲めるプロゲステロンの開発だと説明した。ウシの繁殖力に関するチョッケ教授の論文から始まった黄体についての最初期の研究から、プロゲステロンを哺乳類の雌に注射すると排卵が抑制されることが知られていた。しかし、プロゲステロンは経口投与では効果が出なかった。消化管から吸収されても、すぐに分解されてしまうからだ。そして、注射可能な薬を経口可能な形に変換することは理論的には可能だったにせよ、動物と人間では経口吸収性が同じではない。したがって、プロゲステロンの経口バージョンに効果があるかどうかを確かめるには、人間が服用してみるしかなかった。

製薬企業は一九六〇年代を通じて、服用できる化合物がもとからあるのでない限り、わざわざ薬を製造することはなかった。なぜなら、注射薬から経口薬をつくり出すには巨額の費用がかかる可能性があるからだ。私がスクイブ社で働いていたころ、アズトレオナムというスクイブ社の抗菌薬がＦＤＡに承認された。だが、その化合物は注射でしか効果がなかった。私たちは努力の末に、経口で有効なはずだと思われる化合物をつくったが、それについてＦＤＡの承認を受けるには、費用と時間のかかる臨床試験を実施する必要があった。しかも臨床試験をしたあげく、結局のところ経口バージョンは効果がないことが示されるかもしれなかった。手間も金もかかる臨床試験を始める前に、その経口バージョンが効くという確信を強められる方法はないものか？　あった。私は、まだ試験していないアズトレオナムの経口バージョンを自分で飲んでみた。

ある朝、スクイブ社の勇敢な数人の同僚と私はその薬をコップ一杯の水で飲み、しばらく待ってから採尿して検査に回した。その日の午後、即席でおこなった検査の結果が戻ってきた。うまくいった！　アズトレオナムの経口バージョンは、私たちの体にめでたく吸収されていた。それは、金をかける価値があるという自信をもって臨床試験に進めるということだった。ところが、その日の晩に家で祝杯をあげていたとき、突然、私はトイレに駆けこまざるをえなくなった。はらわたがちぎれんばかりの下痢に襲われたのだ。皮肉なことに、今朝がたのおおざっぱな試験によって胃腸障害が起きたかもしれないということは、これっぽっちも頭に浮かばなかった。その薬が有効であってほしいと強く願うあまり、絶えずトイレの世話になった原因がアズトレオナムの経口バージョンだった可能性を考えもしなかったのだ。そして、昼食で卵サラダを食べたことを思い出し、下痢の波が押し寄せてきたのは腐った卵入りのサラダによる食中毒のせいだと自分にいい聞かせた。それからその出来事のことはすっかり忘れていたが、臨床試験が始まると、猛烈な下痢に見舞われたという報告が複数の試験参加者から寄せられた。もちろん、アズトレオナムの経口バージョンに対するFDAの承認は得られずじまいだった。

ピンカスは、プロゲステロン型化合物をウサギで試すことによってプロゲステロンの経口バージョンを探し始めた。当時、市販されているプロゲステロン型化合物は二〇〇種類以上あった。どれも、マーカーが考案した分解法を用いたものだ。ピンカスはそれらを一つ一つ、クラーク大学の実験室でウサギに与えた。その結果、三つの化合物が副作用を引き起こすことなく妊娠を確実に抑制することがわかった。それで十分だった。ここまで来たら、これら三つの新薬候補を人間で試験できる。

だが、乗り越えなくてはならない最後の高いハードルがあった。連邦法によれば、人間における薬の試験を監督できるのは臨床医だけだった。ピンカスには、そうした罰当たりなプロジェクトに当然つきまとう詮索や論争に耐える覚悟のあるパートナーが必要となる。経口避妊薬の開発というプロジェクトは、厳密にいえば、避妊を非合法とする連邦法や州法を犯すものだった。ピンカスは、世界初の経口避妊薬を試すのにやぶさかでない医師を見つけるより四万ドルの小切手を得ることのほうが容易なのではないかと思ったにちがいない。

ジョン・ロック医師の診療所の壁には、銀の十字架像がいつも飾られていた。ロックは生涯変わらぬカトリック教徒で、ボストンに近いブルックラインの聖母マリア教会で毎朝七時におこなわれるミサに出席した。無原罪懐胎教会のミサに出席することもあった。彼はつねに愛想がよく、どんなときも丁寧で、ハーバード大学医学大学院に患者がやって来るとドアを押さえて開けてやり、患者には必ず「ミセス」や「ミス」をつけて呼びかけた。そしてハーバードで三〇年以上にわたり産科学を教えた経験から、患者たちにひときわよく認められる苦しみは、望まぬ妊娠による苦痛だと確信していた。

ロックは患者の損傷した子宮や年不相応な老化、家計の破綻を見てきたが、それらはすべて、女性が赤ん坊を多く産みすぎたことでもたらされたものだった。ロックはお堅い社会的保守派で、仕事を始めたころにはハーバード大学への女性の入学は女性のためにならないとして反対したが、産児制限について次第に進歩的な考えをもつようになった。カトリック教会は避妊に対して声高に反対していたが、ロックは、産児制限によって貧困が減り、たび重なる妊娠に起因する医学的問題が解消される可能性があると考えた。主キリストは、きっと産児制限を容認してくださるだろうと、彼は思った。

一九四〇年代、ロックはハーバードの学生に避妊について教え始めた。それは、当時の医学部では前代未聞なことだった。彼は、避妊に関する論理と事実だけがきちんと人びとに伝わったら、避妊が道理にかなった情け深い手段だということが受け入れられるようになるだろうと考えた。そこで産児制限に関する書籍を出版し、それによって人びとの態度が根本的に変わるのではないかと期待した。実際には、そうはならなかった。それでもその本は、クラーク大学のあるユダヤ人生物学者の注意を引いた。

ピンカスはウサギでプロゲステロンの試験を終えたあと、医学関連のある学会で、ハーバード時代からの知人であるロックにばったり出会った。ロックが産児制限に対して進歩的な立場にいることを彼の著書から知っていたので、ピンカスは経口プロゲステロンの避妊薬としての用途について話題を振った。ロックが自分と臨床試験を実施する気があるかどうかについて、感触をつかもうと思ったのだ。ピンカスがたまげたことに、ロックは自分の患者ですでにプロゲステロンを試していると告げた。しかも患者というのは、不妊の女性たちだった。

ピンカスがウサギにプロゲステロンを与えていたのは、排卵を直接抑制するためだったが、ロックが女性にプロゲステロンを与えていたのは、排卵を間接的に刺激するためだった。その方法を聞いたピンカスは、直観に反する印象を受けた。ロックは数カ月にわたり、患者にプロゲステロンを毎日注射した。ロックは次のような理論を立てていた。プロゲステロンが排卵を抑制することによって、女性の体は排卵の「ストレス」から休めるだろう。それからプロゲステロンの注射をやめると、十分に休んだ生殖器官では「反動《リバウンド》」で活発に排卵が起こって妊娠しやすくなるのではないか。驚くべきことに、ロックの勘は正しいと判明した。

ロックが八〇人の女性にプロゲステロンを毎日注射したところ、その療法が終わってから四カ月以内に一三人が妊娠した。当時の生殖医療研究では驚異的な成功率だった。この効果は「ロックのリバウンド」として知られるようになった。だが、ピンカスにとってロックの研究で一番注目すべき点は、ロックがすでに人間でプロゲステロンを試していたことだった。

それでもロックは六八歳で、ほとんどの医師がのんびりした穏やかな引退生活を始める年齢に差しかかっていた。ピンカスは、ロックが経口避妊薬の臨床試験という外聞が悪いうえに骨の折れるプロジェクトへの関与をためらうのではないかという気がした。だがうれしいことに、ロックはそのプロジェクトへの参加を二つ返事で承知した。

ピンカスは、ロックが臨床試験の監督者として理想的な人選だと感じた。体外受精研究につきまとった悪評にまだ苦しめられていたので、避妊薬の研究が公に知られたときに必ず巻き起こる非難をかわすのに、ロックの名声や顔立ちのよさ、篤いカトリック信仰が役立つことを祈った。ロック自身は、プロゲステロンを用いる経口避妊薬をローマ教皇が是認してくださると確信していた。そんなものは無邪気な確信だというのが大方の見方だったろうが、ロックは次のように思っていた。なんといってもプロゲステロンは妊娠を抑制するためにもとから体内に存在する天然のホルモンなので、産児制限の方法として容認できるはずだ。ローマ教皇は、貧しい女性が自らの妊娠を制御するのを助けたいという、キリスト教徒の私の思いをわかってくださるにちがいない。

ピンカスは単に悪評のことを案じていたのではなかった。コムストック法にはまだ効力があったし、避妊を禁じたマサチューセッツ州の厳格な法律によって避妊薬の配布は禁止されていた。ロックとピンカスは、避妊を禁じた法律の回避策を練った。そして、ロックがすでに進めている研究に乗じる形で、その経口プロゲステロンの臨床試験を「避妊研究」ではなく「生殖医療研究」として実施しようということになった。こうしてピンカスとロックは真の目的をカムフラージュしたが、二人がおこなおうとしている研究は、経口避妊薬に関する世界初の臨床試験にほかならなかった。

一九五四年、ロックは自分の生殖医療研究室から五〇人の女性志願者を募り、ピンカスがウサギの実験で効果を確認していたプロゲステロン型化合物の三つのバージョンを投与し始めた。[*1] 毎月毎月、ロックは女性たちに排卵が見られるかどうかを注意深く調べた。これらの経口プロゲステロンの服用期間中に排卵が認められた女性はいなかった。この試験と並行して、現代の基準からすればひどく非倫理的な決定により（もっとも当時は珍しくなかった）、別の患者グループが本人の同意なしにそれらのプロゲステロン型化合物を投与された。ウースター州立精神病院に入院していた一二人の女性と一六人の男性が人間モルモットとして利用され、プロゲステロン化合物の基本的な安全性が評価されるとともに、人間の生理機能に対する悪影響がないかどうかが調べられたのだ。二八人の精神病患者にとっては幸いにも、副作用は見られなかった。

ピンカスとロックは大喜びした。だが、肝心な問題がまだ一つ残っていた。プロゲステロンの経口薬によって体に明らかな異常が出るようには見えなかったが、二人は女性の生殖系に悪影響が及ぶ可能性を心配した。特に次の点が問題だった。プロゲステロンの服用をやめたら、また妊娠できるようになるのか？　その答えはイエスとわかり、女性たちは、ふたたび妊娠できた。その経口避妊薬は効果があっただけでなく、その効果は一時的なものだった。これで、ピルを服用したら女性が一生のあいだ不妊になるのではないかという懸念は払拭された。

ボストンでの試験が成功し、ロックとピンカスは本物の経口避妊薬を手にしたことを確信した。二人は新薬の開発をさらに進めるため、三つのプロゲステロン型化合物のなかで、動物実験から副作用が最も少ないと予想されたノルエチノドレルという化合物を選んだ。しかし、ノルエチノドレルを実際に市販するためにはFDAの承認が必要だった。そしてFDAの承認を得るためには、人間でより包括的な試験を実施しなくてはならなかった。だが、避妊薬の臨床試験は法律で禁じられているうえカトリックの教義にも反していた。では、どうやってピンカスとロックは必要な臨床試験を始められたのか？

法律の及ばない場所が見つかることを期待して、ピンカスは一九五一年の夏にプエルトリコ島を訪れた。完璧な環境だった。アメリカ領土のプエルトリコは、人口密度が高く北米でも特に貧しい地域であり、そのような条件のおかげで、プエルトリコ当局は避妊方法にいたって協力的だった。当時、多くのアメリカ企業がプエルトリコに工場を建設しており、女性たちは高賃金の仕事を見つけることができた……ただし、自らの妊娠を制御するすべを見つけられたら。そのほかにも、プエルトリコではさらに都合のよいことに、島の各地にある六七軒の診療所が、薬を用いない避妊法をすでに女性たちに伝えていた。

一九五六年四月、ピンカスとロックは、リオ・ピエドラスという町の診療所でプロゲステロン経口薬の初めての臨床試験を開始した。その診療所で妊娠を防ぐ薬を提供しているという噂が立つと、試験は女性の参加志願者ですぐさま定員に達した。意を強くしたピンカスとロックは、急遽《きゅうきょ》試験をほかの診療所にも拡大した。そして、一年にわたる試験のあとに結果がもたらされた。ピンカスとロックは、結果を見て喜びにあふれた。ピルは、正しく服用された場合には一〇〇パーセントの効果があった。

ただ、すばらしい結果が出たとはいえ、注意すべき大きな問題もあった。試験に参加した女性の約一七パーセントが、吐き気やめまい、頭痛、胃痛、嘔吐を訴えたのだ。現にプエルトリコでの臨床試験の責任者は、プロゲステロンの用量が一〇ミリグラムだと「副作用が多すぎて一般には受け入れがたい」とピンカスに告げた。だが、ロックとピンカスはその警告に取りあわなかった。二人は成功にこんなに近づいたと思うドラッグハンターにどうしようもなくありがちな態度で、女性たちが訴えた症状は心因性のものではないかという意見を述べた。どのみち、ロックがじかに診察したボストンの患者たちでは、副作用ははるかに少なかった。二人の男性ドラッグハンターは、吐き気や腹部膨満感は、自分たちの新薬がもたらす優れた有益性に比べたら些細な悩みだとして片づけてしまった。

汚名を着せられた生物学者と浮世離れした理想家は、産と学のどちらからも支援を受けず、自分たちの薬の臨床試験を海の向こうにあるアメリカの領土で実施することで連邦法も州法もかわし、有害な副作用の徴候をあえて無視したとはいえ、安価で信頼できる経口避妊薬をつくり出せることを実証した。ここまで来たらあとは、安全ではないかもしれないその薬を、それを必要とするすべての女性に提供できるように、工業規模で製造して販売する方法さえあればよかった。いうまでもなく、薬を工業規模で製造して販売できる組織のたぐいとなると一つしかなかった。大手製薬企業である。

ピンカスが一九五〇年代はじめに経口避妊薬の研究への出資を求めて製薬企業のG・D・サール社に接触したときは、サール側は取りつく島もなかった。当時は多くの製薬企業が、抗菌薬や抗精神病薬、グルココルチコイドといった新しい種類の特効薬で大儲けしていた。グルココルチコイドというのは発見されてまもない薬の一群で、驚くべき抗炎症作用をもっており、代表的なものとしてヒドロコルチゾンがある。グルココルチコイドはウルシかぶれから自己免疫疾患までさまざまな病気や症状の治療に使われており、飛ぶように売れていた。サール社は収益性が抜群に高いグルココルチコイド事業を確立していたので、カトリック教徒のボイコットでほかの製品の販売が打撃を受けかねない問題含みの薬をつくるという考えが、同社に受け入れられる見込みはなかった。サール社の経営陣は、そのようなボイコットに遭えば従業員の四分の一に加えて病院相手の取引の相当数を失う恐れがあると信じていた。

こうした法律面や宗教面のリスク要因にとどまらず、サール社の経営陣は、そもそも経口避妊薬にそれほど大きな市場があるとは思っていなかった。男性ばかりの経営陣では、病気を治すのでも予防するのでもないうえに毎日飲み続ける必要のある薬を、健康な女性が服用したがるはずがないという通念が支配的だった。しかし、ピンカスとロックがこっそり実施した臨床試験の結果を携えてプエルトリコから戻ってくると、サール社は長らく主張してきた立場を一八〇度転換した。

ピンカスとロックは、苦労して得たデータが説得の決め手になったのだと思ったが、じつのところサール社は、二人が知らない事態の成り行きに陰ながら影響された。同社はすでに、さまざまな婦人科疾患への治療薬としてプロゲステロンを販売していた。サール社の経営陣が驚いたことに、これらの多くの女性が、場当たり的な避妊手法としてプロゲステロンを自発的に使い始めたのだ。そんな使い方は、サール社は断じて推奨していなかったし、FDAからまったく承認されていなかったのだが。そのようなことで、ピンカスとロックがFDAに申請できる人間での試験データをもって訪ねてきた時点ではすでに、サール社には経口避妊薬市場が存在する可能性を受け入れる用意があった。

こうしてサール社は歴史的な決断により、初めての商品化に向けた経口避妊薬の製造を進めることに同意した。幸い、サール社はプエルトリコの臨床試験で認められた厄介な副作用を見逃さず、むしろきわめて深刻に受け止めた。そしてサール社の科学者が、破綻出血などの有害な症状を減らすべく、ロックとピンカスが用いた合成プロゲステロン製剤に改良を加えた。その結果、アスピリンと大きさも重さもそう変わらない小さな白い錠剤が生まれた。サンガーは有頂天になった。女性解放運動家の実現しそうもない生涯の夢が、どうにかこうにか実現したのだ。

サール社はその錠剤に「エノビド」という商品名をつけた。FDAは一九六一年二月にエノビドを避妊薬として承認し、サール社は五カ月後にエノビドを販売し始めた。グレゴリー・ピンカスがキャサリン・マコーミックから初めて小切手を受け取ってから七年、ラッセル・マーカーがメキシコの製陶所の納屋で個人的なプロゲステロン研究室を立ち上げてから一四年の歳月が流れていた。キャサリン・デクスター・マコーミックは八五歳にして、経口避妊薬の処方薬が並ぶ薬局に一番乗りしたアメリカ人女性たちの一人となり、経口避妊薬の誕生を祝った。

エノビドの発売から二年もしないうちに、一二〇万人のアメリカ人女性がピルを使用していた。一九六五年には、その人数は五〇〇万人に増えていた。どの企業からも敬遠されていたその経口避妊薬は、一〇年以上にわたりサール社で一番の売れ行きを誇る商品となった。その売上高はグルココルチコイド類をはるかに上回っていた。一九六〇年代後半には、七つの製薬企業が経口避妊薬を生産しており、世界中で一二〇〇万人以上の女性がピルを服用していた。今日、ピルの処方箋は毎年一億五〇〇〇万枚以上書かれている。

医学関連の発明で、ピルほど社会の基本的な構造を迅速かつ劇的に変えたものは歴史上ほとんどない。ロックもサンガーもピルについては、第一に必要以上の妊娠による身体衰弱を予防するための公衆衛生対策、第二に子どもをそれ以上養えない貧困女性の経済的安定性を改善する手段という見方をした。その二人に社会的保守派はこぞって反対し、ピルは見境なしのセックスに女性を誘いこんで社会を壊滅させると主張した。だが蓋を開けてみれば、実際は世間の想像とはかけ離れていた。

「だれかが述べたように、声帯をもつすべての人がオペラ歌手とは限らない。そして、子宮をもつすべての人が母親になる必要があるわけではない」と女性解放活動家のグロリア・スタイネムは断言し、こうも語っている。「ピルが登場し、私たちは産むことができた

――私たち自身を」。こうして女性は、医師や弁護士や企業幹部としてのキャリアを自らが描いたスケジュールに沿って追求できるようになった。家族の平均的な構成人数が激減し、ほどなく家族規模が世帯収入額と反比例するようになった。それは、教育を受けた裕福な階級に避妊が全面的に受け入れられたことを明らかに示していた。

ピルのおかげで、女性はパートナーに頼ることなく、また性行為そのものとも切り離した形で自分の妊娠を制御できるようになった。ピルが、女性自らの手による妊娠制御を目的とした初の避妊手段でなかったのはまちがいない。たとえば、六世紀にアミダという町に住むアエティウスというギリシャ人医師によって書かれた医学文献では、ネコの精巣を筒に入れて腰につけることで妊娠を避けるよう女性に助言している。だが、ピルは本当に効果がある初めての避妊手段だった。

カリフォルニア州立大学歴史学教授で女性問題に関心をもつリン・ルチアーノは、ピルによって社会のセックスに対する基本的な認識がどのように変わったかを指摘している。「心理学の専門雑誌では、一九七〇年以前は、不感症が女性の主要な問題と見なされていた。だが今日、不感症は実質的に文献から消えている。代わりに現れたのが男性の勃起不全や早漏で、かつてはそれらが問題視されたことはなかった」

もっとも、すべてが変わったわけではなかった。絶対的な理想家のジョン・ロックは、経口避妊薬はカトリック信仰と両立しうるとかねてから主張してきた。だがローマ教皇はそう考えておらず、回勅《かいちょく》の『フマーネ・ビテ（人間の生命）』――カトリック教会の正統な教えを再確認するためローマ教皇パウロ六世が一九六八年に執筆した方針声明――でピルを明確に禁止した。しかし、ロックは自分の革新的な薬に対する教会の反対に直面したとき、経口避妊薬への関与から手を引くのではなく、自分はまず理想家であってカトリック信仰は二の次だということに気づいた。それまでずっと毎日ミサに出席してきたにもかかわらず、彼は教会通いをぴたりとやめた。また、ローマ教皇による禁止にもかかわらず、世界のカトリック教徒の女性のうち何百万人もが自分の良心に従い、小さな白い錠剤の服用という罪を犯すことを選択した。

ピルは、大手製薬企業の科学研究所や販売チームの会議から生まれたのではなかった。まず、ウシの妊娠を急がせたがったスイスの酪農家たちが、ちょっと変わった解剖学上の発見をした。次に、ある獣医学教授がこの知見を発表したことがきっかけとなり、排卵抑制薬としてのプロゲステロンが特定された。偏屈な一匹狼の化学者が、単におもしろいパズルだからという理由でプロゲステロンの合成法を見出した。二人の七〇代の女性解放活動家が、経口避妊薬をつくり出すという自分たちの夢をかなえるため、信用を失った生物学者に白羽《しらは》の矢を立てた。敬虔なカトリック教徒で根っからの理想主義の婦人科医が、経口避妊薬の世界初となる臨床試験の実施に賛同した。その生物学者と婦人科医は協力し、プエルトリコで臨床試験をおこなって連邦法や州法、さらには医療倫理も巧妙に逃れ、有害な副作用の明らかな徴候にも目をつぶった。彼らが、カトリック教徒のボイコットを恐れる製薬企業をようやく説得でき、その薬の製造が始まったのは、女性たちが、その企業が販売していた薬の一つを、避妊という適応外の目的で勝手に使っていたことに運よく気づいたあとのことだった。

このようなわけで、一言でいえば新薬の開発は恐ろしく困難なのだ。このプロセスを繰り返したいか想像してみてほしい。「経口避妊薬を開発したように、禿げの薬を開発できるか？」。ドラッグハンターとして成功するためには、才能、勇気、粘り強さ、それに運が必要だが、それでも足りないかもしれない。それと、プロゲステロンの開発プロセスで大手製薬企業が癪《しゃく》にさわるほど非協力的だったことを見過ごしてはならない。ピンカスとサンガーが、ピルの開発を支援してくれるように嘆願したとき、製薬企業は一つ残らず彼らの提案を一蹴した。それまで冷淡だったある製薬企業がようやくピルの開発に飛びこんだのは、無所属のドラッグハンターからなるチームが懸命な努力の末、ＦＤＡに承認される臨床試験をまったく自力で成し遂げてからだった。

現代の新薬開発プロセスはおおいに不公平だし徹底的に不合理だ。それでも、どうにか何億人もの女性の人生を大きく向上させた。これが新薬探索の本質である。

12 謎の治療薬
まぐれ当たりによる薬の発見

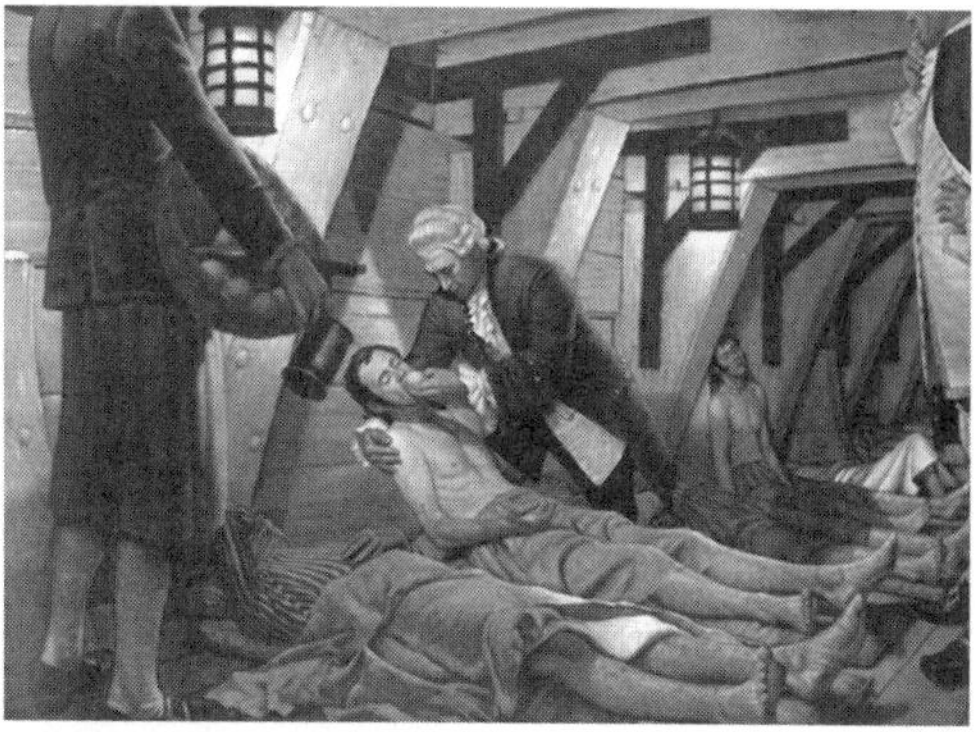

壊血病にかかった水兵を治療するジェームズ・リンド

「病的な思考は、熱病や結核よりも肉体をむしばむことがある」

――ギー・ド・モーパッサン『オルラとその他の幻想的な物語』

新薬探索の特に基本的な真実の一つは、重要な薬の大多数が、それが実際に効く仕組みがまったくわからないまま発見されたという困った事実だ。新しい薬が体にいったいどんな作用を及ぼすのかが解明されるまでに数十年かかることもある。何世代にもわたって研究がおこなわれても、薬が働く仕組みが完全には解明されていない場合も多い。たとえば二〇一六年の時点で、手術用の吸入麻酔薬（ハロタンなど）、ナルコレプシー治療薬のモダフィニル、筋萎縮性側索硬化症（ALS）治療薬のリルゾールはすべて、依然として薬学上の謎である。薬の作用メカニズムがわからないのは、医師にとってはなんだか落ち着かないことかもしれない。だがドラッグハンターにとっては、それが自由をもたらしてくれることもある。

なぜかといえば、明敏な頭脳の持ち主にはみな、たとえ生物学的メカニズムについてほとんど知らなくても、役に立ちそうな化合物を見つけ出してそれを薬に変えられるチャンスがあるからだ。もちろん「植物時代」には、ドラッグハンターは薬が働く仕組みをまったく理解していなかった。創薬は一〇〇パーセントが試行錯誤だった。二〇世紀はじめにエールリヒが受容体説を唱えるまで、薬が作用する仕組みを説明する理論は、見当ちがいの説（薬は細胞の形を変えるとする主張など）や荒唐無稽な説（ある病気の治療法は、それを患った器官と物理的特徴が似た植物から得られるとする思いこみ）ばかりだった。たとえそうでも、まったくの知識不足による思いこみが重要な発見を促すことがある。前進するための動機さえあれば、それがどんな動機だとしても、ドラッグハンターは奮い立って険しい新薬探索の道をたどり続けることができる。実際の話、史上初めて薬の治療効果を調べた科学実験は、誤った想定がきっかけでおこなわれた。

壊血病は、古代から知られている恐ろしい病気だ。紀元前五世紀、ギリシャの医師ヒポクラテスは壊血病の症状について、歯肉および全身の出血、そのあと死が待ち受けているととらえた。もっとも、壊血病は古代にはわりと珍しかった。なぜなら、遠洋航海が長期に及ぶことはまずなかったからだ。しかし一五世紀に入り、ヨーロッパ人が遠い大陸への冒険に乗り出して長い航海に挑み始めると、壊血病が爆発的に増加した。大洋での長い航海の最中に、たくましい健康な水兵たちが突然倒れた。

一八世紀には、イギリス艦隊の乗組員のうち、壊血病による死亡者のほうがフランス艦隊やスペイン艦隊との交戦による死亡者の総数より多かったと述べる歴史家もいる。ジョージ・アンソン提督が世界周航を試みたとき、海軍つきの牧師リチャード・ウォルターが航海の公式報告書をまとめた。アンソンは一七四〇年九月一八日、六隻の軍艦と一八五四人の乗組員とともにイギリスから出航した。しかし四年後に遠征隊が帰国したとき、生き残っていたのはわずか一八八人だった。ほとんどは壊血病で死亡し、ウォルターはその様子を報告書に記した。それには潰瘍、呼吸困難、四肢のへこみ、インクのようにどす黒い皮膚の変色、歯の脱落が記述されているほか、――おそらくこれが最もぞっとさせられる症状であるが――歯肉が腐敗し患者の息にひどい悪臭が漂うようになると描写されている。

おまけに、壊血病は神経系にも影響して感覚の抑制を利かなくさせるようで、患者は味や匂い、音に対して過敏になる。岸辺に咲く花の香りにも患者は苦悶してうめくことがあり、銃声でもしようものなら、断末魔の苦しみのなかで本当に死んでしまう。さらに、患者の感情はしばしば手に負えなくなる。彼らはほんの少しでも失望すると泣き叫び、やるせなさそうに故郷を恋しがる。

一八世紀には壊血病の原因がわかっていなかったので、予防法や治療法はだれにも見当がつかなかった。当時の医学界では、壊血病は「腐敗」病だから硫酸などの酸が一番効くだろうという説が最も有力だった。酸を含む調合薬は腐敗プロセスを遅らせると信じられていたのだ。だが、酸による治療が本当に効くのかは明らかではなかった。それでとうとう、スコットランドのある医師が、酸による治療説を調べることにした。

ジェームズ・リンドは一七四七年、イギリス海軍海峡艦隊の軍艦ソールズベリー号の外科医に任命された。船が海に出て二カ月が過ぎると、水兵たちが壊血病で倒れ始めた。リンドはその機会を利用して、実験に着手した。彼の方法は賢明で単純明快だった。壊血病患者にさまざまな酸を与えて結果を評価したのだ。リンドは、壊血病にかかった一二人の水兵を二人ずつの六グループに分けた。なお、この症例数は、現代の基準からすればずいぶん少ない。患者はみな同じ食事を出されたが、グループごとに異なる種類の酸を与えられた。第一グループは、約一リットルのリンゴ酒《シードル》（弱酸性）、第二グループは二五滴の硫酸（当時は最も高く評価されていた治療法）、第三グループはスプーン六杯の酢（弱酸性）、第四グループは柑橘類が酸性だからという理由により二個のオレンジと一個のレモン、第五グループは香辛料を効かせたペーストとオオムギの煎じ汁（香辛料も酸と似た効果があると信じられていたので、壊血病の治療によく用いられた）。一方、第六グループは約三〇〇cc弱の海水を与えられた。このプラセボ治療を受けたことで、第六グループの船員は薬の臨床試験で史上初めての対照群となった。

六日後、柑橘類がなくなったため、リンドは第四グループの試験を終えた。だが驚くべきことに、柑橘類を与えられた水兵のうち一人は任務に戻れるほど元気になっており、もう一人もほぼ完全に回復していた。ほかのグループでは、シードルを与えられた水兵に多少の改善が見られたことを除けば、まったく回復は認められなかった。今日ではむろん、この結果の解釈は明らかだ。今では、壊血病はビタミンCの摂取不足によって起こることがわかっている。ビタミンCはコラーゲンの合成に必要な化合物だ。コラーゲンは、血管をはじめとする体の結合組織に強度や構造や弾力性を与える。そのため、コラーゲンが不足すると結合組織が壊れ、出血や傷口が開くといった壊血病の症状が現れる。ビタミンCは柑橘類には多く含まれているが、シードルには少しだけ含まれており、リンドが採用したほかの治療法にはまったく含まれていない。果物や野菜は長い航海では保存できなかったので、一八世紀の水兵たちは、ビタミンCの乏しい塩漬けの肉や乾燥穀物を常食としていた。

ビタミンCそのものは、一九三〇年代になってようやく発見された。リンドの先駆的な実験から二〇〇年あまりかかっている。そのようなことで、リンドが『壊血病に関する論文』を一七五三年に出版して酸に関する評価結果を報告しても、彼の得た知見はほとんど無視された。リンドは柑橘類やシードルが壊血病に効くことを示したが、なぜなのかはわからなかった。それで根拠が不明だったため、ほとんどの医師はおなじみの（だが効果のない）酸による治療に相変わらず固執したのだ。しかしやがて、リンドが正しくて柑橘類が本当に壊血病の解決策だということを多くの将校や外科医が認識し始めた。長旅では水兵に柑橘果実や柑橘類の果汁を提供し始める船が次第に増え、歯肉が腐る壊血病の発生率は劇的に下がった。そしてリンドの研究から四〇年が過ぎた一七九五年、ついにイギリス海軍は、レモンとライムを海上での標準支給品として正式に採用した。それからイギリス海軍がサプライチェーンを通じて世界中のイギリスの軍艦に十分な柑橘類を提供できるようになるまでに、もう一〇年近くかかった。ライムが最も普及した。レモンとはちがい、西インド諸島の植民地でたくさん収穫されたからだ。それが、アメリカ人がイギリスの水兵に「ライム野郎」というニックネームをつけることにつながった。

柑橘類に含まれる壊血病の予防成分の特定が非常に困難だった一因は、動物で壊血病を引き起こせなかったことにある。いつしか医学界では、壊血病はホモ・サピエンスだけがかかる病気だと信じられるようになった。壊血病の実験は動物ではできなかったので、柑橘類のさまざまな化合物の効果を調べるためには、壊血病にかかった人間に参加してもらうしか方法がなかった。しかしいったいだれが、医学実験のために、このじつに不愉快で苦痛を伴う病気になるのを志願するというのか？ それも、効果的な化合物で治療してもらえるとは限らないのに？ そのようなわけで、柑橘類が効く仕組みについての理解はほとんど進まなかったが、一九〇七年に思いがけない幸運がノルウェーの二人の科学者に舞いこんだ。

アクセル・ホルストとテオドール・フローリッヒは、動物で脚気《かっけ》を引き起こそうとしていた。脚気は、今ではビタミンB1の欠乏が原因だとわかっている。二人はモルモットの餌を穀物類と小麦粉だけにして、脚気が起こることを期待した。だが驚いたことに、モルモットは脚気ではなく壊血病を発症した。これはじつに幸運な展開だった。というのは、哺乳類のほぼすべての種が体内でビタミンCを合成できるので、食物からビタミンCを摂取する必要がないからだ。ホルストとフローリッヒは、人間以外でビタミンCを体内でつくらない貴重でまれな種に偶然出くわしたのだった。二人の科学者は、壊血病の動物モデルを見つけ出したことに気づいた。それからいくつかの研究チームが壊血病を予防する柑橘類の有効成分の特定に乗り出し、一九三一年、ついにその重要な化合物としてL‐ヘキスロン酸が特定された。L‐ヘキスロン酸はのちに、「アスコルビン酸（ascorbic acid）」に改名された。由来は、*a-*（「ない」を意味する）と*-scorbutus*（「壊血病」を意味する）だ。アスコルビン酸がコラーゲンの合成に関与していることが明らかにされたのは、さらに二五年後だった。このように、ジェームズ・リンドが壊血病の治療に有効な薬を突き止めてから、それが作用する仕組みが医学界で解明されるまでに二〇〇年以上かかった。

さて、おそらく今日、最も広く最も頻繁に処方される「謎」の薬物群は、精神疾患の治療に用いられる向精神薬だろう。一九五〇年代になっても、統合失調症やうつ病、双極性障害の治療薬はなかったばかりか、精神医学界のほとんどの人びとが、これらの病気を治す薬は絶対にできまいと思いこんでいた。[*1] なぜなら、精神疾患の原因は、もっぱら子ども時代に経験した未解決の問題だと広く信じられていたからだ。これはジークムント・フロイトの中心的な信念だった。フロイトが精神疾患に関して提唱した理論は「精神分析理論」として知られ、二〇世紀はじめにアメリカを風靡《ふうび》した（皮肉なことに、フロイトの精神分析理論は、アメリカで大変な人気を博したのとまさに同じ理由により、ヨーロッパではほぼ一掃された。初期の精神分析医の大多数は、フロイト自身をはじめユダヤ人だった。そして、ドイツでヒトラーの率いるナチスが台頭して政権を取ると、ユダヤ人精神分析医たちは安全を求めてヨーロッパからアメリカに逃げ出した。それとともに、世界における精神分析の中心地がオーストリアのウィーンからニューヨーク市に移った。あたかも、カトリック教会のローマ教皇庁がバチカンからマンハッタンに移ったようなものだった）。

一九四〇年には、精神分析医がアメリカの精神医学界で権力のある座をことごとく占めて大学の精神医学科や病院を支配しており、アメリカ精神医学会の敵対的な乗っ取りも完了していた。それに加えて、精神分析医はアメリカの精神医学の基本的性質に重大な変化を引き起こした。フロイト主義者がナチスの支配するヨーロッパを脱出するまでは、アメリカの精神医学界はほぼ全体が「エイリアニスト」で構成されていた。エイリアニストとは、重度の精神疾患患者を人の多い都会から離れた精神病院で世話する精神科医のことだ。精神病院が上流社会から距離を置いた場所に位置していたことによって、疎外された人《エイリアン》のイメージから「エイリアニスト」という通称が生まれた。しかしフロイト主義者は、だれもがみな「少しばかり精神を病んでいる」と主張し、それは精神分析医の快適な診療所で気持ちをリラックスさせる精神分析セッションを受けていけば治ると力説して、精神医学をアメリカの主流派にもちこんだ。こうして、フロイト主義者は精神医学を僻地で孤立した精神病院から、町の中心部にある診療所や郊外にある住宅の長椅子《カウチ》の上に移した。

　精神分析医は、患者を治療する方法は、夢や自由連想や率直な告白を通じて患者の幼少期の経験を探る「対話療法」しかないと考えていたので、化学物質が精神疾患患者に好ましい変化をもたらせるはずはないと確信していた。だから、精神疾患を治療する薬を探索するドラッグハンターへの支援は皆無だった。一九五〇年代のあいだはずっと、精神疾患治療薬の開発に関連したなんらかの計画を進めている大手製薬企業もなければ、精神疾患治療薬を探している大学の研究室もなく、薬で精神疾患患者の症状が改善しうるという証拠を求めている主流の病院もほとんどなかった。重い統合失調症患者や自殺の恐れのある患者を僻地の精神病院で診ている非フロイト派のエイリアニストのなかには、薬による治療法がいつか登場するかもしれないという望みをまだ抱いている者も少しはいたが、医師はみな、精神疾患にはサルバルサンやインスリンのような薬はとうてい誕生するまいと決めてかかっていた。これほど絶望的な創薬環境で精神疾患の治療薬の開発に対する現実的な望みがあるとすれば、誤った仮説や偶然の幸運から薬が生まれることしかなかった。とはいえ、誤った仮説や偶然の幸運は、昔からずっと新薬探索に欠かせない要素だった。

アンリ・ラボリは精神科医ではなく、精神医学の知識もほとんどなかった。彼はフランス海軍の外科医で、第二次世界大戦中に地中海の艦隊に配属されていた。戦時中、ラボリは手術の助けとなる新しい薬を見つけたいと考え、患者を人工的に冬眠状態に誘導する薬があれば、術後ショックの危険性を軽減できるだろうという仮説を立てた。そしてこの考えを押し進め、患者の体温を下げる薬ならどれも人工的な冬眠を導けるかもしれないと推測した。

チュニジアのフランス軍病院で働いていたとき、ラボリは同僚から新しい種類の抗ヒスタミン化合物を手に入れた。それは、体温を下げると信じられていたクロルプロマジンという化合物だった。ラボリは手術をおこなう患者に、術後ショックが和らぐことを期待してクロルプロマジンを与えてみた。だが、まだ麻酔薬を投与していない段階で、患者の精神状態が劇的に変化したことに気づいた。クロルプロマジンのおかげで、患者はまもなく大手術を受けるというのに手術のことを気にしなくなり、手術後もその無頓着さが続いた。ラボリはこの発見について次のように述べている。「私は陸軍のある精神科医に、緊張して不安げな地中海人種の患者の数人に私が手術をするのを見ていてほしいと頼んだ。手術後、患者たちが驚くほど穏やかでくつろいでいたという点で、彼と私の意見は一致した」

結局、クロルプロマジンはいかなる人工的な冬眠も誘導しないことがわかった。はっきりいえば、クロルプロマジンは体温にほとんど影響を及ぼさない。しかしラボリは、クロルプロマジンが患者の精神に思いもかけない効果をもたらしたことに強い印象を受けた。そして、精神障害を和らげるためにクロルプロマジンを使えないだろうかと思案し始めた。一九五一年にフランスへ戻ったラボリは、クロルプロマジンの主観的な効果を表現してもらうため、ある健康な精神科医を説き伏せてクロルプロマジンを注射させてもらった。人間モルモットになった精神科医は、まず「とりたてて影響はない。ただ、かなり無頓着な気分がする」と報告した。ところが次の瞬間、ばったり気絶した（クロルプロマジンには降圧作用もあるので、血圧が下がったのだ）。この一件により、病院の精神科長はクロルプロマジンを用いる新たな実験を禁じた。

ラボリはこりずに別の病院を訪ね、その病院の統合失調症患者にクロルプロマジンを投与してほしいと精神科医に頼みこんだ。精神科医は拒絶した。それは無理もなかった。ほとんどの精神科医は、統合失調症患者を落ち着かせるには（ただし治療するのではないが）強力な鎮静薬を使うしかないと考えており、クロルプロマジンは鎮静薬ではなかったからだ。しかし、ラボリはあきらめなかった。そしてついにある精神科医を口説き落とし、自分の「無頓着」薬を用いる試験を実施してもらうことになった。

一九五二年一月一九日、その精神科医はクロルプロマジンをジャック・Lという患者に注射した。ジャックは二四歳で、ひどく気が昂ぶっており乱暴だった。しかし注射後、ジャックはみるみる落ち着き、数時間にわたって穏やかな状態が続いた。その後、奇跡が起きた。クロルプロマジンの注射を毎日続けて三週間が過ぎると、ジャックはふだんの生活をすべてできるようになったのだ。たとえば、トランプのブリッジを中断することなく最後まで続けられるようになった。そんなことは、以前には想像もつかなかったことだ。ジャックの回復ぶりはめざましく、現に目を見張った医師たちは彼を退院させた。医師たちが目撃したのは、医学史上まったく聞いたこともない出来事だった。ある薬が、重い精神疾患の症状をほぼ完全に解消し、それまでは手に負えないほど暴力的だった患者を社会復帰させたのだ。

クロルプロマジンは一九五二年、フランスの製薬企業であるローヌ・プーラン社から「ラーガクティル」という商品名で発売された。翌年には、アメリカでもスミス・クライン&フレンチ社によって「ソラジン」という商品名で売り出された。ところが、まったく売れなかった。だれも処方しなかったのだ。ほとんどの精神科医は、理論の上ですら薬で精神疾患の症状を治せるはずがないと思っていた。アメリカの精神科医はクロルプロマジンを、患者の子ども時代に根ざす病気の本当の原因を取り除くのではなく覆い隠す邪魔者として厄介払いした。数人の著名な精神科医は、ラボリの薬を「精神科のアスピリン」とあざけった。

スミス・クライン&フレンチ社は茫然とした。精神疾患の症状を治療する効果が証明された初の特効薬を売り出したのに、精神科医は使おうとしないのだ。あれやこれやの末に、スミス・クライン&フレンチ社は打開策を考え出した。クロルプロマジンを処方するように精神科医をなだめすかそうとするのではなく、同社の営業担当者は州政府に照準を移して、こう主張した。州立の精神病院がクロルプロマジンを使ったら、患者をいつまでも病院に押しこめておくのではなく退院させることができるので、大幅なコスト削減につながり州の支出を減らせる、と。この作戦が的中し、州立病院のうちいくつかが——精神疾患への根本的な考え方をめぐる難解な議論よりも病院の収支を気にしていた――クロルプロマジンを試しに使ってみた。すると、特に手の施しようがない患者を除くすべての患者で著しい改善が認められ、スミス・クライン&フレンチ社が約束したとおり、多くの患者が退院して社会復帰を果たした。

スミス・クライン&フレンチ社の収益は、それからの一五年間で八倍に増えた。一九六四年には、世界中で五〇〇〇万人以上の人がクロルプロマジンを服用していた。クロルプロマジンは、あらゆる統合失調症患者に対する第一選択薬としての地位を早々と確立したのだ。かつては、公的な精神病院という、ある意味での牢獄で死ぬまでずっと埋もれていた人びとが家に帰れるようになり、驚くべきことに、社会と関わって充実した生活を送れるようになった。クロルプロマジンの成功は、精神分析とフロイト派によるアメリカ精神医学界支配の終焉の始まりにもなった。[*2] 錠剤を飲んで症状が消えるのを待ちかまえればいいのなら、精神科医のところに何年ものあいだ毎週毎週通って、カウチに座りながら自分の母親のことをしゃべりたい人などいるだろうか?

今日使われている抗精神病薬は、オランザピン(商品名はジプレキサ)やリスペリドン(リスパダール)、クロザピン(クロザリル)を含めてみな、クロルプロマジンの化学構造を変えた形である。クロルプロマジンが臨床で採用されてから六〇年以上がたつが、その間《かん》に科学界では根本的によりよい治療方法が考案できていないというわけだ。しかも、クロルプロマジンが統合失調症の症状を緩和するメカニズムは、いまだによくわかっていない。だがそれでも、製薬企業がクロルプロマジンに似た新薬をつくる試みを止めることはなかった。

ほかの製薬企業は、ローヌ・プーラン社とスミス・クライン&フレンチ社が世界初の抗精神病薬で大きな収益をあげているのを見て、二匹めのどじょうを狙った。各企業はそれぞれの社内でチームを編成し、クロルプロマジンの構造を変えて自分たちなりの化合物を合成しようとした。こうした二番煎じの新薬に望みをかけた製薬企業の一つが、ノバルティス社の前々身であるスイスのガイギー社だ。ガイギー社の幹部たちは、スイスの精神医学教授であるローランド・クーンに接触を図った。クーンは精神疾患の新しい治療薬の探索に強い関心を抱いていたのだ。ガイギー社はクロルプロマジンに似たG22150というコードナンバーの化合物をクーンに提供し、精神病患者に試してもらいたいと依頼した。だが、その化合物は耐えられない副作用を引き起こしたので、治療薬とするには不適格と判断された。そこで一九五四年にクーンは、新しい化合物を試してみたいのだが適当なものはないかとガイギー社に尋ねた。

クーンはガイギー社の薬理学部門のトップとチューリヒのホテルで会ったさい、走り書きした四〇個の化学構造で埋まった大きな表を見せられた。そしてガイギー社側から一つを選び出すように求められ、クロルプロマジンに最も似ているように見えた化合物を指差した。それはG 22355と表示されていた。のちに、それが決定的に重大な選択だったことがわかる。

クーンは自分の病院に戻り、数十人の精神病患者にG 22355を投与した。特になにも起こらず、クロルプロマジンがもたらすような症状の劇的な緩和はまったく認められなかった。ならば、クーンはまたガイギー社のもとに引き返して同社の化学物質表から別の化合物を選んだと予想されるところだが、クーンは別のことを試そうと決心した。ガイギー社には内緒で、自分のうつ病患者の何人かにG 22355を使ってみることにしたのだ。

前述したとおり、そのわずか数年前に世界初の抗精神病薬が発見された。その薬は大手製薬企業の研究プロジェクトから生まれたのではなく、術後ショックを減らそうとしたチュニジアのある外科医によって偶然に見出された。そして今度は、スイスのある精神科医が、新しい抗精神病薬を見つけるという自分の職務を無視することにし、抗精神病薬としては落第の化合物をうつ病患者に試そうと決断した。なぜか？　その理由は、たまたまクーンの患者には、統合失調症患者よりうつ病患者のほうがはるかに多かったからだ。

近代科学がまだ確立していなかった最初期の精神医学分野においても、精神異常と憂うつははっきりと異なる病状と見なされていた。精神異常では認知機能が分裂しているように見え、うつ病では感情が分裂しているように見えた。そのため、精神病患者の幻覚を抑える化合物から派生した化合物が、うつ病患者の喜びをなんとかして増やせるかもしれないということを信じる理由は、医学的にも薬学的にもなかったのはまちがいない。実際のところ、ほとんどの精神科医は、精神障害もうつ病も未解決の感情的葛藤から引き起こされると信じていた。しかしクーンは、うつ病に関して自分なりの考えをひそかに構築していた。

クーンは、うつ病は両親への抑圧された怒りに起因するとする精神分析の標準的な説明を受け入れなかったので、精神分析を治療法として認めなかった。その代わり彼は、うつ病は脳におけるなんらかの生物学的障害によって生じると確信するようになっていた。クロルプロマジンの働きがどうせわかっていないのなら、クロルプロマジンに似た化合物をうつ病患者に投与して様子を見てみてもいいではないか？

というわけで、クーンはG22355を三人の重いうつ病患者に与えた。数時間待ってから患者の具合を調べたところ、特に改善は見られなかった。翌朝、クーンは改めて患者を診察した。相変わらずだった。クロルプロマジン自体は、投与してから数時間ないしわずか数分すると効果が目に見えてわかることが多かったので、クーンが今回の試験を断念してもおかしくなかっただろう。だが本人にしかわからない理由により、クーンはG22355を三人の患者に投与し続けた。それからついに、投与を開始してから六日が過ぎた一九五六年一月一八日の朝、ポーラ・Iという一人の女性患者が、起床してから、うつ病が治ったようだと看護師に話した。

その知らせに喜んだクーンは、ガイギー社に連絡を取り、G22355は「うつ病に対して明らかに効果がある。[症状が]はっきりと改善する。患者は、だるさが減り、体が重い感覚が軽減し、それほど無気力でなくなり、気分が向上する」という旨を告げた。いいかえれば、クーンはガイギー社に、世界初の抗うつ薬となる可能性が高い候補化合物をうやうやしく差し出したわけだ。では、ガイギー社の経営陣はシャンパンの栓を抜いただろうか？　そうではなかった。うつ病のことはあまり眼中になかったのだ。彼らは、クロルプロマジンに張り合える抗精神病薬がほしかった。そのような事情から、ガイギー社はG22355の試験をやめるようにクーンに命じた。そしてG22355を別の医師に提供し、精神病患者だけに試してみるようにはっきりと指示した。

クーンは自分の発見をほかの科学者に伝えようとした。一九五七年九月、クーンは第二回世界精神医学会で講演するよう招待され、うつ病患者に対するG22355の効果を示した論文を発表した。その講演を聴きに来たのは、せいぜい十数人だった。そして、講演後にだれも何一つ質問しなかった。講演に出席したアメリカの精神科医で敬虔なカトリック教徒のフランク・エイドは、のちにこう報告している。「クーンの言葉はイエス・キリストの言葉と同じく、権威ある立場の人びとから歓迎されなかった。あの部屋に、気分障害の治療に革命をもたらすことになる薬に関する発表を聞いていることを理解していた人がいたかどうかはわからない」

G22355は歴史のゴミ箱に放りこまれそうだった。だがその後、ガイギー社の有力な株主だったロバート・ベーリンガーという人物が、自分の妻になにかいい薬はないだろうかとクーンにたまたま尋ねた。ベーリンガーの妻はうつ病を患っていたのだ。クーンはすぐさまG22355を勧めた。ベーリンガーの妻は回復した。妻の驚くべき回復ぶりを目の当たりにしたベーリンガーは、その薬を売り出すように働きかけた。一九五八年、ガイギー社はついに「イミプラミン」と命名したG22355を発売した。

イミプラミンは抗うつ薬のモデル化合物となり、じきに何十もの抗うつ薬が追随して生まれた。今日でも、既知の抗うつ薬はみなイミプラミンと基本的な作用メカニズムが共通しており、神経伝達物質のセロトニンに影響を及ぼす。代表的な抗うつ薬のプロザックも、イミプラミンの化学構造を変えたバージョンだ。抗精神病薬や抗うつ薬がどのようにして精神疾患の改善をもたらすのかはまだ明確にわかっていないが、それらの生理学的作用に関する基本的な認識はなされている。クロルプロマジンもイミプラミンも、一つの標的を狙いすまして撃つ狙撃用ライフルというよりも、視界に入るすべてのものに散弾を浴びせるショットガンに近い。クロルプロマジンは、神経受容体のうち少なくとも十数種類を活性化する。そのような受容体のほとんどは、統合失調症となんの関係もない。クロルプロマジンの抗精神病作用は、ドーパミン受容体の二、三種類を遮断することによって生じるという仮説が立てられている。ところが、クロルプロマジンの作用がドーパミン受容体を遮断することだけならば、耐えられないほどの副作用が生じる。たとえば、体が勝手に動くジスキネジアという重篤な不随意運動もその一つだ。しかし、クロルプロマジンをはじめ、クロルプロマジンから派生した多くの抗精神病薬はセロトニン受容体も遮断する。そのおかげで、幸いにもドーパミン受容体の遮断によるジスキネジアが軽減されるようだ。こうした受容体とのまれな相互作用により、クロルプロマジンは耐えがたい副作用を引き起こすことなく統合失調症の治療に効果を発揮する。

イミプラミンは、ほかにも多くの脳内受容体に結合する。そのほとんどはうつ病とは無関係で、いくつかの受容体に結合すると望ましくない副作用が引き起こされる。だが、イミプラミンをはじめとする既知のあらゆる抗うつ薬は、神経細胞同士の隙間、すなわちシナプス間隙《かんげき》におけるセロトニンの量を調節するセロトニン再取りこみポンプも標的として阻害する。（プロザックやその類似化合物は「選択的セロトニン再取りこみ阻害薬（SSRI）」と呼ばれる）。では、なぜ脳が利用できるセロトニンが増えると、うつ病の症状が軽くなるのか？　それはまだわかっていない。

なぜ、化学的によく似た二つの化合物が、それぞれ二つのまったく異なる精神疾患の有効な治療薬になったのだろうか？　アドレナリンやノルアドレナリン、ドーパミンなどのさまざまな神経伝達物質は、まとめて「生体アミン」という種類に分類される。というのは、それらには共通してエチルアミンという化学的部分構造があるからだ。これは、エチルアミン部分構造をもつ別の分子が、たとえ生体にはもともと存在しない合成分子でも、脳でなんらかの作用を引き起こす可能性が高いことを意味する。場合によっては、そのような分子が同時にさまざまな部位を活性化して複数の作用を引き起こす可能性もある。エチルアミンのように、体内の複数の標的を活性化できる特定の化学構造は、化学用語で「特別な化学構造《プリビリッジド・ストラクチャー》」と呼ばれる。

クロルプロマジンとイミプラミンはどちらもエチルアミン部分構造をもっており、それゆえ脳内でいろいろな神経受容体に結合して幅広い多様な作用をもたらす。まったくの偶然からアンリ・ラボリやローランド・クーンは、脳内でさまざまな変化を引き起こす薬を得た。そのような変化のなかで好ましい変化が悪い変化より多かったのは、単にツイていただけだ。

「賢いより幸運なほうがよい」という古い格言がある。ドラッグハンターは、賢くてしかも運がよければ成功する可能性が最も高い。そしてラボリとクーンは、どちらにも恵まれたのだった。

結論

ドラッグハンターの未来

シボレー・ボルトと『ローン・レンジャー』

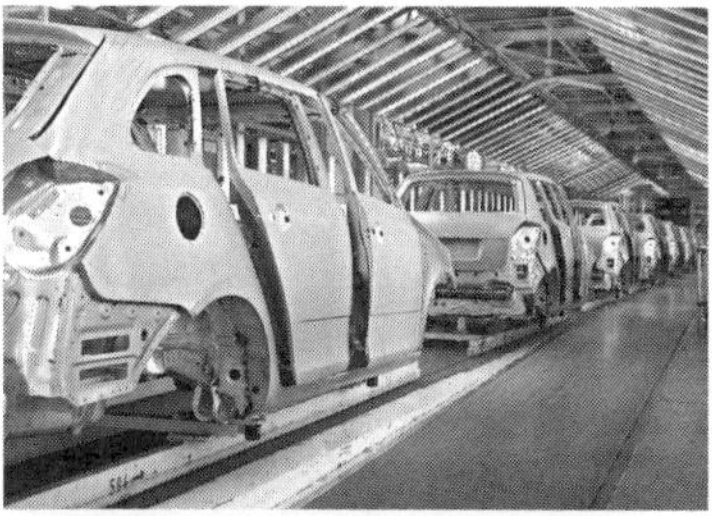

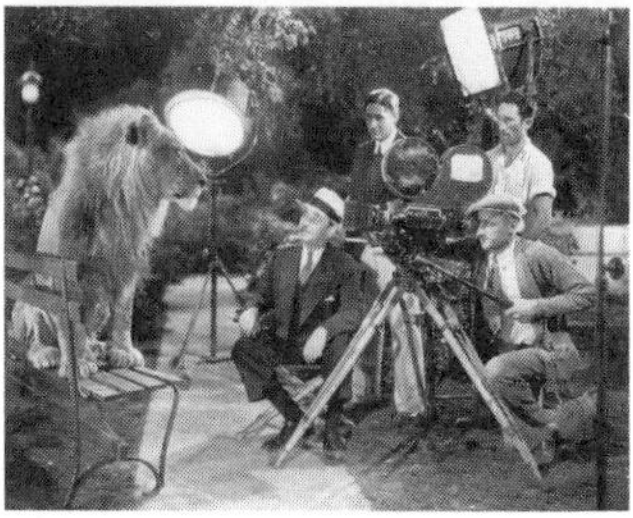

新薬開発は工学技術の駆使に近いか……それとも映画製作に近いか？

「新薬探索で成功するには、四つのGが必要だ。すなわち、Geld（金）、Geduld（忍耐）、Geschick（創意工夫）……そしてGlück（幸運）である」

——パウル・エールリヒ、一九〇〇年

二〇〇二年秋、ゼネラルモーターズ（GM）社は自社が窮地に立たされていることを意識していた。GM社は、ハイブリッド車が一般受けするはずはないと予想していた。なんといっても、消費者はガソリンを大量に食うGM社の多目的スポーツ車（SUV）を愛好していたからだ。そのため、電気自動車の開発に投資する経済的な動機はほとんどなかった。ところが、それから爆弾が投下された。トヨタ社が、ガソリンと電気を併用するハイブリッド車のプリウスを発売したのだ。プリウスはいつのまにか驚くべき売り上げを達成し、トヨタ社はハイブリッド車の生産で万人が認める最大手となった。GM社は予想もしておらず備えもしていなかった将来を、今や凝視していた。

それでも、コンピューター業界や台所用電化製品業界、電気通信業界を含めて工学技術と科学に頼る業界のほとんどと同じく、自動車業界では、まともにやる気を起こした企業が市場リーダーに追いつくか、少なくともそれなりの市場シェアを獲得するチャンスがたいてい与えられる。GM社に必要なのは、自前のハイブリッド車を設計することだけだった。

そこでGM社は、精鋭の科学者や技術者を集めてチームを組み、二つの設計目標を満たす車をつくるように命じた。目標の一つめは、ガソリンでアメリカ全土をドライブできること、二つめは、ガソリンをまったく使わずに職場まで通えることだ。さて、ここで一息つこう。トヨタ社はプリウスの開発で約一〇年先んじていた。一方のGM社は、GM社なりの電気自動車をゼロから製造する方法を見出さなくてはならなかった。しかし、たとえだれもGM社がプリウスほど人気のある車を設計するとは思っていなかったにせよ、業界関係者も一般消費者もGM社がなんらかのハイブリッド車を製造できることを端《はな》から疑いはしなかった。なにしろ、GM社は高度な訓練を受けた科学者や技術者を擁しており、彼らは目標を達成するのに必要な専門知識に通じていたのだから。同社に蓄積された専門技術は、バッテリー技術から電気モーター、内燃エンジン、シャシー技術、カーデザインにまで及んでいた。さまざまな部品の製造技術もあったし、各材料の費用もわかっていた。

だから、八年間の開発努力を経て、GM社のハイブリッド車設計チームが設計目標を二つとも満たすシボレー・ボルトを公開したことは、成功にはちがいなかったが、とりたてて驚くべき偉業というわけではなかった。どのみち、世界最大の自動車メーカーであるGM社なら、車の設計法を知っているはずではないか？

結局、シボレー・ボルトはあまり売れず、プリウスの売り上げを脅かすには至らなかった。しかし工学技術の観点からすれば、売り上げの問題はほとんど的外れだ。シボレー・ボルトはしかるべき目的を果たした。比較的短期間のうちに、GM社は漠然とした設計構想──自分たちのプラグインハイブリッド車をつくり出そう！──を取り入れて実際に製品をつくり、その構想を実現したのだから。では、このプロセスが、工学技術による製品開発とハリウッドの映画製作でどれほどちがうかを考えてみよう。

二〇〇七年、ディズニー映画の製作者・プロデューサーのジェリー・ブラッカイマーは、『パイレーツ・オブ・カリビアン』シリーズが三作続けて世界的に大当たりして波に乗っていた。ディズニー社は大ヒット映画の企画の立て方を見出したと思ったので、ブラッカイマーは新しい映画の権利を買うと、同じ企画原則に従ってそれをつくり始めた。つまり、『パイレーツ』三部作と同じ脚本チームが書いた超自然的なアクションコメディ、特撮の多用を見こんだ巨額の予算、多少のロマンス、ハッピーエンド、そして芝居がかった演技が求められる主演にはジョニー・デップという具合だ。ディズニー社は、ヒット作を生む要素はこれでそろっていると同意し、このプロジェクトに資金を提供した。ところが、プロデューサーたちが商業映画づくりの定められた公式にあくまでも従ったのに、仕上がった作品は基本的な企画目標を満たさなかった。観客が笑い、拍手喝采し、心からゾクゾクする映画にはならなかったのだ。『ローン・レンジャー』は、大ヒット作どころか過去一〇年で興行収入が特に振るわない大コケ作になってしまった。

シボレー・ボルトとはちがい、ディズニー社の映画はまったくうまくいかなかった。その理由は、映画を成功に導くなんらかの青写真があればとハリウッドがいくら望んでも、映画製作は根本的に芸術的なプロセスなので、インスピレーションに基づく創造力が働く瞬間やあまたの試行錯誤が必要とされるからだ。特定の脚本がヒット映画になるかどうかは、そもそも予想できるわけがない。

これは本書を締めくくる問いにつながる。創薬プロセスはシボレー・ボルトの設計に似ているか、それとも『ローン・レンジャー』の企画に似ているか？　いいかえれば、創薬は工学技術の応用に近いのか、芸術的な創造に近いのか？　科学的製薬業界が確立してから一五〇年以上がたった今、その答えは明らかだ。抗菌薬、β遮断薬、向精神薬、スタチン系コレステロール低下薬、抗真菌薬、抗炎症薬を含めて新薬の開発は、新しい車……あるいは新しい携帯電話や掃除機や衛星を開発することよりも、『アベンジャーズ』の次なる大ヒット作をつくり出そうとすることにずっと近い。

私たちは、インスリン、抗うつ薬のプロザック、経口避妊薬《ピル》といった主要な薬が、シボレー・ボルトの設計と同じように科学技術の合理的なプロセスを通じて開発されたにちがいないと直観的に考える。大手製薬企業の幹部たちが特定の薬に対する需要を把握し、優秀な科学者からなるチームを編成し、目標のリストを手渡し、資金をふんだんに与え、望ましい薬が次々につくられてくるのを待つ、というように。これはじつのところ、製薬企業が既存薬の類似薬を開発する場合にたどるプロセスをわりとよく表している。たとえば、GM社がプリウスのすばらしい売り上げを羨望のまなざしで見たように、製薬企業のイーライリリー社は、予想外の大型新薬《ブロックバスター》となったファイザー社のバイアグラの売り上げをうらやみ、自社でも勃起不全治療薬を設計するため新薬開発チームをつくった。それで誕生したのが「シアリス」だ。シアリスは確かに、男性の性的興奮関連市場で他社からうらやましがられる市場を切り開いた。だが、シアリスは独創的な新薬ではなく、シボレー・ボルトに近いものだった。類似薬にすぎないのだ。フォード社のリンカーン・ナビゲーターが同社のフォード・エクスペディションのバッジエンジニアリング〔販売網ごとに名前を変えて売る手法〕による類似製品だったのに近い。シアリスの作用は、バイアグラと同じ生理学的メカニズムだった（つまり5型ホスホジエステラーゼという酵素の阻害）。リリー社は、バイアグラに伴うような副作用(顔のほてり、頭痛、消化不良、鼻づまり、視力障害など)がない勃起不全治療薬を見出したわけではなかった。リリー社の科学者は、ファイザー社の薬をまねただけだ。ただ、ファイザー社の特許を侵害せずにすむような分子の構造変換法を見出し、薬の効果に変化を加えてマーケティングで差別化を図れるようにした(シアリスの作用時間はバイアグラより長い)。シアリスは工学技術の革新ではなく、いうなれば「バイアグラ2・0」だった。いや、はっきりいえば「バイアグラ1・1」にすぎない。

医療に大変革を起こす薬が、GM社がシボレー・ボルトを設計した方法やスティーブ・ジョブズがiPhoneを発明した方法、あるいはほとんどの斬新な消費者製品が開発されるのと同じ方法で開発されることはまずない。スティーブ・ジョブズはアップル社の技術チームに「アップル社のソフトが動くタッチスクリーン搭載の新しいタブレット型コンピューターをつくり出せ」という指示を与え、チームがそのような新製品をつくり出してくれると期待できた(それが売れるかどうかはまったく別の問題だ。重要なのは、そんな製品の構築が適当な期間内に可能であり、それがジョブズの意図したとおりに機能するということをジョブズが確信できたということだ)。しかしディズニー社は、「観客が大笑いし、泣き、喝采する映画をつくり出せ」と社内のチームに指示したとき、そんな映画が実際にできあがることを決して確信できない。同じく製薬企業には、望んだとおりに作用する薬が得られるという確証はない。

そこには、単純であると同時に深淵な理由がある。それは、意欲的なドラッグハンターをアイデアからはるばる製品にまで導いてくれる明確な科学法則や工学原理、数式がいまだにないことだ。新薬探索プロセスのさまざまな部分を効率化する知識や技術の進歩は、いくつも生み出されてきた。たとえば、受容体説、合理的設計、組み換えDNA技術、薬物動態試験（薬が体に吸収されてから排泄されるまでにどう処理されるかを評価すること）、トランスジェニック動物を用いた疾患モデル作製（薬の効果を人間の代わりに動物で評価するため、動物の遺伝子を改変して人間の病気に似た症状を示す動物をつくること）、ハイスループット・スクリーニング（数千種類の化合物を迅速に評価するスクリーニング法）、コンビナトリアル・ケミストリー（数千種類、さらには数百万種類の候補化合物を一度に合成する技術）などだ。しかし、それらは新薬を設計するための青写真というより、IMAXプロジェクターやサラウンド音響、改良型コンピューター生成画像（CGI）に近い。

映画製作と新薬探索には、似たところがもう一つある。ハリウッドのプロたちは大きなリスクを負う。映画がヒットしたら、大金が入ったり有名になったりするだろうし、文化を形成できる可能性もある。しかし大失敗したら、破産したり悪名をちょうだいしたり落ちこんだりする可能性があるし、次の映画製作への支援を取りつける機会をふいにしてしまうかもしれない。ハリウッドにおける成功を目指したければ、度胸があってとびきり楽天的でなくてはならないし、自分が関わったすべての失敗を記憶の彼方に押しやる忘れっぽさに恵まれている必要がある。もちろん、ハリウッドで働くには、いかれているか無分別でないといけないと述べる人もいるかもしれない。私がこれまでに出会ったほとんどのドラッグハンターは度胸があって楽観的だが、いかれていて無分別な人もわずかながら確かにいる。これらの両極端の中間に位置する人は少ない。

　新薬を探索する科学者は、明白な危険と未知の危険の両方に自らをさらさなくてはならない。ヴァレリウス・コルドゥスは、新しい植物薬を求めて荒れ地を探索しているときに病気にかかり、それが原因で亡くなった。ジェームズ・ヤング・シンプソンは、エーテルに代わる麻酔薬を探してさまざまな揮発性有機液体の蒸気を吸ってみた。なかには有毒な液体もたくさんあった。私自身も、実験薬を飲んで具合が悪くなったことがある。そうしたのは、自己実験によって有用な薬がより早く患者のもとに届くことを願ったからだ。より深刻な事故をあげれば、二〇一六年、フランスで実施されていたある鎮痛薬の臨床試験で一人の男性が死亡し、そのほか五人が重体に陥った。[*1] その薬の開発に携わっていた科学者たちは、何事もきちんとこなしてきたようで、彼ら自身に危害は及ばなかった。だが、訴訟を起こされており、おそらく二度と働けない。それでも一生にわたり、その男性の死が心に重くのしかかるだろう。

しかし本当に驚くべきなのは、重要な薬を見出すことにおいて、人間がいかに成功を収めてきたかという点だ。これまでに何十ものおもな病気が薬で治療されたし、今では、おむつかぶれから頭痛、下痢、水虫まで、あらゆる病気や症状に効く薬がそろっている。たとえ創薬プロセスがひどく予測不能で、合理的設定より個人の芸術的手腕に頼る面が多いとしても、私たちは、病気の多くに対する治療薬が見つかると期待できる世の中で暮らしている。もしドラッグハンターが自動車技師よりむしろ映画製作者に近いのなら、直観に反するほど新薬探索が成功してきたことをどうすれば説明できるだろう？

それは、挑戦を続けるとともにミスを恐れない姿勢を貫けば、効き目のあるものがいつか見つかるということが試行錯誤の本質だからだ。そして、次なる『スター・ウォーズ』をつくろうと奮起するドラッグハンターが多いほど、そのなかの一人が薬理学において、『スター・ウォーズ／フォースの覚醒』を大ヒットさせた名監督Ｊ・Ｊ・エイブラムスのようになる可能性も高まる。

それはともかく、新薬の開発がとんでもなく困難なことは、薬の値段が高い最大級の要因であり続けている。製薬業界の研究開発費は、科学技術を基盤とする自動車やコンピューターや家電などの業界よりはるかに高い。その理由の一つは、大手製薬企業による開発努力の多くが、結局は無になるからだ。一〇億ドルも費やしたのちに、努力が水泡に帰すこともある。もう一つの理由は、薬の安全性確保を目的としたFDAの厳格で広範な規制を遵守するための費用がかさむことだ。さらに、新薬開発プロセスは長期に及ぶが、特許法の規定があるので、薬の市場独占期間はわりと短い（一〇年かそれより短いこともある）。そのため、潜在的利益を限られた期間で得なければならない。しかし、FDAの規制による影響が大きいうえ特許で保護される期間が短くても、製薬企業が自動車メーカーや家電メーカーと同じくらい工学技術の明確性や信頼性を当てにできるのなら、薬の価格が劇的に下がるのはほぼまちがいない。しかし現実はそうではないので、大手製薬企業は商品化に成功したわずかな薬に、開発を断念した無数の薬に投じた膨大な費用を償う価格をつけなくてはならない。

新薬開発費の高騰は、治癒をもたらす薬に製薬企業が着目する意欲をそぐ経済的な要因をつくり出している。なぜか？　その理由は、病気を一気に治せる薬は、何度も買ってもらう必要がないため潜在的利益が大幅に限られるからだ。たとえば本書で触れたように、抗菌薬の経済的側面は大手製薬企業にとって少しも好ましくない。なぜなら、患者は抗菌薬を一定期間だけ服用すれば回復するし、医師は新しい抗菌薬を温存したがるからだ。ワクチンは、経済的にいえばなお悪い。その理由は（原則として）、人が特定のワクチンを必要とするのは一生に一度だけという可能性もあるからだ。さらに、ワクチンの製造ではライバルの参入障壁がわりと低い。ワクチンには公衆衛生に関わる薬という側面があるので、政府主導で開発されることも多く、そうすると商業収益性がさらに損なわれる。真菌（カビ）による感染症を治す抗真菌薬も、抗菌薬と同じように利益の制約を被る。おまけに、真菌感染症の患者は細菌感染症の患者よりはるかに少ない。タミフルなどの抗ウイルス薬も、ほかの感染症治療薬のように、投資意欲を減退させる同様の経済的な要因をもたらす傾向がある。ただし、抗ＨＩＶ薬は大手製薬企業が儲かる例外となっている。というのは、エイズ患者は複数の抗ＨＩＶ薬を毎日、一生にわたって服用する必要があるからだ。

これは、無能力、長期的目標より目先の利益を優先すること、（経済的な意欲阻害要因と対照的に）露骨な金銭欲が、薬の価格を高止まりさせたり有用な薬が市場に出るのを妨げたりする原因ではないということではない。どの業界とも同じで、製薬企業の経営陣のなかにも人間的な欠点は確かに存在する。しかし製薬業界の根底には、ハリウッドと同じような重大でどうしようもない不確実性という前提がある。一方、ハリウッドでは、観客を継続的に楽しませる良質の作品を、大方の予想に反してなんとか連発しているような大手映画スタジオもごくわずかながらある。こうした一握りのスタジオは、脚本家や監督に比類なき創造の自由を与え、プロデューサーやスタジオの幹部が干渉を控えることによって、珍しくも着実にヒット作を重ねてきた。もし大手製薬企業に、新薬探索プロセスに対する同様の創造的な采配を自社の科学者にゆだねる覚悟があれば、どこかの製薬企業が、『トイ・ストーリー』や『Mr.インクレディブル』、『ウォーリー』のように、独自の大型新薬を相次いで出すときが来るかもしれない。

それらこそ、世界を変える『弁明の書』にほかならない。

訳者あとがき　「夢の新薬」を追い求めて

生きているあいだに一度も薬と縁《えん》がないという人は、おそらくいまい。命を救ったり苦しみを和《やわ》らげたりと、私たちの暮らしに欠かせない薬。そのような薬の恩恵を受けられるのは、古今の非凡な新薬の狩人《ドラッグハンター》——現代の言葉では新薬探索研究者——が果敢な挑戦をしてきたからにほかならない。本書『新薬の狩人たち——成功率0.1％の探求』（原題は *The Drug Hunters : The Improbable Quest to Discover New Medicines*）は、ベテランのドラッグハンターである著者が、偉大なドラッグハンターたちに焦点を当てながら新薬探索の歴史を綴《つづ》ったものだ。

薬はどうやって生まれるのだろう？　昔は、植物の根や葉を手当たり次第に口にする試行錯誤が頼りだった。むろん、薬はそう簡単には見つからなかった。では、科学技術が高度に進んだ現代はどうかといえば、創薬の中心的なプロセスは相変わらず試行錯誤——膨大な数の化合物のスクリーニングだ。そのため、新薬の探索はやはりきわめて難しく、「難易度」は有人月面着陸や原子爆弾の設計よりはるかに高いと著者は述べる。しかも、スクリーニングを経てようやく新薬候補が見出されても、それの人間における本当の作用は、臨床試験で人間が実際に試してみるまでわからない。というわけで、総じて創薬は失敗のリスクが高い。新薬開発には一〇年以上の期間、一〇〇〇億円規模の費用がかかり、新薬候補が製品化される確率は約三万分の一といわれている。

では、創薬の難しさをドラッグハンターの立場で見ると、どうだろうか。本書によれば、ドラッグハンターが提案した創薬プロジェクトのうち経営陣から資金が提供されるのが五パーセント、そのなかで新薬発売にこぎつけるのは二パーセント。つまり、ドラッグハンターが薬で人間の健康を改善できる見込みはわずか〇・一パーセントしかない――本書のサブタイトルはこの数値に由来する。高度な教育を受けて最先端の研究所で働くドラッグハンターの大多数が、全キャリアを通じて新薬を一つも世に送り出せない。ドラッグハンターたちは、そんな厳しい闘いに挑んでいるのだ。

本書ではまずイントロダクションで、新薬探索における試行錯誤の比喩として、ホルヘ・ルイス・ボルヘスの小説「バベルの図書館」が引き合いに出される。ボルヘスは次のような架空の図書館を思い描いた。無数の六角形の部屋があらゆる方向に無限に連なり、各部屋の棚には、ランダムな文字の組み合わせからなる本がぎっしりと並んでいる。本の中身は一冊ずつちがい、ほとんどはナンセンスだ。しかし、判読できて叡智《えいち》に満ちた本もごくまれにあり、司書たちがそれらを探して館内をさすらう。ただし、ほとんどの者は、一生かかってもそのような本にめぐりあえない。

製薬企業は、さまざまな構造の化合物からなるコレクションをもっている。それは「化合物ライブラリー」と呼ばれ、大手のライブラリーには数百万種類もの化合物が含まれている。著者は、化合物ライブラリーからスクリーニングによって新薬の種《タネ》が見出されることを、バベルの図書館《ライブラリー》で無数の無意味な本から価値ある本が偶然取り出されることに重ね合わせ、ドラッグハンターを司書になぞらえる。

さて、第1章から第5章では、錬金術が盛んだったルネサンス期から近代科学の発展とともに変遷してきた二〇世紀はじめまでの新薬探索の歴史が示される。かつては、ほとんどの薬が植物から見つかった（これは漢字の「薬」に草冠《くさかんむり》が使われていることにも表れている）。植物由来の薬からは、最古の部類の薬としてアヘン、次にマラリア治療薬（キニーネ）が取り上げられる。続いて、薬の大量製造時代の先駆けとなった吸入麻酔薬（エーテル）、合成化学による鎮痛薬（アスピリン）、初の設計された薬である梅毒治療薬（サかされる。

世界に名だたる製薬企業の多くが、スイスやドイツを流れるライン川沿いにある理由が明かされる。第4章では、ロシュ社やノバルティス社、メルク社といったルバルサン）が紹介される。

（中略）

第6章から第9章では、抗菌薬（スルファニルアミド）のシロップ剤が多くの死者を出した事件を機に、やりたい放題だった薬の開発に規制がかけられるようになった経緯や、近代薬理学の誕生、微生物由来の抗菌薬（ペニシリン）やバイオ医薬品第一号（インスリン）の開発秘話が語られる。

第10章以降の終盤では、疫学研究をもとに開発された高血圧治療薬（チアジド系利尿薬、β《ベータ》遮断薬、ACE阻害薬）、大手製薬企業以外で見出された経口避妊薬（ピル）、まぐれ当たりで生まれた統合失調症治療薬（クロルプロマジン）、抗うつ薬（イミプラミン）の開発物語などを経て、ドラッグハンターの今後が展望される。巻末の原注も大変充実しており、ミートゥードラッグ、アルコールと薬のちがい、薬の虚偽表示問題、開発続行／中止の決断、サリドマイド禍、ノーベル賞に絡む裏話、抗精神病薬開発の難しさなど、多彩なトピックスが盛りこまれている。理解を深めたい読者には、ぜひ本文とあわせて一読をお勧めしたい。

本書に登場する薬をざっとあげたが、著者がドラッグハンターのありのままを伝えたいと意気ごんだだけあり、本書には新薬の探索をめぐる人間ドラマが生き生きと描かれている。たとえば、第3章に麻酔薬としてのエーテルの物語がある。現代人には麻酔なしの手術などとても想像できないが、手術用麻酔薬が生まれてからまだ一五〇年ほどしか経っていない。本書では、手術で初めてエーテルが使われたときの息詰まる場面が切り取られており、麻酔薬が当時の人びとをいかに驚嘆させたのかがよく伝わってくる。

後半では、糖尿病の治療薬インスリンをイヌから初めて抽出したフレデリック・バンティングの物語が目を引く（第9章）。仕事上の不運が重なったせいで、彼は周囲の人間を、自分の手柄を横取りしようとする邪魔者と見なすようになった。そんなバンティングの屈折した人生が浮き彫りにされる。もう一つ、ピルにも触れておきたい（第11章）。ピルの使用率は、日本では欧米にくらべて低いが、ピルは女性の機会を拡大し、社会や経済に大きな影響を与えた。この章では、型破りな一匹狼の化学者や女性解放運動家などの風変わりな面々が織《お》りなした異色のコラボレーションが描き出されており、読み応えがある。

創薬は、人を助けることに結びつく尊《とうと》い仕事だ。とはいえ、成功が莫大《ばくだい》な利益につながる可能性もあることから、その過程では競争、確執、駆け引き、金目当ての思惑、一か八かの賭けなど、いろいろな要素が交錯する。著者はドラッグハンターについて、プロのポーカープレイヤーに似ており、勝負を有利に運べる知識や技術を備えているが運に翻弄されると形容している。その言葉どおり、本書では驚きの展開にいくつも出会えるだろう。

また、業界を内側から知っている著者ならではの記述も読みどころだ。本書には、ドラッグハンターの体を張った取り組みや倫理基準を逸脱した大胆すぎる行動に加えて、著者自身の体験も織り交ぜられている。その一つが、巨額の費用がかかる臨床試験の前に、新薬候補をみずからが服用してみたというエピソードだ（訳者は企業で新薬探索部門にいたころ、同様の話を耳にしたことがある。あくまでも、根も葉もない噂のレベルだったが）。著者は巨大製薬企業の研究姿勢に対する警鐘も差し挟んでおり、命を助けることでビジネスをする、裏を返せば、薬に対するニーズはあっても儲《もう》からない分野には手を出したがらないという製薬業界の皮肉な側面も垣間見《かいまみ》える。

さて、本書に登場する薬のなかには、活躍中の日本人ドラッグハンターと関係の深いものも多い。二〇一五年にノーベル生理学・医学賞を受賞した大村智《おおむらさとし》北里大学特別栄誉教授は、微生物由来の有用な物質を数多く発見し、抗寄生虫薬・抗菌薬を実用化して毎年数億人を救っている（第8章）。ガン免疫療法として脚光を浴びている抗体医薬「オプジーボ」の生みの親は本庶佑《ほんじょたすく》京都大学特別教授だ（第9章）。「スタチン系」と呼ばれるコレステロール低下薬を最初に発見した遠藤章《えんどうあきら》氏（イントロダクション）、高血圧治療薬のカンデサルタン（アンジオテンシンII受容体拮抗薬）の合成研究を牽引《けんいん》した仲建彦《なかたけひこ》氏（第10章）など、企業に所属する研究者も多くいる。

創薬の基盤となる医学や科学の進歩は目覚ましく、iPS細胞、ゲノム編集、人工知能（AI）など、創薬への応用が見こまれる技術が注目を集めている。そのような新技術によって、創薬の合理化や効率化は進むはずだ。それでも著者が指摘するように、新薬の探索でドラッグハンターの創造性が大きな鍵を握るのはまちがいないだろう。生活習慣病向けの薬はひととおり出そろったともいわれるが、ガンやアルツハイマー病をはじめ、治療薬が待ち望まれている病気はたくさんある。現在、研究に邁進しているドラッグハンターたちの成果が見えてくるのは一〇年以上先かもしれないが、画期的な薬が生み出されることを期待したい。

＊

本書の文庫化（文庫版タイトル『新薬という奇跡――成功率0.1％の探求』）にあたり、訳者あとがきに言葉を少し加えたい。

約三年前の二〇一八年六月に本書の単行本が刊行されたとき、訳者あとがきの最後にこう書いた。「生活習慣病向けの薬はひととおり出そろったともいわれるが、ガンやアルツハイマー病をはじめ、治療薬が待ち望まれている病気はたくさんある」。これ自体は二〇二一年現在もあまり変わっていないように思えるが、「治療薬が待ち望まれている病気」という点で、当時とは大きく変わったことがある。そう、言うまでもなく、新型コロナウイルス感染症（COVID‐19、新型コロナ）が出現したことだ。それによって私たちの社会は様変わりした。今の日常は、三年前、いや、わずか一年半前でも想像すらつかなかったものとなっている。

本書では、新薬開発の歴史をたどるなかで感染症も取り上げており（おもに第8章）、そのなかに、製薬業界は感染症治療薬の開発に後ろ向きになりつつあるという話題がある。薬の開発には膨大な費用がかかるが、一生服用しなければならない生活習慣病の薬や収益性の高いガンの治療薬などとは違い、感染症の薬（抗菌薬や抗ウイルス薬）は基本的に一定期間だけ服用すればよく、ワクチンの使用機会はさらに少ないとあって、利益の面で魅力に欠ける。そのようなことから、製薬企業では感染症分野の優先度が下がってしまったのだ。著者はこうした背景を説明したうえで、感染症の危機が高まりつつあることを指摘し、製薬企業の姿勢に疑問を呈している。そして実際、このたびのコロナ禍は感染症の脅威を世界に突きつけた。

　この危機を乗り越えるため、製薬業界は昨年から猛然と動き出した――今こそ、その社会的使命を果たすべきだという声も業界内外から聞こえてくる。その結果、なんと昨年のうちにワクチン（第9章のバイオ医薬品の部類に入る）が開発され、日本でも今年二月に接種が始まった。ただ、ワクチンは感染拡大を抑える切り札とされるものの、それで新型コロナ対策が完了するわけではない。発症の予防から重症化の阻止、厄介な後遺症の治療までが可能になって初めて、この病気はそれほど怖いものではなくなる。

　では治療薬の開発状況はどうかと言えば、安全性が確認されている既存薬の転用が先行しており、新規医薬品の開発競争も加速している。特効薬はまだないので、その開発が待たれるところだが、こうした動向について少なくとも言えることは、薬の開発が従来の常識を覆す異例のスピードで進みつつあるということだ。まず、効果の高いワクチンが一年未満で登場した。新薬でも、すでに臨床試験（治験）の終盤に進んで実用化が近そうなものが出てきている。これがいかにすごいかというのは、本書を読んでくださった方々にはおわかりだろう。

　現在、第二次世界大戦以降で最大の試練と言われるコロナ禍を前に、医療従事者の方々は最前線で奮闘を続けているが、まさに今、ドラッグハンターたちは世界中の人びとを救うため、創薬に全力で挑んでいる――彼らも、このウイルスとの闘いの最前線にいるのだ。本書で著者は、新薬開発の困難さを強調する一方、次のようにも述べている。「本当に驚くべきなのは、重要な薬を見出すことにおいて、人間がいかに成功を収めてきたかという点だ……私たちは、病気の多くに対する治療薬が見つかると期待できる世の中で暮らしている」。この言葉を、そしてドラッグハンターたちの創造力を信じたい。

最後に、本書を訳す機会を与えてくださった元早川書房の三村純氏、翻訳から編集のプロセス全般で数々のご教示とご配慮をいただいた早川書房の一ノ瀬翔太氏、校正者の二タ村発生氏、文庫化に向けてきめ細かく対応してくださった小野寺真央氏、校正者の林清次氏、木之内忍氏、そしてお世話になった皆様に、この場をお借りして心から感謝申しあげる。

二〇二一年四月

寺町朋子

解説　創薬――人類最難の事業に挑む

サイエンスライター
佐藤健太郎

ＮＨＫにて、二〇〇〇年から二〇〇五年にかけて放送されたドキュメンタリー番組「プロジェクトＸ～挑戦者たち～」をご記憶の方は多いだろう。さまざまな困難に立ち向かい、苦闘のうちにそれを克服して、ついに成功を収める「挑戦者たち」の姿を描いた同番組は、共感を呼んで多くの支持を集めた。

中でも人気を集めたのは、新幹線、胃カメラ、液晶ディスプレイといった、新製品開発の物語だ。あるいは傾きかけた会社の命運を背負い、あるいは社内の反対を押し切って、画期的な製品の開発に挑むドラマは、文句なしに面白い。このため「プロジェクトＸ」では、地図や冷凍食品から地雷探知機に至るまで、あらゆる商品の開発物語が放映された。

私は当時、医薬品メーカーで医薬研究の業務に就いていたので、いつか薬創りの過程も紹介されないものか、楽しみにしていた。しかし、身近かつ重要な製品でありながら、医薬に関する事柄は、ただの一度も同番組で取り上げられることはなかった。「プロジェクトX」以外にも類似のドキュメンタリー番組や書籍、映画はいくつもあるが、医薬品を創り出す過程——すなわち、「創薬」を取り上げた作品は、ほとんど記憶にない。医師を主人公とし、医療の現場を描いた作品は、フィクション・ノンフィクションとも数限りなくあるというのに。

医薬は、誰もがお世話になる身近な製品だ。激しい苦痛や生命の危機からさえ患者を救い出してくれるから、ドラマ性にももちろん満ちているし、場合によっては年間数千億円もの売り上げを叩き出すから、経済的な意味でのインパクトも絶大だ。製品創出の過程も、十数年に及ぶ長い道のりであり、人間臭いやり取りや競合他社との激しい競争、予想通りの結果が出ない苦悩などなど、ストーリーを盛り上げる要素には全く事欠かない。

にもかかわらず、医薬品開発のドキュメンタリーや小説は少ない。薬について書かれた本は多くとも、それがどのように作られ、体のどこに入って何をするのかきちんと解説した本となると、専門家向けの教科書を除けばごくわずかだ。

考えてみれば不思議な話だ。他の製品と異なり、医薬品は体内の奥深く——細胞のひとつひとつにまで潜り込んで、生命のシステムの根本に直接タッチする。それは生命さえも救い、時に副作用でひどいダメージを与えることもある。にもかかわらず多くの人は、医薬とは結局のところ何なのか、体内のどこにどう作用するのか、ほとんど知ることのないままこれを服用しているのだ。

薬とは何か、どのように創られるのかがほとんど語られないのは、いくつか理由がありそうだ。ひとつには、医薬品の創出には高度な科学知識を必要とし、一般にはとっつきづらいこと。特に最先端の創薬は、有機化学・分子生物学・薬理学・遺伝子工学・結晶学・情報科学などを動員した総力戦であり、専門家ですら全てを把握することは難しい。ドキュメンタリーを作る側からすれば、これは極めて高いハードルだ。

第二に、製薬企業の強烈な秘密主義がある。何しろ医薬の開発は競争が激しく、特許出願が他社より一日遅れただけで、何千億円という損害が生じることとすらありうる。たとえ過去のプロジェクトであろうと、ライバルに少しでもヒントを与える可能性のある情報は、何一つ漏らさないのが製薬企業というものだ。

第三に、医薬というものには必ず影の面がつきまとう。全ての医薬は大なり小なり副作用を持ち、完全に切り離すことは不可能だ。ひとつの医薬が数十万人の命を救う一方で、数百人の命を奪ってしまうこともありうる。

また、医薬というものは巨大な金額が動くだけに、不正行為がつきまといがちになる。

近年の日本でも、ディオバン事件（ノバルティスファーマ社の高血圧治療薬「ディオバン」の臨床研究における不正事件）をはじめ、社会問題ともなる事件が発生している。要するに、医薬には他の製品にはない多面性があり、評価が極めて難しい存在なのだ。

私自身、『医薬品クライシス』（新潮新書）など、医薬に関する本を何冊か著しているが、書けば書くほどにその複雑さと奥の深さを思い知らされる。これほどドラマチックで興味深いのに、これほど描き出しにくい題材はちょっと他にない。

その困難な題材に正面から取り組み、「ドラッグハンター」という視点からこの世界を描き出してみせたのが、本書の著者ドナルド・R・キルシュだ。スクイブ社、サイアナミッド社、アメリカン・ホーム・プロダクツ社などで、三五年にわたって創薬研究に従事してきた、まさに筋金入りのドラッグハンターであり、製薬業界の裏も表も知り尽くした人物だ。

お読みいただいた方ならおわかりの通り、著者は類《たぐい》まれな筆力にも恵まれており、難解な創薬の過程を迫力十分に描き出している。その著者が、各種史料を渉猟しつつ、豊富な経験を一杯に詰め込んで書き下ろしているのだから、これが面白くならないわけがない。元創薬研究者としては、ところどころに挿入された業界の裏話的な部分にもニヤリとさせられてしまう。

序章は、一九九一年にアルプスの山中で発見された、新石器時代のミイラ「エッツィ」の物語で幕を開ける。五三〇〇年も前に生きた彼が医薬（虫下し）を携行していた事実は、人類と医薬との深い関わりを示して興味深い。実際、人類というものは文字を発明し、記録を残せるようになるとほぼ同時に、医薬の製法を書き残しているという。病の痛みや苦しみを癒やし、健康を取り戻させてくれる医薬の作り方は、何をおいても記録しておくべき情報であったことだろう。

おそらくは多大な犠牲と代償を支払いながら、人類はいくつもの「医薬」を発見し、蓄積していった。それらは名医の名のもとに体系化され、バイブルとして権威づけられていった。

興味深いことに――といっていいかどうかわからないが、これら古くからの「医薬」のほとんどには、現代の目から見て「効果あり」といえるものはほとんどない。真に効果があるかどうかの判定は、我々が思うよりはるかに難しいのだ。患者がある植物を試しにかじってみたら、その時たまたま体調がよくなった、あるいはプラセボ効果によって症状が軽快した――といったケースは数多くあり、これらが薬効の有無の判定を妨《さまた》げる。

この厄介な霧を振り払い、効果の正しい判定に道を開いたのが、本書第12章に登場するジェームズ・リンドだ。できるだけ同じ条件の患者を揃え、試験したい医薬だけを変えて結果を比較する。このシンプルながら強力な方法が人類にもたらした恩恵は、限りなく大きい。人類は、ここに初めて行き当たりばったり、手当たり次第のドラッグハンティングを卒業し、真に効能のある物質だけを見つけ出す技術を手にしたのだ。

化学や細菌学の発展を経て、現代につながる医薬が登場するのは、ようやく一九世紀後半のことだ。このため、本書に登場する医薬の発見物語も、この時期以降のものがほとんどになる。

著者は医薬の起源を植物、合成化合物、土壌細菌由来、バイオ医薬などと分類し、それぞれの元祖となった医薬品の発見物語を解説している。中でも解熱鎮痛剤アスピリンに関する項目は、本書の白眉《はくび》といってよいだろう。バイエルの若き化学者フェリックス・ホフマンが、リウマチに苦しむ父を救うため、副作用の少ない鎮痛剤を編み出した――という有名な孝行話を覆《くつがえ》し、ナチスによって隠蔽された影のヒーローである、アルトゥル・アイヒェングリュンの存在を著者は発掘してみせた。この一点だけでも、本書が著された意義は大きいといえる。

その他、日本の読者のためにいくつか補足しておくと、第5章「魔法の弾丸《たま》」で取り上げられたサルバルサンの発見には、日本からの留学生であった秦佐《はたさ》八郎《はちろう》が大きな貢献をしている。また、第12章で述べられているビタミンB1は鈴木《すずき》梅太郎《うめたろう》が、アドレナリンは高《たか》峰譲吉《みねじょうきち》が第一発見者とされている。開国から間もない時代に、早くも日本の化学者が世界的な業績を上げ、近代薬学の発展に大いに貢献していることは、もっと知られてよい事実だろう。

また、この種の本には珍しく、著者は医薬の影の部分をもきちんと描いていることも特筆すべきだろう。現代の臨床試験は厳密を極めるが、こうした厳しい規制がどのような歴史を経て生じたか、医薬関連の仕事に就く方には特に本書第6章の一読を勧めたい。

こうした紆余曲折を経て、医薬の歴史は刻まれてきた。私が若い頃に隆盛を極めていた合成医薬は、今やバイオ医薬に大きく押されている。これらは、我々が「薬」といって思い浮かべる、錠剤やカプセルなどとは全く異なるものだ。

さらに近年では、再生医療や細胞医療といった、今までなら「医薬」とはみなされなかったような手法にも、製薬企業は手を伸ばしている。その意味で、医薬という枠組みは今や緩《ゆる》く溶け始めており、遺伝子工学や細胞工学と一体化した新たな医療手段に昇華しつつあるといえよう。

しかし著者の主張する通り、そこまで進歩してなお、創薬という過程は不確かで運任せで、どこまで行っても先行きがわからない。エッツィの時代から今に至るまで、安全かつ手軽に病苦を取り除いてくれる医薬は、人類が最も求めてやまぬものであった。人類はいつの時代も、最高の叡智《えいち》とあらん限りの資金をそこに注いできたが、完璧な医薬にたどり着くことは残念ながら永遠にあるまい。

それを知りつつも、人々は「創薬」という人類最難の事業に挑み続ける。その姿をリアルに描き出すという、これまた困難な事業をやってのけた本書は、この分野の金字塔として長く読み継がれていくことだろう。

二〇一八年五月

文庫版解説

サイエンスライター
佐藤健太郎

　本書のハードカバー版『新薬の狩人たち　成功率0.1%の探求』が発売されたのは、二〇一八年五月のことであった。多くの医薬品産業の関係者や、これから医薬品業界を目指す学生たちが、本書を手に取ったと聞く。奥が深く、複雑怪奇とさえいえる医薬品の世界の最適な案内書といえる本書の刊行に、多少なりと関われたことを心から光栄に思う。

　その後の三年で、医薬品業界にもいくつかの変化が訪れた。そのひとつが、バイオ医薬品と呼ばれる分野の台頭だ。バイオ医薬は二〇〇〇年代初頭から目覚ましい成長を遂げていたが、ここ数年で横への広がりも加速し、より多彩なタイプが登場している。この分野の成長については、本文及びハードカバー版の解説では簡単にしか触れていないので、ここで補足しておきたい。

バイオ医薬とは、バイオテクノロジーを用いて製造される医薬品の総称だ。タンパク質製剤、遺伝子治療薬、細胞治療薬、血液（及びその成分）、ワクチンなどがここに含まれる。中でも伸長が目覚ましいのは、抗体医薬と呼ばれる一群の医薬品だ。本書で主に取り上げているアスピリンやペニシリンなどの古典的な医薬（低分子医薬）とは、様々な面で異なっている。たとえば低分子医薬は、原子が数十個から数百個つながった程度の小分子がその本体で、主に錠剤や粉末などの形態で投与される。これに対し、抗体医薬は約二万個の原子から成る巨大分子であり、点滴や注射での投与がなされる。また、低分子医薬は微生物の培養、あるいはフラスコ内での化学合成によって作られるが、抗体医薬は遺伝子組み換え技術を駆使して製造される。このため、その開発や製造には、これまでの医薬とは全く違ったノウハウが求められる。

抗体は、もともと人体に備わった免疫作用を担うタンパク質の一種だ。体内に入ってきた病原体のタンパク質を見つけ、結合して無効化してしまう機能を持つ。しかし近年、外部から侵入してきた病原体ではなく、人体の特定のタンパク質を狙って結合できる抗体が製造できるようになった。これをバイオテクノロジーの手法によって作り出し、体内に注入して用いるのが抗体医薬だ。たとえば、ガン細胞が増殖する際には、「細胞分裂せよ」とスイッチを入れるタンパク質が働く。その作用を抗体でブロックすることで、ガンの増殖を防ぐことができる。旧来の抗ガン剤は、健常な細胞もガン細胞も見境なく攻撃してしまうために、一般に強い副作用がある。しかし抗体医薬は、ガン細胞のみを狙い撃ちするよう設計できるため、副作用が比較的少なく済む。

こうした抗体医薬は、旧来の低分子医薬にはない鋭い薬効と高い安全性を有し、ガンやリウマチの治療に大きな進展をもたらした。中でも、肺ガンなどの治療薬であるニボルマブ（商品名オプジーボ）は、それまでであれば全く治癒の見込みがなかった進行ガンにも著効を示すケースがあることから、大きなブレークスルーとして注目を集めた。ニボルマブ創出の鍵となったタンパク質・ＰＤ－１の発見者である本庶佑・京都大学特別教授は、この功績によって二〇一八年のノーベル生理学・医学賞を受賞している。こうした優れた医薬が生み出されたのも、抗体医薬の技術の進展あればこそだ。

さらに近年では、遺伝子治療や細胞治療といった、新たなジャンルの医薬も盛んに研究され、いくつかはすでに医療の現場で活躍している。たとえば白血病治療薬として二〇一七年に米国で認可された「キムリア」は、患者の体から免疫細胞を取り出し、ここに遺伝子操作を加えてガン細胞への攻撃能力をもたせた上で、培養して体内に再注入するというものだ。これは医薬と呼んでよいものなのかと思えるが、すでにこうした治療法が医薬の名目で承認され、薬価がつけられている時代なのだ。

その他、スマートフォンのアプリによって行動管理を行ない、糖尿病やニコチン依存症などの治療を助けるデジタルヘルス分野も、近年大きな注目を受けている。製薬企業が開発に加わり、臨床試験を経て厚労省が認可するという手順を踏んでいるから、これらも医薬の範疇とみなすことができる。このように、医薬という枠組み自体が、この数年ほどで大きく変わりつつあるのだ。

こうした変化を受け、製薬企業のあり方も以前とは異なってきている。以前は医薬品候補化合物を発見し、臨床試験を経て販売までを自社内で全て行なう体制が当然とされていた。しかし医薬品のスタイルが多様化している現在では、先進的な研究を行なっているベンチャー企業から医薬品の種を（時にはベンチャー企業ごと）買い上げて、臨床試験なども外部機関に委託してしまうケースが増えている。要は、製薬企業が「製薬」をしなくなり、医薬商社というべき存在に変化しつつあるのが現状だ。この流れの中で、本書に登場するような「ドラッグハンター」たちのあり方も、少なからず変わってきている。

そうした状況の中、人類は巨大な災禍に見舞われた。言うまでもなく、中国・武漢に端を発したパンデミック、新型コロナウイルス感染症（ＣＯＶＩＤ－19）がそれだ。本稿執筆時点で、この病気の感染者は世界で一億六千万人、犠牲者は三三〇万人を超えており、この数字はまだまだ増え続けるだろう。歴史を振り返れば、いつかこのような事態は必ず起こり得るものだ――と頭ではわかっていたつもりでも、いざ目の当たりにしてみると予想外のことばかりで、これがパンデミックというものかと呆然とする他ない。

こうした大きな災厄の中、医薬品業界及びドラッグハンターたちに大きな期待が寄せられたのは当然のことであった。二〇二〇年二月には早くもいくつかの医薬の臨床試験が開始されるなど、これまでなら考えられないほどの速度で治療薬開発レースが開始された。

ここで臨床試験入りした化合物は、一からCOVID‐19向けに開発されたものではない。既存の抗ウイルス薬などを片端から試験し、効果のありそうなものから順次臨床試験を行なうといったやり方だ。いわば、新しい競技がスタートしたばかりでまだ専門の選手はいないから、とりあえず似たような競技の選手をテストし、向いている者に出場してもらうようなやり方だ。

こうした中から、まずレムデシビルが承認を受けた。これはもともとエボラ出血熱の治療薬として臨床試験が行なわれていた化合物だが、効果が不十分でお蔵入りになっていた。それが新型コロナウイルスには有効とわかり、一躍脚光を浴びたわけだ。日本では二〇二〇年五月に特例承認を受け、COVID‐19に関わる医療の現場で活躍している。

次いで承認を受けたのが、デキサメタゾンだ。抗炎症作用・抗アレルギー作用・免疫抑制作用などを持つステロイド剤で、一九五〇年代から使われ続けている歴史の古い薬剤だ。これも臨床試験によって、COVID‐19による炎症を抑制し、死亡率を低下させることが示された。極めて安い薬価ながら、世界で多くの患者を救った、コストパフォーマンス抜群の薬だ。また二〇二一年四月には、リウマチ治療薬として開発されたバリシチニブが、第三のCOVID‐19治療薬として承認を受けている。一方、日本発の治療薬として期待を集めたアビガンやイベルメクチンは、臨床試験で十分な結果を示すことができず、いまだ承認には至っていない。また、新型コロナウイルスの増殖を防ぐべく一から設計された新薬も、ようやく臨床試験入りを果たそうとしている。

しかし、世界的な感染拡大という状況を決定的に変えうるのは、やはりワクチンだ。ただし当初、ワクチンの開発には時間がかかり、COVID‐19が自然に収束する方が先ではないかとの意見も少なくなかった。これまで最短で開発されたおたふくかぜワクチンでも、開発から承認まで四年の歳月を費やしていたことを考えると、この見方も無理もないことであった。二〇〇九年にパンデミックとなったH1N1型インフルエンザでは、半年ほど経ってからワクチンが投入されたが、そのころにはほとんど流行は収まっていたという経緯もある。

しかしmRNAワクチンという新しいテクノロジーと、米国が潤沢に予算を投入した

「ワープスピード作戦」が、この予測を見事覆して見せた。ファイザー／ビオンテック社及びモデルナ社の開発したmRNAワクチンは、感染リスクを九五パーセントほども低下させ、大きな副作用は見られないという、驚異的な成績を示した。ここまで優れたワクチンが最初から登場してくるとは、全く予期しなかったことだ。

この裏には、長期に渡る地道な基礎研究の積み重ねがあった。mRNAは、四種の核酸塩基の繰り返しでできており、このメッセージに従ってタンパク質が合成される。そこで、コロナウイルスの表面に突き出たスパイクタンパク質をコードしたmRNAを体内に送り込むと、それに沿って体内で指定されたタンパク質が作られる。免疫系はこの見知らぬタンパク質に反応し、これを中和する抗体を作り出す。いざ本物のウイルスが体内に侵入した時には、この抗体が働いて発症を防いでくれるという仕組みだ。

ただし、mRNAは安定性が低く、体内の酵素によってすぐ分解されてしまう。これを防ぐため、RNAの部品となるウリジンの構造を変化させ、RNAを脂質ナノ粒子でくるむなどの工夫を施して、mRNAワクチンは生まれたのだ。欧米のメガファーマと活発なバイオベンチャー群、そこに在籍するドラッグハンター群の底力を見る思いがする。これらワクチンの力で、ようやくこの厄介なウイルスとの闘いの出口が見え始めたのは、大変に喜ばしい。

前述した製薬企業の医薬商社化の流れの中で、かつてのドラッグハンターたちは時に追いやられ、活躍の場を他に移すものも少なくない。だが、これからも何度も訪れるであろう世界的危機を脱するには、彼らの力が不可欠だ。今後も優れた人材がこの世界の門を叩き、存分に活躍するだけの場が与えられることを、心より願わずにいられない。

二〇二一年五月

付　録

医薬品の分類

Neuropharmacological Drugs（中枢神経系薬）

Autonomic nervous system drugs（自律神経系薬）

- Muscarinic（ムスカリン作動薬）
- Cholinesterase inhibitors（コリンエステラーゼ阻害薬）
- Adrenergic drugs（アドレナリン作動薬）

Serotonin drugs（セロトニン作動薬）
Dopamine drugs（ドーパミン作動薬）
Antipsychotics（抗精神病薬）
Antidepressants（抗うつ薬）
Anxiolytics（抗不安薬）
Hypnotics and sedatives（睡眠薬や鎮静薬）
Opioids（オピオイド鎮痛薬）
General anesthetics（全身麻酔薬）
Anti-epileptics（抗てんかん薬）
Neurodegenerative disease drugs（神経変性疾患治療薬）

Cardiovascular drugs（心血管薬）

Renal drugs for hypertension（高血圧治療用の利尿薬）
ACE-type drugs for hypertension（高血圧治療用の ACE 阻害薬）
Beta blockers and other anti-hypertensives（β《ベータ》遮断薬やその他の降圧薬）
Digitalis and anti-arrhythmia drugs（ジギタリスや抗不整脈薬）
Anticoagulants（抗凝固薬）
Anti-cholesterol drugs（抗コレステロール薬）

Inflammation and the immune system（炎症治療薬や免疫系治療薬）

Antihistamines and related drugs（抗ヒスタミン薬や関連の薬）
Aspirin-like drugs and related drugs（アスピリン系の薬や関連の薬）

Immune system suppressants（免疫抑制薬）
Asthma drugs（ぜん息治療薬）

Hormone drugs（ホルモン薬）

Thyroid drugs（甲状腺薬）
Estrogens and progestins（エストロゲンとプロゲスチン〔女性ホルモン〕）
Androgens（アンドロゲン〔男性ホルモン〕）
Adrenal corticoid drugs（副腎皮質ホルモン薬）
Insulin and other drugs for diabetes（インスリンやその他の糖尿病治療薬）
Drugs acting on bone formation and degradation（骨形成促進薬や骨分解抑制薬）

GI drugs（消化器系薬）

Drugs for acid reflux and ulcer（胃酸逆流や潰瘍の治療薬）
Drugs acting on bowel motility（腸管運動に作用する薬）

Anti-infective drugs（抗感染症薬）

Malaria drugs（抗マラリア薬）
Protozoal infection drugs（原虫感染症治療薬）
Helminth infection drugs（蠕虫《ぜんちゅう》感染症治療薬）
Sulfa drugs（サルファ薬）
Penicillins（ペニシリン系抗菌薬）
Streptomycin-like drugs（ストレプトマイシン系抗菌薬）
Quinolones and related drugs（キノリン系抗菌薬）
Other antibacterial drugs（その他の抗菌薬）
Drugs for tuberculosis and leprosy（結核やハンセン病の治療薬）
Antivirals and drugs for AIDS（抗ウイルス薬やエイズ治療薬）

Cancer drugs（ガン治療薬）

Cytotoxic drugs（細胞毒性薬）
“Oncogene” selective drugs（「ガン遺伝子」標的薬）

Reproductive System Drugs（生殖器系薬）

Contraceptives（避妊薬）

Gynecological and obstetric drugs（産婦人科薬）
Erectile dysfunction drugs（勃起不全治療薬）

Ocular drugs（眼科用薬）

Dermatology drugs（皮膚病治療薬）

原　注

イントロダクション　バベルの図書館を探索する

＊1　1846年10月16日、ウィリアム・T・G・モートンはマサチューセッツ総合病院で、手術の前に患者を一時的に無意識にできることを初めて実演した。彼が用いた薬はエーテルだった。今日では、ある製薬企業がFDAから新薬の承認を受けると、ライバル企業が、似たような薬を見つけるための研究プログラムをすぐに開始する。この手の薬は「ミートゥードラッグ」と呼ばれることがある。クロロホルムは工業時代初の「ミートゥードラッグ」かもしれない。

より現代に近い例をあげれば、スクイブ社が新しい種類の降圧薬であるカプトプリルの承認を受けると、メルク社もミートゥー降圧薬の開発に乗り出し、エナラプリルが誕生した。同じく、リリー社が1987年にFDAからプロザックの承認を受けると、ファイザー社がすみやかにミートゥー抗うつ薬のゾロフトを開発し、グラクソ・スミスクライン社もミートゥードラッグのパキシルで承認を得た。

第1章　たやすいので原始人でもできる：新薬探索の嘘みたいな起源

＊1　アルコールを薬ではなく食品に分類することには、妥当な理由がいくつかある。石器時代のビール壺が発見されていることは、意図的に発酵させてつくった飲料が少なくとも紀元前1万年という早い時期に存在したことを示している。また、ビールがパンより先に主食として利用されたとまで主張する歴史家もいる。アルコール飲料は古代エジプトでは非常に重要であり、ビールはたいてい家庭で醸造され、生活必需品と見なされていた。しかし、アルコールは薬や神への献納物としても用いられ、葬儀に欠かせないものでもあった。アルコール飲料は、死者があの世で飲めるように、墓に供物《くもつ》として貯蔵された。エジプトのオシリスという神は、ビールを発明したとさえ信じられていた。これはビールに神聖な側面があることを意味している。

それはそれとして、人間の歴史上ほとんどの期間において、アルコールは万能薬と見なされてきた。蒸留によってアルコール度数を高めた蒸留酒は、医療用としてよく使われた。そのためさまざまな蒸留酒の名前に、アルコール飲料には病気を治す力があるという古い信念が反映されている。「ウイスキー（whiskey）」は、ゲール語で「生命の水」を意味する「ウスケボー（*usquebaugh*）」に由来する。それはフランス語の「オー・ド・ビー（*eau de vie*）」を翻訳した言葉でもあり、フランス人は、樽で熟成させていない蒸留酒を「オー・ド・ビー」と呼ぶ。伝説によれば、病人がこれらの強いアルコール飲料を与えられると、のたうち回って活発になったことから、その飲料のおかげで病人が生気を取り戻すという結論がもたらされた（ほかならぬこの実験は、今日でも自宅でこっそりと再現できる）。

現在では、エタノール（発酵飲料のアルコール成分）がGABAA受容体（γ《ガンマ》-アミノ酪酸受容体A）を刺激することで作用を現すことがわかっている。GABAA受容体は脳の神経系における主要な抑制性受容体であり、これらの受容体を刺激すると、神経活動が抑制されて鎮静作用が生じる。一般に「抗不安薬」と称されるベンゾジアゼピン系薬（リブリウムやバリウムなど）は、同じ種類の受容体を標的とする。ベンゾジアゼピン系薬のおもな用途の1つが、不眠症の治療だ。私は、祖母が自分の不眠症を治すため、ときどき寝酒としてシュナップス［訳注：アルコール度数の強い蒸留酒の一種］を少し飲んでいたのを覚えている。ベンゾジアゼピン系薬は、不安症状の治療にもよく用いられる。

結局、これは薬としてのアルコールの大きな限界を示している。望ましい治療効果と望ましくない副作用、つまり鎮静作用と興奮作用が分離していないのだ。ベンゾジアゼピン系薬は、不安の治療という点でアルコールよりはるかに効果が高い。なぜなら、治療効果により的が絞られているからだ。

＊2　本章では、古代の植物薬探索によって見つかった薬のうち、治療薬としての現代の基準を今も満たす例としてアヘンをあげた。だが、ほかにもそのような例はいくつかある。たとえば、麦角《ばっかく》を見てみよう。エルゴタミンや関連化合物は、バッカクキン属の麦角菌によって産生される。麦角菌は穀物用植物、なかでもライ麦によく寄生する病原体だ。この菌が植物で成長すると、エルゴタミンをはじめとする一連の毒性化合

物をつくり出す。昔は、麦角菌に感染したライ麦を人間が食べることで、これらの麦角関連化合物が人体に取りこまれた。今日、これらの化合物は体内のさまざまな標的に同時に作用するので「ダーティドラッグ（汚い薬）」と呼ばれる。というわけで、麦角菌のついた穀物を食べると、じつに多様で複雑な症状が現れる。

症状の1つは痙攣のたぐいで、発作、吐き気、嘔吐などもそれに含まれる。2つめは幻覚のたぐいだ。化学的にいえば、エルゴタミンは幻覚剤のLSDによく似ている。また、麦角中毒によって壊疽《えそ》も起こりうる。エルゴタミンは強力な血管収縮物質なので、血管を狭くする。つまり、体内の血液供給が減り、特に手や指、足、つま先などの末梢《まっしょう》部分で問題が起こる。手足は最初、しびれてピリピリするような感じがしたり、不自然な姿勢を続けたときに体の一部が「麻痺」したような感覚になったりする。もちろん、そうなったときには、ただ体を動かしたり手足を振ったりすれば、血流が戻って、しびれが収まる。しかし麦角中毒になると、そうはいかなくなる。しびれてピリピリしている部分の皮膚がはがれ始める。最終的には、手足が腫れあがり、黒ずんで壊死する。永久に「麻痺」してしまうわけだ。

麦角中毒の流行は、歴史を通して周期的に起こった。この流行がなぜか勃発したり、やはり急に収まったりすることに加えて、幻覚、手足の黒ずみや壊死が起こることから、麦角中毒は悪霊の憑依か神の怒りによって引き起こされるのだろうという想像が容易になされた。麦角中毒に関する初期の記述は、たとえば857年の『クサンテン年代記』に認められ、次のように書かれている。「腫れた水疱を伴う大疫病が、忌むべき腐敗によって人びとをむしばんだ。それで人びとの手足が腐って落ち、それから彼らは死亡した」。中世には、麦角中毒は「聖アントニウスの火」と呼ばれた。それは、修道士の聖アントニウスが治療法を発見したとされることにちなんでいる。では、知識のなかった中世の修道士たちは、どうやって回復をもたらしたのか？

文字どおり、祈りと懺悔《ざんげ》を通じてだ。麦角中毒になった人は、修道院を訪ね、お祈りをしてもらったり懺悔を聞いてもらったりして神に慈悲を求めた。中世の修道院はライ麦を栽培しておらず、小麦や大麦を育てていた。だから、患者が修道院にとどまっている限り、彼らは麦角菌で汚染されたライ麦を食べないので、症状が軽くなった。もちろん、回復した患者が家に戻って、麦角菌のついたライ麦をまた食べ始めると症状

がぶり返す。修道士たちは、言うことを聞かないキリスト教徒が怠慢で堕落した生活に戻ったので神の怒りをまた招いたのだとほのめかして、聖アントニウスの火の再燃を説明した。当然ながら、修道院の敬虔な生活に戻れば、道徳的にも身体的にも状況は改善する。

今日でも使われている古代の薬としては、ほかにジギタリスがある。ジギタリスは今も、多くの心臓病患者の治療に使われている。ジギタリス化合物を含む植物抽出物は、原始社会で矢毒として用いられた。薬としてのジギタリスの記述が初めて現れたのは、エジプトの薬草の知識について紀元前1550年ごろに書かれた『エーベルス・パピルス』という文書である。すなわち、エジプト人はその植物抽出物を3500年以上前から使っているわけだ。ジギタリスは、1250年にウェールズの医師が記した文書にも記述されている。ジギタリスを抽出する植物のキツネノテブクロは、1542年にドイツの医師・植物学者のレオンハルト・フックスが植物学的に記述した。フックスは花の見た目——花びらが紫色（ラテン語で「プルプラ」）で人間の手の指（ラテン語で「ディギトゥス」）に似た形をしているとされる——から、「ジギタリス・プルプレア ***Digitalis purpurea***」と命名した。

ジギタリスの治療価値は、ウィリアム・ウィザリングという医師が1785年に出した『キツネノテブクロとその医療用途についての説明：水腫やほかの病気に関する実用的見解』という書物でくわしく記述された。ウィザリングは、その専門書の出版より10年ほど前にジギタリスを使うようになった。その経緯を次のように述べている。

1775年、水腫の治療を受けているある家族について、私の意見が求められた。その治療法は、シュロップシャー州に住む老女によって長らく秘密にされてきたもので、彼女は、本職の医者がさじを投げた患者の症状をときおり癒したという話だった。さらに、その生薬が引き起こす作用が激しい嘔吐と下痢だったということも聞いた。利尿作用は見過ごされていたようだった。この薬は20種類以上の薬草からできていた。だが、薬草に精通している者にとっては、有効な薬草はキツネノテブクロにほかならないと見抜くのはさほど難しくなかった。

「水腫」は、過剰な水分の貯留による軟部組織のむくみを指す古い言い方で、今日では「浮腫」と呼ばれる。浮腫は心不全でよく認められる症

状だ。ウィザリングは医師でもあったが植物学者でもあったので、シュロップシャー州の老女が勧めた薬に配合されている多くの植物のなかで、有効なのはキツネノテブクロである可能性が高いということに気づけた。ただしウィザリングには、キツネノテブクロのおもな効果が、心臓に対する作用によるものだとはわからなかった。それでも彼は、キツネノテブクロが心臓に影響を及ぼすことは確かに認識しており、こう書いた。

それはほかの薬には見られないほど心臓の動きに力を及ぼす。そしてこの力が、健康を改善させる結果となるのかもしれない。

ウィザリングがキツネノテブクロの効能と有害な副作用の両方について明確に記述したにもかかわらず、この薬は19世紀のあいだ、いろいろな病気に対して見境なく用いられ、有毒な量が投与されることもあった。20世紀はじめには、ジギタリスは特に心房細動（心臓の鼓動が不規則で速い状態）に対して使われるようになり、20世紀なかばになって、ジギタリスのおもな治療価値は、うっ血性心不全の治療にあるということがようやく認められた。損傷した心筋は、ジギタリスがあればより効率的に働き、そのおかげで、心臓発作を起こしたあとの患者は健康を取り戻す。ただし、このような効果をもたらすためには、ジギタリスの投与量をきわめて正確に調節する必要がある。投与量が少し多すぎただけでも、患者の症状はよくなるどころか悪化する。

昔から使われてきた薬で今でも価値があるものとして最後に紹介するのが、痛風治療薬のコルヒチンだ。痛風は痛みを伴う炎症性疾患で、関節に尿酸の結晶がたまることで起こる。それが最もよく起こるのが、足の親指の関節だ。痛風について最初に記述したのは古代エジプト人で、紀元前2600年に、足の親指に起こる関節炎の一種として記している。痛風はしばしば「金持ちの病気」といわれた。なぜなら、酒や甘い飲み物、肉、魚介類のように、富裕層しか手に入れられない食品の消費量と痛風の発生とのあいだに強い相関があるからだ。痛風に関する初期の記述として、トマス・シデナムというイギリス人医師が1683年に書いた記録がある。

痛風の患者は一般に、年配の男性か、若いころに精力を使い切って年の割に早く老けてしまった男性である。そうした放縦な習慣のなかで最

も多いのは、早まって好色にふけることや、情欲を使い果たすことだ。患者は調子のよい状態で眠りにつく。ところが午前2時ごろ、足の親指のひどい痛みで目が覚める。かかとや足首、甲《こう》が痛むこともまれにある。痛みは患部を脱臼したような感覚で、それでいて患部は冷水を浴びせられたような感じがする。それから悪寒と身震いに襲われ、熱も少し出る……拷問のような苦しみのなか、眠れないで患部の向きを変えたり姿勢を絶えず変えたりするうちに夜は過ぎる。患者は患部の関節の絶えざる激痛に寝返りを打ち続け、発作が起きるたびに状態は悪化する。

現代の痛風の治療では、多くの場合、痛みの症状を引き起こす尿酸の結晶を取り除くことが重視されている。痛風は炎症性疾患なので、イブプロフェンなどの抗炎症薬が症状の緩和に効果的なこともある。コルヒチンはイヌサフラン（コルキクム・アウツムナレ *Colchicum autumnale*）の種子や鱗茎《りんけい》（球根）から抽出される物質だ。イヌサフランの植物物質は、『エーベルス・パピルス』でリウマチや腫れ物の治療に推奨されている。また5世紀なかばに、トラレスのアレクサンドロスというギリシャの医師が痛風の治療薬として勧めている。ベンジャミン・フランクリンは痛風にかかり、イヌサフランをアメリカの植民地にもたらしたといわれている。興味深いことに、コルヒチンはずいぶん昔から使われてきたので、だれもわざわざそれを単独の痛風治療薬としてFDAから承認を得ようとしなかった。それで、コルヒチンは2009年になってようやく承認された。臨床で使用され始めてから3500年後のことだった。

＊3　1709年、ドーバーの遠征隊は、ファン・フェルナンデス諸島に属するチリ沿岸の無人島に上陸した。その島で彼らは、スコットランドのラルゴ村出身のアレクサンダー・セルカークという男を見つけた。セルカークは教会での「不作法な振る舞い」に対する出廷の命令を逃れるため、1703年に船乗りになっていた。セルカークは私掠船のシンク・ポーツ号に乗ってイギリスから出帆したが、1704年に船がその孤島に停泊したのち、船の堪航能力（安全に航海を遂行する能力）をめぐる言い争いをし、船を見捨ててその島に残った。じつは、シンク・ポーツ号はその後沈没し、ほとんどの乗組員が命を落とした。セルカークが船から降りたのは賢明だったが、そうはいっても彼は、ドーバーの遠征隊に救助されるまで4年以上その島に取り残されていた。セルカークは、『ジ・イ

ングリッシュマン』という雑誌向けに語った話の記事がよく読まれたことからイギリスでちょっとした有名人になり、やがてダニエル・デフォーがそれにヒントを得て『ロビンソン・クルーソー』を書いた。

第2章　キンコン伯爵夫人の治療薬：植物性医薬品ライブラリー

＊1　今日、薬の虚偽表示問題のほとんどは、適応外使用の販売促進——薬をFDAから承認されていない用途で使用するための販促——に関連することか、製薬企業が自社製品を処方してもらう見返りとして医師にリベートを払ったりすることで起きている。未認可の用途での販売促進をめぐる近年の訴訟では、次のようなケースがある。ジョンソン・エンド・ジョンソン社は2013年、22億ドルの訴訟和解金を支払った。グラクソ・スミスクライン社は2012年に30億ドルの和解金（そのうち10億ドルは刑事上の罰金）を支払った。ファイザー社は2009年に23億ドルの和解金を支払った。

第3章　スタンダード・オイルとスタンダード・エーテル：工業化医薬品ライブラリー

＊1　ジョン・ウォーレンは1753年7月27日にマサチューセッツ州のボストンに近いロックスベリーで生まれた。4人兄弟の末っ子だった。父親のジョゼフ・ウォーレンはリンゴ農家でカルバン主義者であり、息子たちに高等教育の価値と愛国心を強く教えこんだ。ジョンは小学校でよい成績を収め、ハーバード大学の講義に出席し、1767年に準備の整った14歳で同大学に入学した。彼はハーバード大学でラテン語を学び、有能な古典学者になった。それから解剖学に強い興味を抱くようになり、解剖クラブに参加した。そのクラブで彼は、下等動物を解剖したり人間の頭蓋骨について研究したりした。人間の骨について研究するのは容易ではなかった。なぜなら、遺体をすぐに入手できなかったからだ。自分の研究を進めるため、ウォーレンは学生仲間とともに、死亡した犯罪者や浮浪者の処分に目を光らせた。

　卒業後、ウォーレンはマサチューセッツ州のセイラムという都市で1773年に開業した。ウォーレンの仕事は独立戦争の大きな影響を受け、

兄のジョゼフはバンカーヒルの戦いで戦死した。1780年、ジョン・ウォーレンはハーバード大学の一部としての医学部の設立をいち早く提唱した。1782年には、ハーバード大学は医学部に教授職を3つ設けており、ウォーレンは新設された医学部の解剖学科長に任命された。

教え子の1人であるジェームズ・ジャクソンは、ウォーレンの講義における「とりわけ独特の魅力」の1つは「生き生きした話しぶり、講義の主題に対して示す熱意、そして気遣いに由来しており、聴講生はみな、ウォーレン先生の実演と説明の両方に満足した」と記している。ウォーレンは優れた外科医であるとの評判を打ち立て、先駆的な新しい外科処置により高く評価された。1815年には、ハーバード大学医学大学院に50人の学生がおり、ジョン・ウォーレンの長男ジョン・コリンズ・ウォーレンが解剖学と外科学の非常勤教授を務めていた。その13年後、この非常勤教授が、まさに最初の麻酔下での手術を実施した。

第4章　藍色や深紅色やスミレ色：合成医薬品ライブラリー

＊1　ほとんどの植物がサリチル酸類を生成する。サリチル酸類はホルモンで、植物のさまざまな部分が互いに情報をやり取りできるようにする。ヤナギはたまたまこれらの化合物を豊富に含んでいるが、それ以外にサリチル酸類の生理学という面で注目すべきことがある。サリチル酸類の機能の1例は、植物が「全身獲得抵抗性（SAR）」として知られる病気にかかったときに見られる。SARは、植物の一部分がウイルスや真菌に感染したときに起こる。最初の感染から1、2日後に、植物の別の部分を同じ病原体に感染させようとすると、その植物はその病原体に対する抵抗性を獲得している。なぜか？　それは、植物の感染した部分がサリチル酸類を維管束系に放出し、サリチル酸類が維管束系を通じて植物のほかの部分に到達して毒素の産生を引き起こすからだ。それらの毒素は、新しい部位で一種の植物抗体として作用し（「抵抗性因子」として知られる）、感染の広がりを抑制する。

植物の抵抗性因子は非常に毒性が強い場合があり、植物のある部分全体が枯れてしまうこともある。動物がこうした防御戦略を用いることはない。というのは、たとえば腕や脚を失ってしまったら、病気への対処より悪い事態だからだ。しかし、植物は枝や根を1本失っても生きられるので、それは植物にとってはすばらしい生存戦略なのだ。これが、枯

れた枝がついている木や灌木がときどき見られる理由だ。一方、人間を含めて動物には「自然免疫(先天性免疫)」という類似の防御システムがある。私たちが風邪やインフルエンザにかかったときにひどく気分が悪くなる理由の1つは、自然免疫系が作動し、病原体にとって有毒だが私たちにとっても有害な化学物質を産生するからだ。

＊2 開発を続行せずに中止するという決断がまずかった例は、コレステロール低下薬の探索にも見られる。1975年、生化学分野で新たな発見が相次いだことを受け、メルク社は体内のコレステロール合成に関する研究を強化した。体内におけるコレステロール合成経路では、HMG-CoA還元酵素が律速酵素だということが知られていたので、メルク社の科学者たちはHMG-CoA還元酵素を阻害する化合物の探索に乗り出した。彼らは、HMG-CoA還元酵素の阻害物質はコレステロール値を下げる有効な薬になる可能性があると推測した。適当なサンプルを数百種類ほど試したところ、わずか1週間で、HMG-CoA還元酵素の阻害作用が非常に強い候補化合物が見つかった。これほど迅速に当たりが見つかったのは異例だった。なぜなら、通常ならば、有望な候補化合物が見つかるまでに数千種類のサンプルを試す必要があるからだ。1979年、メルク社のカール・ホフマンという科学者が、HMG-CoA還元酵素阻害化合物を精製し、スタチン系薬(HMG-CoA還元酵素阻害薬の総称)の第1号となるロバスタチンが誕生した。ロバスタチンは、脂質異常症の標準的な治療薬として1987年にFDAから承認された。

この時点でメルク社は、ほかの有効なコレステロール低下薬の探索においても他社より一歩先を行っていた。同社は、合成分子ライブラリーでのHMG-CoA還元酵素阻害薬の探索でもすでに進展を得ていたが、ロバスタチンが土壌微生物から発見されたので、よりよいスタチン系薬を探すには土壌ライブラリーが一番よいだろうと推論した。そこで、合成化学を通じたよりよいコレステロール低下薬の開発を中止して労力を削減することにし、土壌由来の化合物の探索に焦点を絞った。

メルク社のライバルだったワーナー・ランバート社(現ファイザー社)は好機の到来を察知し、メルク社が見限った合成化学アプローチによるHMG-CoA還元酵素阻害薬探索研究を拾い上げ、より優れた阻害薬のアトルバスタチンを見出した。アトルバスタチンの売り上げは、ロバスタチン(それにメルクが土壌から見出したもう1つのスタチン系薬で

あるシンバスタチン）をあっさりと上回り、メルク社を大きく引き離した。

第6章　命を奪う薬：医薬品規制の悲劇的な誕生

＊1　プロントジルの発見は完全にまちがった仮説（染料を抗菌薬にすることができるだろうという考え）に基づいていたが、プロントジルが薬として成功したことに疑問の余地はなかった。プロントジル研究チームを率いたバイエル社の研究部長ゲルハルト・ドーマクは、1939年にノーベル生理学・医学賞を受賞した。だが運の悪いことに、彼はノーベル賞を長らく受け取れなかった。1935年のノーベル平和賞が、ナチスに対してきわめて批判的だったドイツ人のカール・フォン・オシエツキーに贈られた。これがドイツ政府の怒りを買い、ナチスはドイツ人がその後ノーベル賞を受け取ることを違法とした。ナチス政権のせいでドーマクはノーベル賞の受賞拒絶を余儀なくされ、それからゲシュタポに逮捕されて1週間にわたり投獄された。

＊2　規制当局（FDA）は、臨床試験に向けて必要な実験の明確なチェックリストを提供しないようにしてきた。代わりに、必要な研究に関する一般的な手引きを出している。FDAは明確なガイドラインを伝えるのを渋っているが、実際問題として、必要な試験はチェックリストで容易に示せる。

・急性毒性試験：薬が実験動物——たいていは齧歯《げっし》類——に段階的な用量で投与され、各用量における動物への毒性が観察される。用量の範囲は広く、きわめて低い用量から、十分に耐えられる最高用量（「無毒性量」と呼ばれる）、そして明らかな毒性が現れるさらに高い用量までが試される。それぞれの試験が終了すると、動物は殺されて解剖され、内臓に薬の影響が及んでいないかどうかが確認される。

・QT間隔延長の評価：薬の標的のなかには、きわめて阻害されにくい標的もあれば、わりと阻害されやすい標的もあることや、薬の影響を非常に受けやすく、別の標的で作用することを意図された薬によって想定外に阻害されうる標的もあることがよく知られている。このような影響をとても受けやすい標的の1つに、心臓のhERGチャネルがある。hERGチャネルは、心臓のリズミカルな活動の調節に関与しているイオンチャ

ネルだ。hERGチャネルが阻害されると、心電図のリズムにおいてQT間隔が延長する。QT延長は、心室頻脈という致死的な不整脈につながる恐れがある。三環系抗うつ薬、抗精神病薬、抗ヒスタミン薬、抗マラリア薬などのさまざまな薬効分類の薬が、hERGチャネルを阻害する。そのため、薬にhERGチャネルの阻害作用があるかどうかが、臨床試験の前に評価されなくてはならない。

・遺伝毒性の評価：ガンは遺伝子の突然変異によって引き起こされる。そのような突然変異は、遺伝で受け継がれたか、人生の過程で特定のウイルスや放射線、突然変異誘発作用（変異原性）のある化学物質に曝露されて起こったものだ。したがって、変異原性のある薬の生産を避けることが欠かせない。なぜなら、そのような薬には発ガン性があるかもしれないからだ。ブルース・エイムス――発ガン性と変異原性に関する現時点での理解を導いた科学者の1人――は、化合物に変異原性があるかどうか、ひいては発ガン性があるかどうかを調べるための微生物を用いた簡単な試験を開発した。その試験は、彼の名にちなんで「エイムス試験」と呼ばれる。FDAは新薬承認申請に必要な試験の一貫として、エイムス試験や、染色体異常や染色体損傷を検出する齧歯類を用いた関連の試験を求める。

・慢性毒性試験：急性毒性試験は、薬によってすぐに毒性が生じるかどうかを見るものだ。しかし、薬が、たとえ低い用量でも繰り返し長期的に投与されると毒性が生じるかもしれないという懸念もある。そこで、慢性毒性試験によってこの懸念に対処する。慢性毒性試験では、試験対象の薬を少なくとも3段階の用量で長期的に投与する。用量は、（急性毒性試験から）毒性があるとわかっている用量、治療用量、そして中間の用量である。この試験は、2種類の動物でおこなわれる。具体的には、齧歯類（一般にはラット）と非齧歯類（一般にはイヌだが、特定の状況ではサルやブタが用いられる）だ。慢性毒性試験の期間は、予定されている薬の使用期間を踏まえたものでなくてはならない。抗菌薬のように数日しか投与されない化合物では、2週間の試験が妥当だ。一方、降圧薬のように長期に投与される薬については、6カ月以上の試験が必要である。そのような試験は、明らかに高額の費用がかかる可能性がある。なぜなら、長期間にわたって実施しなければならず、数多くの動物が必要だからだ（典型的には、ラットで100匹、イヌで20頭)。さらに、この試験では、実際の試験薬が大量に必要であり、それらの薬は、FDAが

求める基準を満たすように高コストの方法で用意しなくてはならない。

FDAの審査に向けた薬の製造が非常に高くつく理由は、「医薬品の製造管理および品質管理に関する基準（GMP）」というガイドラインのもとで薬を用意しなくてはならないからだ。この場合、薬の合成プロセスを明確にして詳細まで記述し、製造ロットごとにそれが正確に守られなくてはならない。分析法を構築して、製造された薬の品質管理が確実になされていることを確認しなくてはならない。また、薬の純度を測定する必要があり、不純物が存在する場合には、それを明らかにして記述し、ロット間で均質性が保証されなくてはならない。さらに、薬は単に試験動物に直接的なやり方で投与されるのではなく、その薬の送達を最適化するため製剤に加工されて投与される。製剤の処方は最適化され、その後のすべての試験で固定されていなくてはならない。そして、これらの試験は、特別なGMPラボにおいて、規制当局による綿密な監視のもとで実施されなくてはならない。

このような毒性試験の過程では、じつにさまざまなところで問題が起こりうる。私が覚えている例をあげると、FDAに求められたある一連の試験がある。途中まではすべてが順調に進んでいたが、慢性毒性試験でラットに消化管出血が見られた。私たちは愕然とした。その候補化合物には、消化管出血を予測させるような生物学的活性はまったくなかったし、それまでの実験では、そのようなことは見られなかったからだ。費用のかかる調査を長期にわたっておこなったところ、その化合物は、胃で酸性状況にさらされると長く尖った針状の結晶になることがわかった。時間がたつと、その尖った針が蓄積して消化管の内面を傷つけ始めたのだ。それは生化学的な作用ではなく物理的な作用だったが、たとえそうだとしてもFDA向けの試験は中止となり、私たちは構想段階に後戻りせざるをえなかった。

＊3　おそらく、サリドマイド禍ほど一般市民の意見を「慎重」側に傾けた薬害事件はないだろう。サリドマイドは、スイスの製薬企業であるチバ社により1953年に初めて合成された。しかしチバ社は、ほどなくサリドマイドの研究をやめた。サリドマイドには、特に明らかな薬理作用が認められなかったからだ。だが、ドイツのシュトルベルクにあるグリューネンタール社という製薬企業が開発を引き継ぎ、サリドマイドは1957年10月1日に発売された。当初、サリドマイドはてんかん患者用

の抗痙攣薬として販売されたが、痙攣には効果がないことがすぐにわかった。サリドマイドは、抗てんかん薬として使われていたバルビツール酸系化合物と化学的に似ていたので、グリューネンタール社の科学者は、サリドマイドはバルビツール酸系化合物と似た作用を示す可能性があり、したがっててんかんに効くのではないかと考えたのだろう。だがどう見ても、彼らは、サリドマイドがバルビツール酸系の薬と同じように作用するかどうかをいっさい調べなかった。サリドマイドは、バルビツール酸系の薬と同じようには作用しない——まったく。

ということで、サリドマイドは抗てんかん薬としては役に立たなかったが、倦怠感を引き起こさずに深い睡眠を促すことが認められた。さらに、大量に服用しても致死的でなかったため、ほかの鎮静薬とはちがって自殺に使われる危険性はなかった。ほどなく、サリドマイドは西ドイツで最も人気のある睡眠薬になり、精神病院を含めて病院で広く使われた。サリドマイドはほかにも、インフルエンザ、うつ病、早漏、結核、月経前症候群、更年期障害、ストレス性頭痛、アルコール依存症、不安、情緒不安定など、さまざまな症状の治療用として出回った。1950年代末には、製薬企業14社によって46カ国で販売されていた。

サリドマイドは制吐薬（吐き気を抑える薬）としても有効であることがわかり、つわりを緩和する目的で何千人もの妊婦に処方された。当時、ほとんどの薬は胎盤関門を通過して母胎から胎児に移行することはできないと信じられていたので、サリドマイドが発育中の胎児に悪影響を及ぼす可能性はほとんど懸念されなかった。しかし、1950年代後半から1960年代はじめにかけて、奇形児、特にアザラシ肢症（アザラシのひれ足のような短い手足）の赤ん坊が急増した。そのような報告は、サリドマイドが販売されていた全46カ国から、合わせて1万件以上寄せられた。オーストラリアの産科医ウィリアム・マクブライドとドイツの小児科医ヴィドキント・レンツが、地球の両側で、サリドマイドとこれらの出生異常に因果関係があるという仮説を別々に立てた。この関係は1961年、レンツにより説得力をもって示された。

サリドマイドのアメリカへの影響は最小限に抑えられた。それは、FDAの審査官フランシス・オルダム・ケルシーがサリドマイドの承認を拒絶したおかげだ。末梢神経障害とサリドマイドの使用の関連を示す報告が複数あったことから、ケルシーは、サリドマイドをFDAが承認するためにはさらなる試験が必要だと主張した。ケルシーはまた、サリドマ

イド製造業者が動物による最低限の安全性試験のデータしか提供しておらず、長期的な危険性評価や妊娠への危険性評価が実施されていないことにも気づいた。その結果、サリドマイドは1950年代から1960年代にアメリカで発売されることはなかった。

もっとも、指摘しておかなくてはならないのは、よいことずくめ、あるいは悪いことずくめの薬はないということだ。薬のよしあしは、用量や個人、使用される背景によっておおいに左右される。サリドマイドが初めて処方されてから長いあいだ、この薬が実際にどう働くのかわからなかった。その後、大学の研究によって、サリドマイドが、らい性結節性紅斑（ENL）――ハンセン病の痛ましい合併症――の治療に有効であることがようやく示された。1991年、ロックフェラー大学のギラ・カプランが、サリドマイドが腫瘍壊死因子アルファ（TNF-α《アルファ》）を阻害することによってハンセン病に効くことを示した。TNF-αはサイトカイン――免疫細胞を調節するホルモンのようなタンパク質――で、炎症を引き起こしたり、腫瘍形成やウイルス増殖を抑制したりする。ハーバード大学医学大学院のロバート・ダマトのさらなる研究によって、サリドマイドが血管新生を強く阻害することが示された。この知見から、サリドマイドがガンの治療に使える可能性が示唆された。1997年、サリドマイドが多発性骨髄腫の治療薬として有効であることをバート・バーロジーが報告し、それを受けてFDAは、サリドマイドを多発性骨髄腫およびハンセン病の治療薬として承認した。ただし、患者はサリドマイドによる治療を受ける前に、サリドマイドによって奇形児が生まれるのを防ぐため、特別な手続きを踏まなくてはならない。FDAはサリドマイドに対する適切な予防措置が整っているという感触をもっているが、世界保健機関（WHO）は次のように述べている。

WHOはサリドマイドをハンセン病に使用することを推奨しない。その理由は、本剤の誤用をなくすための絶対確実な監視機構を開発して実施することが実質的に不可能だということが、過去の経験から示されているからである。

第8章　サルバルサンを超えて：土壌由来医薬品ライブラリー

＊1 ベンジルペニシリンはかなりよい抗菌スペクトルをもっているが、広域スペクトルがあるとは見なされていない。ペニシリンは世界初の真の抗菌薬だった。以上。

＊2 ペニシリンは完璧な薬ではなかった。ペニシリンの成功を受け、ペニシリンの改良バージョンをつくるため多くの抗菌薬研究プログラムが開始された。これらの研究プログラムの目標には、次のようなものがあった。より広域の抗菌スペクトルをもつ化合物を見出すこと、注射ではなく口から飲める化合物を見出すこと（ベンジルペニシリンは経口投与ができなかった）、中枢神経系に感染する微生物にも効く化合物を見出すこと（ペニシリン類は一般に血液脳関門を通過して中枢神経系に入らないので、細菌性脳炎などの脳の感染症を治療するためには使えない）、そして最も重要なこととして、細菌の耐性を減少させるかそれに打ち勝つ化合物を見出すこと。これらの研究プログラムではしばしば、化学合成に向けて、自然に存在するペニシリン様の化学骨格を発見することが焦点となった。こうしたペニシリン様化合物には、β-ラクタム環という構造をもつ特別な分子が含まれる。β-ラクタム環は一般にペニシリンの分子構造の真ん中にある四角形として描かれ、ペニシリンの「弾頭」の役割を果たす。つまり、細菌に対してペニシリンの有毒な攻撃を仕掛けるわけだ。β-ラクタム環をもつ抗菌薬の例をいくつかあげると、セファロスポリン類、モノバクタム類、カルバペネム類などがある。

＊3 結核は、先進国ではもはやあまり心配されていないが、推定によれば、現在生きている人の約3分の1はヒト型結核菌に感染しており、新しい感染がほぼ毎秒起きている。ほとんどの結核感染は無症状で無害だが、現在、慢性例が約1400万例あり、毎年約200万人が死亡する。

＊4 結核は「白い大悪疫」としても知られるようになり、「白い病《やまい》」と呼ばれた。それは患者が極度の貧血で蒼白になったからだ。アメリカの医師で作家でもあったオリバー・ウェンデル・ホームズ・シニアは1861年、結核の流行と、当時流行していたほかの恐ろしい病気を比較して「白い大悪疫」という言葉を実際につくった。結核患者が死人のような青ざめた顔色になるのはよく知られていたが、一部の歴史家は、「白」という言葉が結核と若さや純真さ、さらには聖人らしさとの文化

的な結びつきを指していた可能性を示唆している。なぜなら、結核患者は、ある意味で天使のような――オパール色や霊妙さやはかなさを思わせる――見た目になったからだ。より文学的な（あるいは女嫌いな）一部の作家は、女性患者は青白い顔のおかげでことさら魅力的になると述べており、少なくとも1人の男性観察者は、結核が女性に「恐るべき美」を与えると明言している。

＊5　ワクスマンは1952年、結核の治療薬としてストレプトマイシンを開発した功績によりノーベル生理学・医学賞を受賞したが、共同研究者のアルバート・シャッツはノーベル賞の受賞者に名前があがらなかった。シャッツは自分が含まれなかったことに強い異議を唱え、最終的にその争いは訴訟に発展した。この一件は示談となり、ワクスマンはシャッツに経済的報酬を与え、シャッツに「ストレプトマイシンの共同発見者として法的および科学的に権利がある」ことを認めると言明した。

＊6　土壌中に生息している微生物の約99パーセントは、シャーレで増殖させようとしてもすぐに死ぬ。これは、土壌ライブラリーから新薬を探索するときにいつも阻害要因となってきた。だが2000年代はじめ、ノースイースタン大学の2人の教授、キム・ルイスとスラバ・エプスタインが、以前には土壌中でしか生きられないと考えられていた微生物の培養法を見出した。この画期的な技術により、突如として、これらのいわゆる「培養不可能な微生物」の研究や培養が初めて可能になった。

ルイスとエプスタインはマサチューセッツ州ケンブリッジでノボバイオティック・ファーマシューティカルズという会社を興し、自分たちの新しい手法を用いて新しい抗菌薬の探索を始めた。ただし、かつてはシャーレで培養できなかった土壌微生物を培養することができたにせよ、彼らの基本的なアプローチは、以前の土壌ライブラリーにおける探索と変わらなかった。要するに、土壌で見つけた微生物を手当たり次第に培養し、病原性細菌を殺す化学物質を産生するかどうかを調べてスクリーニングするのだ。

2015年はじめ、ノボバイオティック社はテイクソバクチンという重要な新しい抗菌薬を発見したと報告した。テイクソバクチンは、多くのきわめて強い薬物耐性をもつ病原体に対して効果があり、しかも動物で安全なようだ。

第9章 ブタからの特効薬：バイオ医薬品ライブラリー

＊1 糖尿病はおおまかに「過剰な甘い尿」と訳せる。ということで、糖尿病の診断を確定するため、20世紀以前にどんな試験が用いられたかを想像するのは難しくないはずだ。「尿の味見」と聞くと吐き気がしそうだし危険ではないかと思われそうだが、現代の生化学測定機器が開発される前には、患者の尿に舌をちょっとつけてみるやり方は当たり前で有用でもあった。昔の科学者たちは、今日なら無謀か危険だと思われるようなさまざまなことを果敢におこなった。たとえば、19世紀後半に活躍した微生物学者のルイ・パスツールの実験ノートからは、彼が自らの生化学実験で得られたものを頻繁に味見していたことがわかる。マリー・キュリー（キュリー夫人）は再生不良性貧血により66歳で亡くなった。彼女は一生をかけて放射性化学物質を研究したが、それに自らがさらされたことで再生不良性貧血が起きたのはほぼまちがいない。今日でも、キュリー夫人のノートは、放射能レベルが高くて手で触れるのは危険すぎると見なされている。これらの歴史的なノートは鉛で裏張りされた箱に入れて保管されており、ノートの調査を希望する歴史家は防護服を着用しなくてはならない。私は約40年前に化学の教育を初めて受けたとき、意図した化学反応がきちんと進んだかどうかを確かめるため、扱っている化学物質の匂いをかぎなさいと教わった。そのような、実際に手で触れるべし——鼻で触れるべし——という指示は、幸いにも21世紀の化学を教える教室ではもうなされていない。

＊2 20世紀はじめ、2人の医師、フレデリック・アレンとエリオット・ジョスリンは糖尿病治療の権威にかぞえられていた。当時、糖尿病のおもな治療目標は、血糖値を下げることだった。しかし、そのころはインスリンが使えなかったので、医師には、食事療法によって患者の血糖値を下げようと試みることまでしかできなかった。あいにく、動物実験によって、糖尿病は単にグルコースの代謝の問題ではなく、タンパク質や脂肪の代謝の問題でもあることが最終的に示された。食事から炭水化物を取り除くだけだと、体は代わりにタンパク質や脂肪を燃焼させ、酸性ケトン体という化学物質をつくり出す。すると血液は酸性になる。血液のpH（溶液の酸性度を表す指標）は、中性付近のごく狭い範囲内、具

体的にはpH7.35～7.45に保たれなくてはならない。血液のpHが低いアシドーシス（酸性血症）になると、呼吸困難、不整脈、筋力低下、胃腸障害、昏睡が起こり、治療しなければ患者は死に至る。

そのようなことから、インスリンがないなかでアレンとジョスリンが選択できた唯一の糖尿病治療法は、患者を完全な飢餓状態にさせること、つまり食事から炭水化物、タンパク質、脂肪を取り除くことだった。もちろん、なにかを食べなければ人間は生きられないので、ジョスリンとアレンは、生存に通常必要とされるカロリーの約20パーセントに抑えた食事を開発した。それは炭水化物、なかでも糖質を極端に抑えたものだった。そのような食事によって、患者の細胞に対する副次的なダメージは最小限に抑えられたが、やはり深刻な衰弱が起こった。ジョスリンは、ボストンに構えていた自分の診療所で食事療法を受けていたある患者について、「骨と人間の魂だけの体重しかない」と記述している。この荒療治は糖尿病を治すものではなかったが、患者の命をいくらか延ばすことはできた。しかし、生活の質が悲惨すぎて、極端な飢えにより正常な日常生活をおこなうエネルギーもないとなると、当然、命を延ばしてなんの役に立つのかという疑問が出てくるだろう。そのようなわびしい食事を貫く唯一の理論的根拠は、本当の治療法が見つかるまで生き延びようとすることだった。

＊3　すべてのタンパク質がいくつかの物理的性質を共有しているが、タンパク質によってアルコールへの溶解度が異なることがある。そこでコリップは、インスリンの精製手段としてアルコール沈殿分画という方法の可能性を探った。この方法では、不純なインスリン化合物にアルコールをゆっくりと加えていき、インスリンがかろうじて溶解している段階で止める。すると、不純なインスリン化合物に含まれていた、インスリンより溶解度の低いほかのすべてのタンパク質が沈殿してアルコール中で小さな顆粒になったので、容易に取り除けた。

＊4　バーグはサンフランシスコ・ベイエリアで働いていた2人の教授とチームを組んで、新しい組み換えDNA技術を最適化した。その2人とは、DNAを切り貼りする酵素の専門家であるカリフォルニア大学サンフランシスコ校のハーブ・ボイヤーと、プラスミドの専門家である、同じスタンフォード大学のスタンリー・コーエンだ。プラスミドは遺伝子

を生物から生物に運ぶ小さな環状DNAで、自然に存在する。

第10章　青い死からβ遮断薬へ：疫学関連医薬品ライブラリー

＊1　『ニューイングランド・ジャーナル・オブ・メディシン』誌の2010年5月13日号では、めまい、発汗、動悸といった複数の症状で倒れてマサチューセッツ総合病院に運ばれた54歳の女性の症例が報告された。検査により、女性は高血圧を患っていたことがわかった。しかし、女性の血圧は姿勢によって大きく変動した。座ったり横たわったりすると上昇したが、立ったり歩いたりすると大幅に低下した。女性は、血圧が極端に下がったので気絶した。

最終的に、高血圧の原因は、副腎のまれなタイプの腫瘍である褐色細胞腫だと突き止められた。この腫瘍は大量のアドレナリンを分泌する。自動車事故に巻きこまれたり事故に遭いそうになったりした人は、アドレナリンが大量に分泌される「アドレナリン・ラッシュ」の感覚を知っている。心臓が早鐘を打ち、すべてがスローモーションになったかのようで、周囲のことが異常なほど敏感に知覚される。さらに、血圧が上昇する。これらが起こるのは、危険を察知したとたんに副腎がすみやかに大量のアドレナリンを分泌するからだ。

褐色細胞腫患者のほとんどでは、大量のアドレナリンがつねに産生され、血圧がつねに上がっている。しかし、今あげた女性のように一部の症例では、患者の体は持続的なアドレナリンの猛攻に順応することができ、結果的に血圧が大きく変動する。その女性は、横になっていて心臓が頭と同じ高さだと、血圧は高いままで、頭にも十分な量の血液が行き渡った。通常ならば、体を起こすと、今や頭が心臓より高い位置にあるという状況を埋め合わせるべく、循環系は頭への血液循環を一定に保つために血圧を上げる。だが褐色細胞腫のこの女性では、体が高レベルのアドレナリンに対して過剰に埋め合わせをした結果、頭に十分な量の血液をめぐらせるための血圧を維持できなかったことで、失神につながった。

女性は腫瘍を摘出する手術を受けた。手術後、アドレナリンは劇的に下がり、めまいも驚くほど減って、女性は職場に復帰できた。

＊2　ブラックは胃潰瘍の治療薬を開発しようとして同様の戦略を用いたが、ICI社は胃潰瘍の薬には関心がなかった。そこでブラックはとうとうICI社を退職し、スミス・クライン＆フレンチ社の研究所で胃潰瘍について研究を進めるため、1964年に同社に入社した。ブラックの研究は、シメチジン（商品名はタガメット）の発見に結実した。シメチジンは1975年に発売されると、これまた早々とブロックバスターになった。シメチジンは、薬の歴史上で初めて年間売り上げが10億ドルに届いた。

＊3　腎臓は、血圧が低いことに反応してレニンという酵素を産生する。レニンによって連鎖反応が始まり、血圧が上昇する。血流のなかでレニンは、肝臓で産生されるアンジオテンシノーゲンというペプチド（非常に小さなタンパク質）を切断し、さらに小さなアンジオテンシンIというペプチドをつくり出す。アンジオテンシンIは肺でアンジオテンシン変換酵素（ACE）によってさらに切断され、アンジオテンシンIIになる。アンジオテンシンIIは、血管の直径を変える作用をもつ物質として医学界で知られているもののなかで最強の部類に入り、血管を収縮させる。アンジオテンシンIIが血流に入ると血管が細くなる。すると、心臓はより激しく働いて抵抗の増加に打ち勝とうとするので、血圧が上がる。アンジオテンシンIIはまた、副腎に作用してアルドステロンというホルモンを分泌させる。アルドステロンは循環血液量を増加させる。血液量が増加することも血圧上昇につながる。

血圧を上げるアンジオテンシンIIの産生はACEによって調節されるので、ACEを阻害する化合物はアンジオテンシンIIの産生も抑制し、高血圧の治療薬として役に立つ可能性がある。

＊4　1985年には、降圧薬に複数の種類があった。特によく用いられていたのが、チアジド系利尿薬、β遮断薬、そしてACE阻害薬の3種類だ。しかし、降圧薬の探索意欲には際限がないようで、ファイザー社は新しい種類の降圧薬を探索した。1985年、イギリスのサンドイッチという町にあるファイザー社の研究所の科学者が、サイクリックGMP（cGMP）というシグナル伝達分子の研究を始めた。cGMPは、血圧を調節するさまざまな生理的経路に関与することが知られていた。なおよいことに、cGMPの濃度を上げるためには、確立された戦略があるように見えた。それは、cGMPを分解するホスホジエステラーゼという酵素を阻害する

ことだ。

ファイザー社がホスホジエステラーゼ阻害薬の探索を始めたころ、3人の科学者が、気体の一種である一酸化窒素が体内でシグナル伝達分子として働いているという革新的な発見について発表した(この発見により、3人は1998年にノーベル生理学・医学賞を受賞する)。この発見は、狭心症——心筋に必要な酸素が不足することによって起こる胸の痛み——の治療に重要な影響を与えた。19世紀以降、狭心症の治療にはニトログリセリンが広く使われていたが、ニトログリセリンがどのように作用するのかは、だれにもわからなかった。しかし今や、ニトログリセリンが一酸化窒素を放出し、それで血管が拡張して酸素がより多く心臓に供給されることがわかった。では、なぜこれがファイザー社のドラッグハンターに関係があったのか? それは、一酸化窒素の作用の2次メッセンジャーがcGMPだと判明したからだ。

サンドイッチのファイザー社の研究チームは、目標を変更した。彼らはcGMPの濃度を上昇させるホスホジエステラーゼ阻害薬を探索し続けたが、降圧薬ではなく狭心症治療薬の開発を目指すことにした。1989年、研究チームはついに有望な分子を見つけた。その分子、UK-92-480はのちに「シルデナフィル」と名づけられた。1991年、シルデナフィルは狭心症治療の臨床試験に入った……ところが、まったく期待はずれだった。シルデナフィルは、100年以上前に発見されて広く使われてきた安価な狭心症治療薬のニトログリセリンよりたいして優れていたわけではなかった。

しかし少数の科学者が、臨床試験の参加者から報告されたある副作用に興味をもつようになった。男性患者の多くで勃起が促されたのだ。

当時、勃起不全を治療する方法はほとんどなかった(実際の話、そもそも「勃起不全」という用語もあまり使われていなかった)。一部の医師は、ポンプと締めつけ器具からなる勃起補助具を推奨したが、そのようなものがおよそロマンスに役立たないのは明らかだった。勃起不全治療薬としては、唯一、アルプロスタジルという薬が承認されていたが、それはペニスに直接注射しなくてはならないか、さらに悪いことに、アルプロスタジルの尿道用座薬をペニスの尿道から挿入しなくてはならなかった。そのほか、勃起を起こさせる人工の装具もあったが、それは手術で埋めこむ必要があった。そのようなことからファイザー社は、単に飲むだけで男性が勃起を得るのを助ける錠剤には非常に大きな市場がある

かもしれないと結論づけた。

ファイザー社は、シルデナフィルを勃起不全治療薬として臨床試験を準備した。男性の試験参加者は、ほぼ10人に9人の割合（87.7パーセント）が、シルデナフィルによって勃起が改善したと述べた。さらに、それ以上に多くの割合の参加者が、シルデナフィルの継続使用を希望した。しかし、おそらく最も意味深かったのは、試験参加者から寄せられた意見だ。ある男性は次のように書いていた。「この試験に参加するまで、私はずいぶん落ちこんでいました。妻とは口論が絶えず、私は妻や子どもの生活を全般的にひどいものにしていました……この試験に参加したことで、私たち家族は悩みの多くから救われました……その薬によって、私の結婚は救われたと思いますし、もしかしたら私の人生も救われたかもしれません」

別の参加者はこう述べた。「その薬は、私が性行為に関わることができるようにしてくれる効果がとても高いことがわかりました……この年齢（91歳）でも、私ははるかに若い人と同じように性機能を果たせるのです」

ファイザー社は1997年9月、シルデナフィルの新薬承認申請書をFDAに提出した。シルデナフィルは優先審査の指定を受け、1998年3月27日に承認の発表がなされた。1998年、ファイザー社はその新薬を発売した。商品名は「バイアグラ」とされた。ファイザー社は、1998年から2008年にかけてバイアグラの世界全体での売り上げが260億ドルに達したと報告した。

第11章　ピル：大手製薬企業の外で金脈を掘り当てたドラッグハンター

＊1　3つのバージョンは、ノルエチステロン（ラッセル・マーカーのシンテックス社が供給）とノルエチノドレルとノルエタンドロロン（どちらもサール社が供給）だった。1954年12月、ロックはこれら3つの経口プロゲステロン様物質を5mgから50mgの用量で3カ月間投与したときの排卵抑制作用について、最初の研究を開始した（月経周期のうち21日間投薬した。具体的には、5日めから25日めに投薬し、その後、消退出血を起こすため休薬期間をもうけた）。ノルエチステロンとノルエチノドレルの5mgでは排卵が抑制されたが、副作用の破綻出血も引き起こさ

れた。ノルエタンドロロンでは、すべての用量でそうなった。10mg 以上では、ノルエチステロンとノルエチノドレルは破綻出血を引き起こすことなく排卵を抑制し、その後の5カ月間における妊娠確率は14パーセントだった。ピンカスとロックは、プエルトリコでの避妊薬の臨床試験に向けてサール社のノルエチノドレルを選択した。

第12章　謎の治療薬：まぐれ当たりによる薬の発見

＊1　ウッディ・アレンは、監督・主演した映画の『アニー・ホール』に、ある古典的なジョークを盛りこんでいる。

それで僕はその古いジョークを思い出すんだ。知ってるだろうが、ある男が精神科にやって来て、こういう。「ねえ先生、おれの弟はいかれてましてね！　自分をメンドリだと思いこんでるんですよ」。すると精神科医が答える。「どうして入院させないのですか」。男はこう返す。「そうしてもいいんですが、おれは卵が必要なんです」。僕は、人間関係もそんなものではないかと思う。つまり、まったくいかれていて不合理でばかげているってこと。それでも人とつき合うのは、卵が必要だからじゃないかな。

現代の精神医学では、分別を失うことと精神疾患を区別することに力を注いできた。両者の区別は容易ではないが、ドイツ系ユダヤ人によって用いられた「いかれている」を表す2つの言葉——***meschugge*** と ***verrückt***——が、それらの区別をうまくとらえている。30年以上幸せな結婚生活を送ってきたある中年男性が、突然、20代の秘書に夢中になり、情事を始める。彼の妻がそれをかぎつけ、離婚を要求する。すぐさま後悔で満たされた男性は謝るが、裏切られたと感じた妻はやり直すことを拒絶する。この男性のケースが ***meschugge*** だ。別のケースでは、中年の弟がいる男性が、弟が職場に現れないという話を耳にする。さらに、弟の近所の人たちから、弟の姿を何日も見かけていないと聞く。男性が、様子を知るため弟の家に入ると、弟がベッドの下に隠れていて金切り声を上げたり虫を食べたりしている。これが ***verrückt*** だ。

薬理学の観点からすれば、現在用いられている精神疾患治療薬は、すべてではないにせよ、ほとんどがかなりお粗末だ。一般的にいって、新

薬の探索を進めるためには、妥当性が確認された薬理学的標的が必要である。あるいは、そのような標的がない場合には、薬の候補化合物を試すために利用できる動物モデルが必要だ。しかし精神疾患では、疾患の生理学的基盤がまだほとんどわかっていないため、それらの疾患の根底をなす神経化学的なアンバランスを推測することしかできないという大きな問題がある。そのうえ、実験動物では精神障害を再現できないという事実が、問題をさらにややこしくしている。ある動物が自殺したい気分だったり、幻覚に襲われていたり、心配事を抱えていたりするかどうかは、どうすればはっきりとわかるのか？ それに、ある薬がこうした異常な考えや気分を和らげるかどうかは、どうすればわかるのだろう？

＊2 初期に出た抗精神病薬が広く採用されるようになったことは、やがて全米で精神病院の閉鎖につながった。これは「脱施設化」として知られる公衆衛生上の現象だ。治療不能だった精神疾患患者を施設に収容しておくことは、もはや必要ではなくなった。なぜなら、抗精神病薬のおかげで、彼らは地域社会のなかで暮らせるようになったからだ。とはいえ、これらの抗精神病薬には多くの欠点がある。脱施設化により、精神障害の一部しか薬で治っていない多くの患者を施設から追い出すという、望ましくない予期せぬ影響がもたらされた。抗精神病薬にとてもよく反応した患者のケースでも、患者の多くが薬の服用をやめてしまう。なぜかといえば、不快な副作用がたくさんあるからだ。その結果、退院した多くの患者が、結局、刑務所に行き着いた。刑務所は今や、精神障害を抱える人びとを最も多く収容する施設になった。2011年に『ニューイングランド・ジャーナル・オブ・メディシン』誌に掲載された論文では、受刑者における精神障害の罹患率が一般人口の30倍にのぼることが報告された。病人を投獄するのは、容認できる解決策ではない。いずれはより有効な新薬が見出され、この気がかりな医学的問題が解決されることを願う。

結論 ドラッグハンターの未来：シボレー・ボルトと『ローン・レンジャー』

＊1 別の悲劇的なケースをあげておこう。2006年、テジェネロ・イミュノ・セラピューティクス社がロンドンでTGN1412という新薬候補の臨

床試験を開始した。TGN1412は、白血病や関節リウマチの治療薬を目指して開発が進められていた。TGN1412は人間の免疫系を調節することで作用した。臨床試験では、6人の健康な男性ボランティアに、サルで安全性が示されていた用量のほんの一部（500分の1、つまり0.2パーセント）が投与された。投与後4時間以内に、6人全員が重篤な状態に陥った。6人は「サイトカインストーム（サイトカインの嵐）」による破壊的な多臓器不全に見舞われた。サイトカインストームでは、多量の活性な免疫細胞が放出され、血液中から水分がにじみ出てくる。ボランティアのうち4人は、重体になって死にかけた。最終的には6人全員が回復したが、彼らは以後の人生でさまざまな免疫疾患にかかる恐れがある。

アメリカのFDAに相当するイギリスの医薬品・医療製品規制庁（MHRA）はこの事故を調査したが、不正や不法行為がおこなわれたとの証拠は見出されなかった。テジェネロ社は、すべてのデータを規制当局に包み隠さず開示したようで、適切な臨床試験実施計画書に従っていた。この惨事を受け、MHRAの臨床試験認可手順の再検討がおこなわれた。その結果、イギリスでの臨床試験実施基準が強化された。

テジェネロ社は2006年後半に破産を申告した。

参考文献

イントロダクション　バベルの図書館を探索する

エッツィことアイスマン

Fowler, Brenda. *Iceman: Uncovering the Life and Times of a Prehistoric Man Found in an Alpine Glacier*. Chicago: University of Chicago Press, 2001.

ラパマイシン――スレン・セーガル

Loria, Kevin. "A Rogue Doctor Saved a Potential Miracle Drug by Storing Samples in His Home after Being Told to Throw Them Away." *Business Insider*, February 20, 2015.

Sehgal, S. N. "Sirolimus: Its Discovery, Biological Properties, and Mechanism of Action." *Transplant Procedures*. 35 (3 Suppl.) (2003): 7S–14S.

Seto, B. "Rapamycin and mTOR: A Serendipitous Discovery and Implications for Breast Cancer." *Clinical and Translational Medicine* 1 (2012): 1–29.

FDA 承認薬の開発コスト

DiMasi, J. A., H. G. Grabowski, and R. W. Hansen. Innovation in the Pharmaceutical Industry: New Estimates of R&D Costs." Boston: Tufts Center for the Study of Drug Development, November 18, 2014. http://csdd.tufts.edu/news/complete_story/cost_study_press_event_webcast, retrieved January 4, 2016.

Emanuel, Ezekiel J. "Spending More Doesn't Make Us Healthier." *New York Times*, October 27, 2011.

"Research and Development in the Pharmaceutical Industry, A CBO Study." October 2006, https://www.cbo.gov/sites/default/files/109th-congress-2005-2006/reports/10-02-drugr-d.pdf, retrieved January 27, 2016.

Vagelos, P. R. "Are Prescription Prices Too High?," *Science* 252 (1991): 1080–4.

分子量が約500の化合物における、ありとあらゆる形状や電荷分布の総数＝3×10^{62}

Bohacek, R. S., et al. "The Art and Practice of Structure-based Drug Design: A Molecular Modeling Perspective." *Med. Res. Rev.* 16 (1996): 3–50.

バベルの図書館

Borges, Jorge Luis. *The Library of Babel*. Boston: David R. Godine, 2000.『伝奇集』（鼓直訳、岩波書店）に所収の「バベルの図書館」など

アトルバスタチンはHMG-CoA還元酵素（コレステロールの合成速度を調節するタンパク質）に作用し、ペニシリンはペプチドグリカントランスペプチダーゼを阻害する

Bruton, L., et al. Chapter 31, "Drug Therapy for Hypercholesterolemia and Dyslipidemia." In *Goodman and Gilman's The Pharmacological Basis of Therapeutics*. New York: McGraw-Hill Education/Medical (12th edition), 2011.『グッドマン・ギルマン薬理書』（髙折修二・橋本敬太郎・赤池昭紀・石井邦雄監訳、廣川書店）

———. Chapter 53, "Penicillins, Cephalosporins, and Other β-Lactam Antibiotics." In *Goodman and Gilman's The Pharmacological Basis of Therapeutics*. New York: McGraw-Hill Education/Medical (12th edition), 2011.［同上］

クロロホルムの発見

Dunn, P. M. "Sir James Young Simpson (1811–1870) and Obstetric Anesthesia." *Archives of Disease in Childhood, Fetal and Neonatal Edition* 86 (2002): F207–9.

Gordon, H. Laing. *Sir James Young Simpson and Chloroform (1811–1870)*. New York: Minerva Group, 2002.

創薬

Ravina, Enrique. *The Evolution of Drug Discovery*. Weinheim, Germany: Wiley-Verlag Helvetica Chimica, 2011.

Sneader, Walter. *Drug Discovery: A History*. Hoboken, NJ: John Wiley and Sons, 2005.

第1章　たやすいので原始人でもできる：新薬探索の嘘みたいな起源

アヘン

Booth, Martin. *Opium: A History*. London: St. Martin's Griffin, 2013.『阿片』（マーティン・ブース著、田中昌太郎訳、中央公論社）

Brownstein, M. J. "A Brief History of Opiates, Opioid Peptides, and Opioid Receptors," *Proceedings of the National Academy of Science USA* 90 (1993): 5391–3.

Goldberg, Jeff. *Flowers in the Blood: The Story of Opium*. New York: Skyhorse Publishing, 2014.

Hodgson, Barbara. *Opium: A Portrait of the Heavenly Demon*. Vancouver: Greystone Books, 2004.

パラケルススとアヘン（アヘンチンキ）

Hodgson, Barbara. *In the Arms of Morpheus: The Tragic History of Morphine, Laudanum and Patent Medicines*. Richmond Hill: Firefly Books, 2001.

パレゴリック

Boyd, E. M., and M. L. MacLachan. "The Expectorant Action of Paregoric." *Canadian Medical Association Journal* 50 (1944): 338–44.

ドーフル散とアレクサンダー・セルカーク

Alleyel, Richard. "Mystery of Alexander Selkirk, the Real Robinson Crusoe, Solved." *Daily Telegraph*, October 30, 2008.

Bruce, J. S., and M. S. Bruce. "Alexander Selkirk: The Real Robinson Crusoe." *The Explorers Journal*, Spring 1993.

"Dr. Thomas Dover, Therapeutist and Buccaneer." *Journal of the American Medical Association*, February 29, 1896, 435.

Kraske, Robert, and Andrew Parker. *Marooned: The Strange but True Adventures of Alexander Selkirk, the Real Robinson Crusoe*. Boston: Clarion Books 2005.

Leslie, Edward E. "On a Piece of Stone: Alexander Selkirk on Greater Land."

In *Desperate Journeys, Abandoned Souls: True Stories of Castaways and Other Survivors*. New York: Mariner Books 1998.

Osler, W. "Thomas Dover, M. B. (of Dover's Powder), Physician and Buccaneer." *Academy of Medicine* 82. (2007): 880–1.

Phear, D. N. "Thomas Dover 1662–1742; Physician, Privateering Captain, and Inventor of Dover's Powder." *Journal of the History of Medicine and Allied Sciences* 2 (1954) 139–56.

Selcraig, B. "The Real Robinson Crusoe." *Smithsonian Magazine*, July 2005.

ヘロインとバイエル社

Bruton et al. Chapter 18, "Opioids, Analgesia, and Pain Management." In *Goodman and Gilman's The Pharmacological Basis of Therapeutics*, New York: McGraw-Hill Education/Medical (12th edition), 2011.『グッドマン・ギルマン薬理書』［前掲書］

Chemical Heritage Foundation Felix Hoffmann Biography, http://www.chemheritage.org/discover/online-resources/chemistry-in-history/themes/pharmaceuticals/relieving-symptoms/hoffmann.aspx, retrieved December 22, 2015.

Edwards, Jim. "Yes, Bayer Promoted Heroin for Children—Here Are the Ads That Prove It." *Business Insider*, November 17, 2011.

Scott, I. "Heroin: A Hundred Year Habit." *History Today*, vol. 48, 1998.

http://www.historytoday.com/ian-scott/heroin-hundred-year-habit, retrieved January 27, 2016.

Sneader, W. "The Discovery of Heroin." *Lancet*, 352 (1998): 1697–9.

シアーズ・ローバック社のカタログに掲載されたヘロイン

Buxton, Julia. *The Political Economy of Narcotics*. London: Zed Books, 2013.

エンドルフィン受容体の物語

Terenius, L. "Endogenous Peptides and Analgesia." *Annual Review of Pharmacology and Toxicology* 18 (1978): 189–204.

マリファナに含まれるテトラヒドロカンナビノール（THC）濃度の増加

Hellerman, C., "Is Super Weed, Super Bad?" CNN. http://www.cnn.com/2013/08/09/health/weed-potency-levels/, retrieved December 23, 2015.

Walton, A.G. "New Study Shows How Marijuana's Potency Has Changed Over Time." *Forbes*, March 23, 2015. http://www.forbes.com/sites/alicegwalton/2015/03/23/pot-evolution-how-the-makeup-of-marijuana-has-changed-over-time/, retrieved December 23, 2015.

SCN9A遺伝子（Nav1.7をコードする遺伝子）

Drews, J., et al. "Drug Discovery: A Historical Perspective." *Science* 287 (2000): 1960-4.

King, G. F., and L. Vetter. "No Gain, No Pain: NaV1.7 as an Analgesic Target," *ACS Chemical Neuroscience* 5 (2014): 749–51.

Pina, A. S., et al. "An Historical Overview of Drug Discovery Methods." *Molecular Biology* 572 (2009): 3–12.

第2章　キンコン伯爵夫人の治療薬：植物性医薬品ライブラリー

ヴァレリウス・コルドゥスの生涯とエーテルの発見

Arbor, Agnes. "*Herbals, Their Origin and Evolution: A Chapter in the History of Botany, 1470–1670.*" Seattle: Amazon Digital Services, Inc., 1912.

Leaky, C. D. "Valerius Cordus and the Discovery of Ether." *Isis* 7 (1926): 14–24.

Sprague, T. A., and M. S. Sprague. "The Herbal of Valerius Cordus." *Journal of the Linnean Society of London.* 52 (1939): 1–113.

キナ皮――歴史

Bruce-Chwatt, L. J. "Three Hundred and Fifty Years of the Peruvian Fever Bark." *British Medical Journal (Clinical Research Edition)* 296 (1988): 1486–7.

Butler A. R., et al. "A Brief History of Malaria Chemotherapy." *J R College of Physicians Edinborough* 40 (2010): 172–7.

Guerra, F. "The Introduction of Cinchona in the Treatment of Malaria." *Journal of Tropical Medicine and Hygiene* 80 (1977): 112–18.
Humphrey, Loren. *Quinine and Quarantine: Missouri Medicine through the Years.* Missouri Heritage Readers. Columbia University of Missouri, 2000.
Kaufman T., and E. Rúveda. "The Quest for Quinine: Those Who Won the Battles and Those Who Won the War." *Angew Chemistry International Edition England* 44 (2005): 854–85.
Rocco, Fiammetta. *The Miraculous Fever-Tree: Malaria, Medicine and the Cure That Changed the World.* New York: HarperCollins, 2012.
———. *Quinine: Malaria and the Quest for a Cure That Changed the World.* New York: Harper Perennial, 2004.

ロバート・タルボー、キニーネのいかさま師

"Jesuit's Bark" Catholic Encyclopedia 1913, https://en.wikisource.org/wiki/Catholic_Encyclopedia_(1913)/Jesuit%27s_Bark, retrieved December 29, 2015.
Keeble, T. A. "A Cure for the Ague: The Contribution of Robert Talbor (1642–81)," *Journal of the Royal Society of Medicine* 90 (1997): 285–90.
"Malaria." Royal Pharmaceutical Society, https://www.rpharms.com/museum-pdfs/c-malaria.pdf, retrieved December 24, 2015.
Talbor, Robert. *Pyretologia, A Rational Account of the Cause and Cure of Agues.* 1672.

第3章　スタンダード・オイルとスタンダード・エーテル：工業化医薬品ライブラリー

ジョージ・ウィルソン――足の切断手術

"The Horrors of Pre-Anaesthetic Surgery." *Chirurgeon's Apprentice*, July 16, 2014. http://thechirurgeonsapprentice.com/2014/07/16/the-horrors-of-pre-anaesthetic-surgery/, retrieved December 29, 2015.
Lang, Joshua. "Awakening." *Atlantic*, January 2013. http://www.theatlantic.com/magazine/archive/2013/01/awakening/309188/, retrieved December 29, 2015.

ロバート・リストン、すばやい鬼のような外科医

Coltart, D. J. "Surgery between Hunter and Lister as Exemplified by the Life and Works of Robert Liston (1794–1847)." *Proceedings of the Royal Society of Medicine* 65 (1972): 556–60.

"Death of Robert Liston, ESQ., F.R.S.." *Lancet* 50 (1847): 633–4.

Ellis, Harold. *Operations That Made History.* Cambridge: Cambridge University Press, 2009.『外科の足跡』（ハロルド・エリス著、朝倉哲彦訳、バベル・プレス）

Gordon, Richard. *Dr. Gordon's Casebook*. Cornwall: House of Stratus, 2001.

———. *Great Medical Disasters*. Cornwall House of Stratus, 2013.『世界病気博物誌』（リチャード・ゴードン著、倉俣トーマス旭・小林武夫訳、時空出版）

Magee, R. "Surgery in the Pre-Anaesthetic Era: The Life and Work of Robert Liston." *Health and History* 2 (2000): 121–133.

ウィリアム．T. G. モートンとエーテル

Fenster, J. M. *Ether Day: The Strange Tale of America's Greatest Medical Discovery and the Haunted Men Who Made It*. New York: Harper Perennial, 2002.

"William T. G. Morton (1819–1868) Demonstrator of Ether Anesthesia." *JAMA*. 194 (1965): 170–1.

Wolfe, Richard, J. *Tarnished Idol: William Thomas Green Morton and the Introduction of Surgical Anesthesia*. Novato: Jeremy Norman Co; Norman Science-Technology, 2001.

ジョン・コリンズ・ウォーレン（ハーバード大学医学大学院）の生涯

Toledo, A. H. "John Collins Warren: Master Educator and Pioneer Surgeon of Ether Fame." *Journal of Investigative Surgery* 19 (2006): 341–4.

Warren, J. "Remarks on Angina Pectoris." *New England Journal of Medicine* 1 (1812): 1–11.

E. R. スクイブの生涯

"E. R. Squibb, Medical Drug Maker during the Civil War." http://www.medi-

calantiques.com/civilwar/Articles/Squibb_E_R.htm, retrieved January 4, 2016.

Rhode, Michael. "E. R. Squibb, 1854." *Scientist*, February 1, 2008.

Worthen, Dennis B. "Edward Robinson Squibb (1819–1900): Advocate of Product Standards." *Journal of the American Pharmaceutical Association* 46 (2003): 754–8.

———. *Heroes of Pharmacy: Professional Leadership in Times of Change.* Washington: American Pharmacists Association, 2012.

第４章　藍色や深紅色やスミレ色：合成医薬品ライブラリー

ドイツの染料業界の歴史

Aftalion, Fred. *History of the International Chemical Industry: From the "Early Days" to 2000*. Philadelphia: Chemical Heritage Foundation, 2005.

Chandler, Alfred D. Jr. *Shaping the Industrial Century: The Remarkable Story of the Evolution of the Modern Chemical and Pharmaceutical Industries*. Cambridge: Harvard University Press (Harvard Studies in Business History), 2004.

バイエル社：デュースベルク、アイヒェングリュン、ドレーザー

Biography Carl Duisberg, Bayer, http://www.bayer.com/en/carl-duisberg.aspx, retrieved January 4, 2016.

Rinsema, T. J. "One Hundred Years of Aspirin." *Medical History* 43 (1999): 502–7.

Sneader W. "The Discovery of Aspirin: A Reappraisal." *British Medical Journal* 321 (2000): 1591–4.

アスピリンの歴史

Bruton, L. et al. Chapter 34, "Anti-inflammatory, Antipyretic, and Analgesic Agents; Pharmacotherapy of Gout." In *Goodman and Gilman's The Pharmacological Basis of Therapeutics*, New York: McGraw-Hill Education/Medical (12th edition), 2011.『グッドマン・ギルマン薬理書』［前掲書］

Goodman, L. S. and A. Gilman. "Appendix" In *The Pharmacological Basis of*

Therapeutics. New York: Macmillan, 1941.

Mahdi, J. G., et al. "The Historical Analysis of Aspirin Discovery, Its Relation to the Willow Tree and Antiproliferative and Anticancer Potential." *Cell Proliferation* 39 (2006): 147–55.

Vane, J. R. "Adventures and Excursions in Bioassay: The Stepping Stones to Prostacyclin." *British Journal of Pharmacology* 79 (1983): 821–38.

———. "Inhibition of Prostaglandin Synthesis as a Mechanism of Action for Aspirin-Like Drugs." *Nature New Biology* 231 (1971): 232–5.

第5章　魔法の弾丸《たま》：薬の実際の働きが解明される

梅毒の歴史と症状

Harper, K. N., et al. "The Origin and Antiquity of Syphilis Revisited: An Appraisal of Old World Pre-Columbian Evidence for Treponemal Infection." *American Journal of Physical Anthropology* 146, Supplement 53 (2011): 99–133.

Kasper, D. et al. Chapter 206, "Syphilis." In *Harrison's Principles of Internal Medicine*. New York: McGraw-Hill Education/Medical (19th edition), 2015. 『ハリソン内科学』（福井次矢・黒川清監修、メディカルサイエンスインターナショナル）

瘴気説《しょうき》

Semmelweis, Ignaz. *Die Ätiologie der Begriff und die Prophylaxis des Kindbettfiebers* (The Etiology, Concept, and Prophylaxis of Childbed Fever), 1861.

ルイ・パスツール

Birch, Beverly, and Christian Birmingham. *Pasteur's Fight against Microbes (Science Stories)*. Hauppauge: Barron's Educational Series, 1996.

Tiner, John Hudson. *Louis Pasteur: Founder of Modern Medicine*. Fenton: Mott Media, 1999.

パウル・エールリヒの生涯とサルバルサン

Sepkowitz, K. A. "One Hundred Years of Salvarsan." *New England Journal of*

Medicine 365 (2011): 291–3.

受容体説の歴史と、対抗説に対するエールリヒの反応

Prüll, Cay-Ruediger, et al. *A Short History of the Drug Receptor Concept (Science, Technology & Medicine in Modern History)*. Basingstoke: Palgrave Macmillan, 2009.

第6章　命を奪う薬：医薬品規制の悲劇的な誕生

Avorn, J. "Learning About the Safety of Drugs—A Half-Century of Evolution." *New England Journal of Medicine*, 365 (2011): 2151–3.

バイエル社とプロントジルの話

Bentley, R. "Different Roads to Discovery; Prontosil (Hence Sulfa Drugs) and Penicillin (Hence Beta-Lactams)." *Journal Industrial Microbiology and Biotechnology* 36 (2009): 775–86.

Hager, Thomas. *The Demon under the Microscope: From Battlefield Hospitals to Nazi Labs, One Doctor's Heroic Search for the World's First Miracle Drug*. New York: Broadway Books, 2007.『サルファ剤、忘れられた奇跡』（トーマス・ヘイガー著、小林力訳、中央公論新社）

Otten, H. "Domagk and the Development of the Sulphonamides." *Journal of Antimicrobial Chemotherapy* 17 (1986): 689–96.

プロドラッグ（体内で代謝されることで効果を示す薬）：スルファニルアミド

Lesch, John E. *The First Miracle Drugs: How the Sulfa Drugs Transformed Medicine*. Oxford: Oxford University Press, 2006.

S. E. マッセンギル社とエリキシール・スルファニルアミド

Akst, J. "The Elixir Tragedy, 1937." *Scientist*, June 1, 2013.

"Deaths Following Elixir of Sulfanilamide-Massengill" *Journal of the American Medical Association* 109 (1937): 1610–11.

Geiling, E. M. K., and P. R. Cannon. "Pathological Effects of Elixir of Sulfanilamide (Diethylene Glycol) Poisoning," *Journal of the American*

Medical Association 111 (1938): 919–926.
Wax, P. M. "Elixirs, Diluents, and the Passage of the 1938 Federal Food, Drug and Cosmetic Act." *American College of Physicians* 122 (1995): 456–61.

エリキシール・スルファニルアミド事件への FDA の対応

Ballentine. C. "Sulfanilamide Disaster." *FDA Consumer Magazine*, June 1981, http://www.fda.gov/aboutfda/whatwedo/history/productregulation/sulfanilamidedisaster/default.htm, retrieved January 4, 2016.
"Elixir of Sulfanilamide: Deaths in Tennessee." *Pathophilia for the Love of Disease*. http://bmartinmd.com/eos-deaths-tennessee/, retrieved January 4, 2016.

アクトアップ（市民運動団体）——エイズ

Crimp. D. "Before Occupy: How AIDS Activists Seized Control of the FDA in 1988," *Atlantic*, December 6, 2011.

フェン・フェン

Connolly, H. M., et al. "Valvuolar Heart Disease Associated with Fenfluramine–Phentermine." *New England Journal of Medicine* 337 (1997): 581–8.
Courtwright, D. T. "Preventing and Treating Narcotic Addiction—A Century of Federal Drug Control." *New England Journal of Medicine* 373: (2015) 2095–7.

第７章　新薬探索のオフィシャルマニュアル：薬理学が科学になる

グッドマンの生涯とギルマンの生涯（研究業績——ガン、クラーレ）

Altman, Lawrence K. "Dr. Louis S. Goodman, 94, Chemotherapy Pioneer, Dies." *New York Times*, November 28, 2000.
Ritchie, M. "Alfred Gilman: February 5, 1908–January 13, 1984." *Biographies of Members of the National Academy of Science* 70 (1996): 59–80.

クラーク・スタンリー、ガラガラヘビ王の生涯

Dobie, J. Frank. *Rattlesnakes*. Austin: University of Texas Press, 1982.

"A History of Snake Oil Salesmen." http://www.npr.org/sections/codeswitch/2013/08/26/215761377/a-history-of-snake-oil-salesmen, retrieved January 8, 2016.

"Why Are Snake-Oil Remedies So-Called?" http://www.canada.com/montrealgazette/news/books/story.html?id=666775cc-f9ff-4360-9533-4ea7f0eef233, retrieved January 8, 2016.

医学部における薬理学教育の歴史（医学教育の改革者エイブラハム・フレクスナーについて）

Bonner, Thomas Neville. *Iconoclast: Abraham Flexner and a Life in Learning*. Baltimore: Johns Hopkins University Press, 2002.

第８章　サルバルサンを超えて：土壌由来医薬品ライブラリー

アイザック・ディネーセンの生涯

Dinesen, Isak. *Out of Africa: And Shadows on the Grass*. New York: Vintage Books, 2011.『アフリカの日々』（アイザック・ディネーセン著、横山貞子訳、晶文社）

Hannah, Donald. *Isak Dinesen and Karen Blixen: The Mask and the Reality*. New York: Random House, 1971.

アレクサンダー・フレミング、エルンスト・ボリス・チェーン、ハワード・フローリーの生涯と論文

Abraham, Edward P. "Ernst Boris Chain. 19 June 1906–12 August 1979." *Biographical Memoirs of Fellows of the Royal Society* 29 (1983): 42–91.

———. "Howard Walter Florey. Baron Florey of Adelaide and Marston 1898–1968." *Biographical Memoirs of Fellows of the Royal Society* 17 (1971): 255–302.

Brown, Kevin. *Penicillin Man: Alexander Fleming and the Antibiotic Revolution*. Dublin: History Press Ireland, 2013.

Chain, E., et al. "Further Observations on Penicillin." *Lancet*, August 16,

1941, 177–88.
———. “Penicillin as a Chemotherapeutic Agent.” *Lancet*, August 20, 1940 226–28.
Colebrook, L. “Alexander Fleming 1881–1955.” *Biographical Memoirs of Fellows of the Royal Society* 2 (1956): 117–27.
Lax, Eric. *The Mold in Dr. Florey's Coat: The Story of the Penicillin Miracle.* New York: Henry Holt and Company, 2015.
Macfarlane, Gwyn. *Alexander Fleming: The Man and the Myth*. Cambridge: Harvard University Press, 1984.『奇跡の薬』（グウィン・マクファーレン著、北村二朗訳、平凡社）
———. *Howard Florey: The Making of a Great Scientist.* Oxford: Oxford University Press 1979.
Mazumdar, P. M. “Fleming as Bacteriologist: Alexander Fleming.” *Science* 225 (1984): 1140.
Raju, T. N. “The Nobel Chronicles. 1945: Sir Alexander Fleming (1881–1955); Sir Ernst Boris Chain (1906–79); and Baron Howard Walter Florey (1898–1968).” *Lancet* 353 (1999): 936.
Shampo, M. A. and R. A. Kyle. “Ernst Chain—Nobel Prize for Work on Penicillin.” *Mayo Clinic Proceedings* 75 (2000): 882.
“Sir Howard Florey, F.R.S.: Lister Medallist.” *Nature* 155 (1945): 601.

ペニシリンの歴史

Bud, Robert. *Penicillin: Triumph and Tragedy.* Oxford: Oxford University Press, 2009.
Hare, R. “New Light on the History of Penicillin.” *Medical History* 26 (1982): 1–24.

セルマン・ワクスマンの生涯——ストレプトマイシン

Hotchkiss, R. D. “Selman Abraham Waksman.” *Biographies of Members of the National Academy of Science* 83 (2003): 320-43.
Pringle, Peter. *Experiment Eleven: Dark Secrets Behind the Discovery of a Wonder Drug*. London: Walker Books, 2012.
“Selman A. Waksman (1888–1973).” http://web.archive.org/web/20080418134324/. http://waksman.rutgers.edu/Waks/Waksman/

DrWaksman.html, retrieved January 6, 2016.

Wainwright, M. "Streptomycin: Discovery and Resultant Controversy." *History and Philosophy of the Life Sciences* 13: (1991) 97–124.

Waksman, Selman A. *My Life with the Microbes*, New York: Simon and Schuster, 1954.

結核の歴史

Bynum, Helen. *Spitting Blood: The History of Tuberculosis.* Oxford: Oxford University Press, 2015.

Dormandy, Thomas. *The White Death: A History of Tuberculosis*. New York: New York University Press, 2000.

Goetz, Thomas. *The Remedy: Robert Koch, Arthur Conan Doyle, and the Quest to Cure Tuberculosis*. New York: Gotham, 2014.

抗生物質発見の黄金時代

Demain, A. L. "Industrial Microbiology." *Science* 214 (1981): 987–95.

第９章　ブタからの特効薬：バイオ医薬品ライブラリー

インスリンの歴史

Baeshen, N.A., et al. "Cell Factories for Insulin Production." *Microbial Cell Factories* 13 (2014): 141–150.

Bliss, Michael. *Banting: A Biography*. Toronto: University of Toronto Press, Scholarly Publishing Division, 1993.

Bliss, Michael. *The Discovery of Insulin.* Chicago: University Of Chicago Press, 2007.『インスリンの発見』（マイケル・ブリス著、堀田饒訳、朝日新聞社）

Cooper, Thea, and Arthur Ainsberg. *Breakthrough: Elizabeth Hughes, the Discovery of Insulin, and the Making of a Medical Miracle.* London: St. Martin's Griffin, 2011.『ミラクル』（シア・クーパー、アーサー・アインスバーグ著、門脇孝監修、綱場一成訳、日経メディカル開発）

Mohammad K., M. K. Ghazavi, and G. A. Johnston. "Insulin Allergy." *Clinics in Dermatology* 29 (2011): 300–305.

イーライリリー社の歴史

Manufacturing Pharmaceuticals: Eli Lilly and Company, 1876–1948. In James Madison, *Business and Economic History,* 1989. Business History Conference.

糖尿病の歴史

Auwerx, J. "PPARgamma, the Ultimate Thrifty Gene." *Diabetalogia* 42 (1999): 1033–49.

Blades M., et al. "Dietary Advice in the Management of Diabetes Mellitus—History and Current Practice." *Journal of the Royal Society of Health* 117 (1997): 143–50.

Brownson, R. C., et al. "Declining Rates of Physical Activity in the United States: What Are the Contributors?" *Annual Review of Public Health* 26 (2005): 421–43.

Brunton, L,. et al. Chapter 43, "Endocrine Pancreas and Pharmacotherapy of Diabetes Mellitus and Hypoglycemia." In *Goodman and Gilman's The Pharmacological Basis of Therapeutics*. New York: McGraw-Hill Education/Medical (12th edition), 2011.『グッドマン・ギルマン薬理書』［前掲書］

Duhault, J., and R. Lavielle. "History and Evolution of the Concept of Oral Therapy in Diabetes." *Diabetes Research and Clinical Practice,* 14 suppl 2 (1991): S9–13.

Eknoyan, G., and J. Nagy. "A History of Diabetes Mellitus or How a Disease of the Kidneys Evolved into a Kidney Disease." *Advances in Chronic Kidney Disease* 12 (2005) : 223–9.

Ezzati, M., and E. Riboli. "Behavioral and Dietary Risk Factors for Noncommunicable Diseases." *New England Journal of Medicine* 369 (2013): 954–64.

Gallwitz, B. "Therapies for the Treatment of Type 2 Diabetes Mellitus Based on Incretin Action." *Minerva Endocrinology* 31 (2006): 133–47.

Güthner, T., et al. "Guanidine and Derivatives." In *Ullmann's Encyclopedia of Industrial Chemistry*. Weinheim, Germany: Wiley-Verlag Helvetica Chimica, 2010.

Hoppin, A. G., et al. "Case 31-2006: A 15-Year-Old Girl with Severe Obesity."

New England Journal of Medicine 355 (2006): 1593–1602.

Kasper, D., et al. Chapter 417, "Diabetes Mellitus: Diagnosis, Classification, and Pathophysiology." In *Harrison's Principles of Internal Medicine.* 19th edition. New York: McGraw-Hill Education, 2015.『ハリソン内科学』（福井次矢・黒川清監修、メディカルサイエンスインターナショナル）

Kleinsorge, H. "Carbutamide—The First Oral Antidiabetic. A Retrospect." *Experimental Clinical Endocrinology and Diabetes* 106 (1998): 149–51.

Loubatieres-Mariani, M. M. "[The Discovery of Hypoglycemic Sulfonamides—original article in French]." *Journal of the Society of Biology* 201 (2007): 121–5.

Mogensen, C. E. "Diabetes Mellitus: A Look at the Past, a Glimpse to the Future." *Medicographia* 33 (2011): 9–14.

Parkes, D. G., et al. "Discovery and Development of Exenatide: the First Antidiabetic Agent to Leverage the Multiple Benefits of the Incretin Hormone, GLP-1." *Expert Opinion in Drug Discovery* 8 (2013): 219–44.

Pei, Z. "From the Bench to the Bedside: Dipeptidyl Peptidase IV Inhibitors, a New Class of Oral Antihyperglycemic Agents." *Current Opinion in Discovery and Development* 11 (2008): 512–32.

Slotta, K. H., and T. Tschesche. "Uber Biguanide. II. Die Blutzucker senkende Wirkung der Biguanides." *Berichte der Deutschen Chemischen Gesellschaft B: Abhandlungen*, 62 (1929): 1398–1405.

Staels, B., et al. "The Effects of Fibrates and Thiazolidinediones on Plasma Triglyceride Metabolism Are Mediated by Distinct Peroxisome Proliferator Activated Receptors (PPARs)." *Biochemie* 79 (1997): 95–9.

Thornberry, N, A., and A. E. Weber. "Discovery of JANUVIA (Sitagliptin), a Selective Dipeptidyl Peptidase IV Inhibitor for the Treatment of Type 2 Diabetes." *Current Topics in Medicinal Chemistry* 7 (2007): 557–68.

Yki-Jarvinen, H. "Thiazolidinediones." *New England Journal of Medicine* 351 (2004): 1106–18.

インスリンによる糖尿病の治療

Poretsky, Leonid. *Principles of Diabetes Mellitus*, New York: Springer, 2010.

Sönksen, P. H. "The Evolution of Insulin Treatment." *Clinical Endocrinology and Metabolism* 6 (1977): 481–97.

インスリン製造企業としてのリリー社

Madison, James, H. *Eli Lilly: A Life, 1885–1977*, Indianapolis: Indiana Historical Society, 2006.

遺伝子クローニングの歴史

Tooze, James, and John Watson. *The DNA Story: A Documentary History of Gene Cloning*. New York: W. H. Freeman, 1983.

バイオテクノロジー産業の発展

Hughes, Sally Smith. *Genentech: The Beginnings of Biotech*. Chicago: University of Chicago Press, 2011.『ジェネンテック』（サリー・スミス・ヒューズ著、千葉啓恵訳、一灯舎）

Leaser, B., et al. "Protein Therapeutics: A Summary and Pharmacological Classification," *Nature Review Drug Discovery* 7 (2008): 21–39.

Shimasaki, Craig, ed. *Biotechnology Entrepreneurship: Starting, Managing, and Leading Biotech Companies*. San Diego: Academic Press, 2014.

組み換えモノクローナル抗体

Marks, Lara V. *The Lock and Key of Medicine: Monoclonal Antibodies and the Transformation of Healthcare*. New Haven: Yale University Press, 2015.

Shire, Stephen. *Monoclonal Antibodies: Meeting the Challenges in Manufacturing, Formulation, Delivery and Stability of Final Drug Product*. Sawston, Cambridge: Woodhead Publishing, 2015.

第10章　青い死からβ遮断薬へ：疫学関連医薬品ライブラリー

ジョン・スノウの生涯

Hempel, Sandra. *The Strange Case of the Broad Street Pump: John Snow and the Mystery of Cholera*. Oakland: University of California Press, 2007.

Johnson, Steven. *The Ghost Map: The Story of London's Most Terrifying Epidemic—and How It Changed Science, Cities, and the Modern World*. New York: Riverhead Books, 2006.『感染地図』（スティーヴン・ジョン

ソン著、矢野真千子訳、河出書房新社）

コレラの背景と歴史

Gordis, Leon. *Epidemiology*, Philadelphia, PA: Saunders, 2008.『疫学』（レオン・ゴルディス著、木原正博・木原雅子・加治正行訳、メディカル・サイエンス・インターナショナル）

Kotar, S. L. and G. E. Gessler. *Cholera: A Worldwide History*. Jefferson: McFarland & Company, 2014.

ポリオと砂糖をめぐる話

Nathanson, N. and O. M. Kew. "From Emergence to Eradication: The Epidemiology of Poliomyelitis Deconstructed." *American Journal of Epidemiology* 172 (2010): 1213–29.

フラミンガム心臓研究

Bruenn, H. G. "Clinical Notes on the Illness and Death of President Franklin D. Roosevelt." *Annals Internal Medicine* 72 (1970): 579–91.

Hay, J. H. "A British Medical Association Lecture on THE SIGNIFICANCE OF A RAISED BLOOD PRESSURE." *British Medical Journal* 2: (1931) 43–47.

Kolata, G. "Seeking Clues to Heart Disease in DNA of an Unlucky Family." *New York Times*, May 12, 2013.

Levy, Daniel. "60 Years Studying Heart-Disease Risk." *Nature Reviews Drug Discovery* 7 (2008): 715.

———. *Change of Heart: Unraveling the Mysteries of Cardiovascular Disease*. New York: Vintage Books, 2007.

Mahmood, S. S., et al. "The Framingham Heart Study and the Epidemiology of Cardiovascular Disease: A Historical Perspective." *Lancet* 383 (2014): 999–1008.

高血圧の歴史

Esunge, P. M. "From Blood Pressure to Hypertension: The History of Research." *Journal of the Royal Society of Medicine* 84 (1991): 621.

Postel-Vinay, Nicolas, ed., *A Century of Arterial Hypertension: 1896–1996*,

Hoboken: Wiley, 1997.『高血圧の世紀』（ニコラス・ポステル - ビネイ編、荻原俊男監修、檜垣實男編集責任、先端医学社）

ヒドロクロロチアジド（代表的なチアジド系利尿薬）の歴史

Beyer, K. H. "Chlorothiazide: How the Thiazides Evolved as Anti-Hypertensive Therapy." *Hypertension* 22 (1993): 388–91.

Burkhart, Ford. "Dr. Karl Beyer Jr., 82, Pharmacology Researcher." *New York Times*, December 16, 1996.

ジェームズ・ブラックの生涯とβ遮断薬

Black J. W. et al. "A New Adrenergic Beta Receptor Antagonist." *Lancet* 283 (1964): 1080–1.

Scheindlin, S. "A Century of Ulcer Medications," *Molecular Interventions* 5 (2005): 201–6.

Sir James W. Black, Biographical, http://www.nobelprize.org/nobel_prizes/medicine/laureates/1988/black-bio.html, retrieved January 9, 2016.

クッシュマンとオンデッティ

Cushman, D. W., and M. A. Ondetti. "History of the Design of Captopril and Related Inhibitors of Angiotensin Converting Enzyme," *Hypertension* 17 (1991): 589–92.

Ondetti, Miguel. https://en.wikipedia.org/wiki/Miguel_Ondetti, retrieved January 4, 2016.

Ondetti, Miguel, et al. "Design of Specific Inhibitors of Angiotensin-Converting Enzyme: New Class of Orally Active Anti-Hypertensive Agents." *Science*, new series 196 (1977): 441–4.

Smith, C. G., and J. R. Vane. "The Discovery of Captopril." *FASEB Journal* 17 (2003): 788–9.

コレステロールと心臓病

Alberts, A. W. "Discovery, Biochemistry and Biology of Lovastatin." *American Journal of Cardiology* 62 (1988): 10J–15J.

Kolata, G. "Cholesterol-Heart Disease Link Illuminated," *Science* 221 (1983): 1164–6.

Tobert, J. A. "Lovastatin and Beyond: The History of the HMG-CoA Reductase Inhibitors." *Nature Reviews Drug Discovery* 2 (2003): 517–26.

Vaughn, C. J., et al. "The Evolving Role of Statins in the Management of Atherosclerosis." *Journal of the American College Cardiology* 35 (2000): 1–10.

ジョセフ・ゴールドスタインとマイケル・ブラウン、家族性高コレステロール血症

Brown, M. S., and J. L. Goldstein. "A Receptor Mediated Pathway for Cholesterol Homeostasis." http://www.nobelprize.org/nobel_prizes/medicine/laureates/1985/brown-goldstein-lecture.pdf, retrieved January 9, 2016.

スタチン系コレステロール低下薬の歴史

Smith G. D., and J. Pekkanen. "The Cholesterol Controversy." *British Medical Journal* 304 (1992): 913.

第 11 章　ピル：大手製薬企業の外で金脈を掘り当てたドラッグハンター

ピルの歴史：ホルモンと排卵に関する歴史

Eig, Jonathan. *The Birth of the Pill: How Four Crusaders Reinvented Sex and Launched a Revolution*. New York: W. W. Norton, 2015.

Goldzieher, J. W., and H. W. Rudel. "How the Oral Contraceptives Came to be Developed." *Journal of the American Medical Association* 230 (1974): 421–5.

ラッセル・マーカーの生涯

Lehmann, P. A., et al. "Russell E. Marker Pioneer of the Mexican Steroid Industry." *Journal of Chemical Education* 50 (1973): 195–9.

マーカーの分解法

"The 'Marker' Degradation and the Creation of the Mexican Steroid Hormone Industry 1938–1945." American Chemical Society. https://www.

acs.org/content/dam/acsorg/education/whatischemistry/landmarks/progesteronesynthesis/marker-degradation-creation-of-the-mexican-steroid-industry-by-russell-marker-commemorative-booklet.pdf, retrieved January 4, 2016.

シンテックス社

Laveaga, Gabriela Soto. *Jungle Laboratories: Mexican Peasants, National Projects, and the Making of the Pill*. Durham: Duke University Press, 2009.

グレゴリー・ピンカス

Diczfalusy, E. "Gregory Pincus and Steroidal Contraception: A New Departure in the History of Mankind." *Journal of Steroid Biochemistry* 11 (1979): 3–11.

"Dr. Pincus, Developer of Birth-Control Pill, Dies." *New York Times*, August 23, 1967.

ド・ヒルシュ男爵財団

Joseph, Samuel. *History of the Baron De Hirsch Fund: Americanization of the Jewish Immigrant*. Philadelphia: Jewish Publication Society, 1935; New York: Augustus M. Kelley Publishing, January 1978.

マーガレット・サンガー

Chesler, Ellen. *Woman of Valor: Margaret Sanger and the Birth Control Movement in America*. New York: Simon & Schuster, 2007.『マーガレット・サンガー』（エレン・チェスラー著、早川敦子監訳、性と健康を考える女性専門家の会監修、日本評論社）

Grant, George, and Kent Hovind. *Killer Angel: A Short Biography of Planned Parenthood's Founder, Margaret Sanger*. Amazon Digital Services, 2015.

Sanger, Margaret. *The Autobiography of Margaret Sanger*, Mineola: Dover Publications, 2012.

キャサリン・デクスター・マコーミック

Engel, Keri Lynn. "Katharine McCormick, Biologist and Millionaire

Philanthropist." Amazing Women in History, http://www.amazingwomeninhistory.com/katharine-mccormick-birth-control-history/, retrieved January 3, 2016.

ジョン・ロック

Berger, Joseph. "John Rock, Developer of the Pill and Authority on Fertility, Dies." *New York Times*, December 5, 1984.

Gladwell, Malcolm. "John Rock's Error." *The New Yorker*, March 13, 2000.

第 12 章　謎の治療薬：まぐれ当たりによる薬の発見

ジェームズ・リンドと壊血病

Gordon, E. C. "Scurvy and Anson's Voyage Round the World: 1740–1744. An Analysis of the Royal Navy's Worst Outbreak." *American Neptune* 44 (1984): 155–166.

Lamb, Jonathan. "Captain Cook and the Scourge of Scurvy." http://www.bbc.co.uk/history/british/empire_seapower/captaincook_scurvy_01.shtml, retrieved February 20, 2016.

McNeill, Robert B. *James Lind: The Scot Who Banished Scurvy and Daniel Defoe, England's Secret Agent*. Amazon Digital Services, 2011.

ジョージ・リーバシュル（抗ヒスタミン薬のジフェンヒドラミンの合成者）の生涯

"The George Rieveschl, Jr., Papers (January 9, 1916–September 27, 2007), Collection No. 19." http://www.lloydlibrary.org/archives/inventories/rieveschl_papers_finding_aid.pdf, retrieved January 4, 2016.

Hevesli, D. "George Rieveschl, 91, Allergy Reliever, Dies." *New York Times*, September 29, 2007.

Muller, G. "Medicinal Chemistry of Target Family-Directed Masterkeys." *Drug Discovery Today.* 8 (2003): 681–91.

ジフェンヒドラミン

Brunton, Laurence, et al., eds. Chapter 32, "Histamine, Bradykinin, and Their Antagonists." In *Goodman and Gilman's The Pharmacological Basis of*

Therapeutics, New York: McGraw-Hill Education/Medical (12th edition), 2011.『グッドマン・ギルマン薬理書』［前掲書］

統合失調症とクロルプロマジン

Ban, T. A. "Fifty Years Chlorpromazine: A Historical Perspective." *Neuropsychiatric Disease and Treatment* 3 (2007): 495500.

Freedman, R. "Schizophrenia." *New England Journal of Medicine* 349 (2003): 1738–49.

Lieberman, Jeffrey A. *Shrinks: The Untold Story of Psychiatry.* New York: Little, Brown and Company, 2015.

Moussaoui, Driss. "A Biography of Jean Delay: First President of the World Psychiatric Association (History of the World Psychiatric Association)." *Excerpta Medica,* 2002.

Nasar, Sylvia. *A Beautiful Mind*. New York: Simon & Schuster, 2011.『ビューティフル・マインド』（シルヴィア・ナサー著、塩川優訳、新潮社）

"Paul Charpentier, Henri-Marie Laborit, Simone Courvoisier, Jean Delay, and Pierre Deniker." Chemical Heritage Foundation. http://www.chemheritage.org/discover/online-resources/chemistry-in-history/themes/pharmaceuticals/restoring-and-regulating-the-bodys-biochemistry/charpentier--laborit--courvoisier--delay--deniker.aspx, retrieved January 4, 2016.

ローランド・クーンとうつ病――ガイギー社との関係

Belmaker, R. H., and G. Agam. "Major Depressive Disorder." *New England Journal of Medicine* (358, 2008): 55–68.

Bossong, F. "Erinnerung an Roland Kuhn (1912–2005) und 50 Jahre Imipramin." *Der Nervenarzt* 9 (2008): 1080.

Cahn, Charles. "Roland Kuhn, 1912–2005." *Neuropsychopharmacology* 31 (2006): 1096.

イミプラミン

Ayd, Frank J., and Barry Blackwell. Ayd. *Discoveries in Biological Psychiatry*. Philadelphia: J. B. Lippincott, 1970.

Fangmann, P., et al. "Half a Century of Antidepressant Drugs." *Journal of*

Clinical Psychopharmacology 28 (2008): 1–4.

Shorter, Edward. *Before Prozac: The Troubled History of Mood Disorders in Psychiatry.* Oxford: Oxford University Press, 2008.

———. *A Historical Dictionary of Psychiatry.* Oxford: Oxford University Press, 2005.『精神医学歴史事典』（エドワード・ショーター著、江口重幸・大前晋監訳、下地明友・熊﨑努・堀有伸・伊藤新・秋久長夫訳、みすず書房）

結論　ドラッグハンターの未来：シボレー・ボルトと『ローン・レンジャー』

シボレー・ボルトの歴史

Edsall, Larry. *Chevrolet Volt: Charging into the Future.* Minneapolis: Motorbooks, 2010.

バイアグラ――シルデナフィル

Ghofrani, H. A., et al. "Sildenafil: From Angina to Erectile Dysfunction to Pulmonary Hypertension and Beyond." *Nature Review Drug Discovery* 5 (2006): 689–702.

シアリス――タダラフィル

Rotella, D. P. "Phosphodiesteras 5 Inhibitors: Current Status and Potential Applications." *Nature Review Drug Discovery* 1 (2002): 674–82.

ノボバイオティック・ファーマシューティカルズ社の話

Grady, Dennis. "New Antibiotic Stirs Hope Against Resistant Bacteria." *New York Times,* January 7, 2015.

Kaeberlin, T., et al. "Isolating 'Uncultivable' Microorganisms in Pure Culture in a Simulated Natural Environment." *Science* 296 (2002): 1127–9.

Naik, Gautam. "Scientists Discover Potent Antibiotic, A Potential Weapon Against a Range of Diseases." *Wall Street Journal,* January 9, 2015.

本書は二〇一八年六月に早川書房より単行本『新薬の狩人たち　成功率0.1%の探求』として刊行された作品を改題・文庫化したものです。

ウイルス・ハンター
——アメリカＣＤＣの挑戦と死闘

Virus Ground Zero
エド・レジス
渡辺政隆訳
ハヤカワ文庫ＮＦ

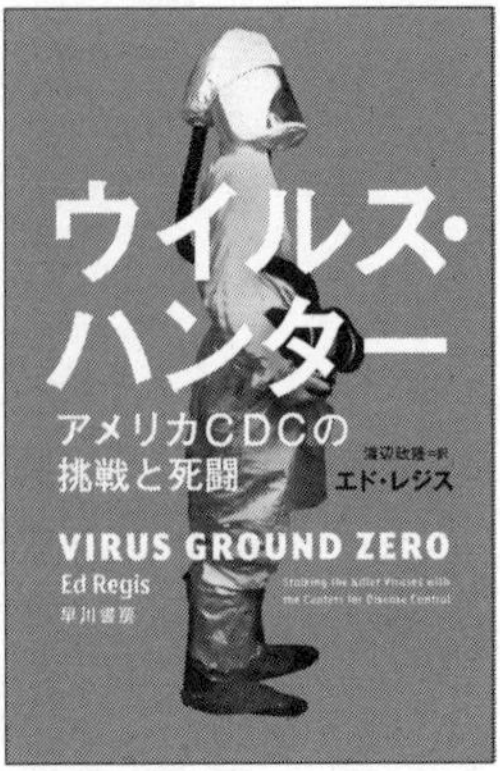

新型ウイルスの正体を暴け！

エボラ、マールブルグ病、ラッサ熱……地球上で発生し続ける新興ウイルス制圧の過程には、常にこの組織の死闘があった——一九九五年にザイール（現コンゴ）で起きたエボラ出血熱の流行を軸に、感染症対策の人類最後の砦たるアメリカ疾病予防管理センター（ＣＤＣ）の活躍に迫る。

レベル4／致死性ウイルス

Level 4

ジョーゼフ・B・マコーミック＆
スーザン・フィッシャー＝ホウク
武者圭子訳

ハヤカワ文庫ＮＦ

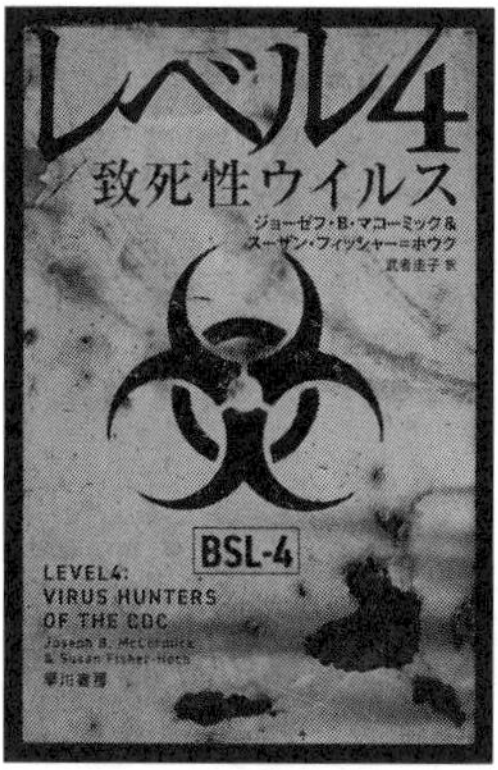

致死率が高く有効な治療法のない「レベル４ウイルス」が猛威をふるった、感染症対策黎明期のアフリカ。インフラの未整備や政情不安など様々な障害に直面しながらも多くの命を救った30年間を、米ＣＤＣ（疾病予防管理センター）特殊病原体部を率いた医師と妻が綴る。コロナ禍に寄せた序文を収録。解説／渡辺政隆

訳者略歴　翻訳家，京都大学薬学部卒　訳書にホルト『世界はなぜ「ある」のか？』（早川書房刊），シルバータウン『なぜ老いるのか、なぜ死ぬのか、進化論でわかる』ほか多数

HM=Hayakawa Mystery
SF=Science Fiction
JA=Japanese Author
NV=Novel
NF=Nonfiction
FT=Fantasy

新薬《しんやく》という奇跡《きせき》
成功率0.1%の探求

〈NF575〉

二〇二一年六月二十日　印刷
二〇二一年六月二十五日　発行
（定価はカバーに表示してあります）

著者　ドナルド・R・キルシュ
　　　オギ・オーガス
訳者　寺《てら》町《まち》朋《とも》子《こ》
発行者　早川　浩
発行所　株式会社　早川書房
郵便番号　一〇一 - 〇〇四六
東京都千代田区神田多町二ノ二
電話　〇三 - 三二五二 - 三一一一
振替　〇〇一六〇 - 三 - 四七七九九
https://www.hayakawa-online.co.jp

乱丁・落丁本は小社制作部宛お送り下さい。
送料小社負担にてお取りかえいたします。

印刷・信毎書籍印刷株式会社　製本・株式会社フォーネット社
Printed and bound in Japan
ISBN978-4-15-050575-2 C0147

本書は活字が大きく読みやすい〈トールサイズ〉です。